AF466397

DE

LA COXALGIE,

PAR

J.-G. MAISONNEUVE (de Nantes),

Docteur en Chirurgie, Chirurgien du Bureau central, ex-Interne et Lauréat des hôpitaux de Nantes, ex-Interne et Lauréat des hôpitaux de Paris, ex-Élève et Lauréat de l'École pratique, ex-Prosecteur des hôpitaux civils, Membre fondateur de la Société de Chirurgie, Membre titulaire de la Société médico-pratique, Membre honoraire de la Société anatomique de Paris, Membre correspondant de la Société académique de Nantes.

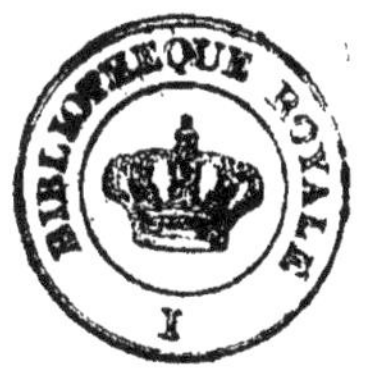

PARIS.

ANCIENNE MAISON BÉCHET JEUNE,

LABÉ, SUCCESSEUR, LIBRAIRE DE LA FACULTÉ DE MÉDECINE,

place de l'École-de-Médecine, 4.

1844

Paris. — RIGNOUX, Imprimeur de la Faculté de Médecine, rue Monsieur-le-Prince, 29 *bis*.

DE LA COXALGIE.

Par le mot de *coxalgie*, on désigne une maladie qui a son siége dans l'articulation coxo-fémorale, et qui revêt les caractères, tant anatomiques que symptomatiques, des affections articulaires connues sous le nom de *tumeurs blanches* ou d'*arthropathies*.

Je ferai remarquer seulement qu'il n'en est point de l'articulation coxo-fémorale comme de la plupart des autres articulations, de celle du genou, par exemple, où l'hydarthrose aiguë ou chronique est désignée par des noms distincts. Le mot *coxalgie* comprend toutes ces affections.

Ce mot ne paraît pas de date fort ancienne; il n'a véritablement cours dans la science que depuis 1809, où Wisth fit paraître son traité *de Coxalgia*. Avant cette époque, la maladie qui nous occupe était désignée sous le nom de *morbus coxæ*, *morbus coxendicis* (1), *dislocatio hanchæ* (2), *morbus coxarius* (3), *hanche scrofuleuse* (4), *luxation spontanée du fémur* (5), *fémoro coxalgie* (6), *coxarthrocace* (7), etc.

Toutes ces dénominations sont actuellement abandonnées, pour celle plus simple et tout aussi exacte de *coxalgie*.

---

(1) Paul d'Égine, table des matières.

(2) Albucasis, table des matières.

(3) De Haen, *Ratio medendi*, 12, 101.

(4)

(5) Boyer, *Œuvr. chirurg.*

(6) Larrey, *Clin. chirurg.*, t. 3, p. 331; 1839.

(7) Fricke, *Archiv. gén. de méd.*, t. 2, p. 599; 1834.

PREMIÈRE PARTIE.

HISTORIQUE.

Nos connaissances relatives à cette affection remontent aux temps les plus reculés.

Hippocrate en parle dans son traité *de Articulis* (1), dans ses aphorismes (2); il indique positivement la luxation spontanée; il signale l'emploi du feu comme d'une grande efficacité dans cette affection.

Asclépiade le Bythinien, qui (3) cite deux cas de luxation spontanée, attribue le déplacement à une production charnue de l'intérieur de l'articulation.

Celse (4) n'en dit que quelques mots; encore prête-t-il à des interprétations fort diverses.

---

(1) Hippocrate, éd. de l'Encyclop., 270.

(2) Hippocrate. «Quibuscumque a coxendicum morbo vexatis coxa excidit et «rursum incidit, hi muci accidunt quibuscumque a coxendicum morbo diuturno «vexatis coxa excidit his crus tabescit, claudicant si non usti fuerint.» (*Aphor.*, sect. 6, 59, 60).

(3) Asclépiade. «Uni parii, qui neque percussus neque allisus, sed crus initio «dolens, cùm decubuisset ultra tres menses, distractus est et caput femoris in «exteriorem partem ejecit, ob nimiam dolorum violentiam id passus, ut ego «censeo. Alteri vero adolescenti cuidam tragœdo nam et huic sine manifesta «itidem causa ab ischiade femur extrorsum prolapsum est, carne ob inflamma-«tionem divellente, articulum, atque e suà sede expellente.» (Collect. Nicet, p. 155.)

(4) Celse. «Harum (coxarum) ingens dolor esse consuevit, isque homine sæpe «debilitat et quosdem non dimittit, eoque id genus difficillime curatur quod fere «post longos morbos vis pestifera huc se inclinat.» (Lib. 4, cap. 1, sect. 8.)

Galien (1) signale le relâchement du ligament rond, résultant lui-même d'une accumulation d'humidité dans la jointure.

Dans une seconde période, en 223, Cœlius Aurelianus (2) signale les percussions sur la hanche, et les mouvements exagérés d'abduction du membre, comme cause de la maladie; il indique encore la douleur du genou et même du pied, l'atrophie, le raccourcissement du membre et même l'inclinaison du bassin.

Paul d'Egine (3), en 636, consacre un chapitre spécial à la maladie des hanches, qui, dit-il, diffère peu de la maladie articulaire; il signale l'accumulation de liquide dans l'article, et la douleur qui se propage dans toute la longueur du membre. Vers le 10e siècle, Avicenne (4) ne fait guère que reproduire les idées de Galien et d'Hippocrate; au 11e siècle, Albucasis (5) établit, d'une manière explicite,

---

(1) Galien. «Sæpe in articulos humor pituitosus acervatur, quem mucorem «appellant: a quo madefacta articulationis ligamenta, laxiora reddantur; atque «ideo facile, a cavitate articulis excidit, et rursus non cum difficultate incidit, «quæ nunc ait accidere iis, qui ita morbo laborant coxindica.» (Comment. 4 in Hippocrat., *de Articulis.*)

(2) Cœlius Aurelianus, *de Ischiadicis et psoadicis* (lib. 5, t. 2, p. 353, éd. in 8°, Haller). «Tum cum passio tardaverit, cessante nutrimento, cruris totius tenuitas «fit, quam græci atrophiam appellant, incipiens a clunibus, sive ab inferioribus «locis, adtestante debilitante et sæpe conductis partibus brevitate cruris, aut ultra «naturam longitudine passionis distensione suffecta, ut in paralysin veniat, aut «ipsius vertebri duratæ partes extensiores fiant.»

(3) Paul d'Égine, liv. 3, chap. 77. «Coxendicis ab articulari morbo nihil differt, «nisi quod ipsius causa. Nempe crassus pituitosusque humor in sola coxarum «compagine articuloque concretus insideat. Dolor ipsis à nasibus inguinibusque «ad genua usque in plurimis autem ad summum usque ad pedem pertinet.»

(4) Avicenne, lib. 3, fen 22, tract. 2, cap. 5, p. 411.

(5) Albucasis. «Quando effunduntur humiditates mucosæ ad pixidem anchæ «et fiunt causa exitus ejus a loco suo et signum illius est quod prolungatur crus «super alterum, quando comparant ad invicem et invenitur locus dislocationis «in eo vacuus.» (*Chirurg.*, pars 1, cap. 42.)

que des mucosités, s'accumulant dans l'articulation de la hanche, en occasionnent la luxation; que l'on reconnaît cette luxation au défaut de niveau des deux membres et au vide qui s'observe à l'endroit du déplacement.

Guy de Chauliac (1), Ambroise Paré (2), ne nous apprennent rien de particulier sur cette affection, et ne semblent même pas, quant à la description des faits connus, au niveau de leurs prédécesseurs.

En 1628, Fabrice d'Aquapendente (3) consacre plusieurs pages de son livre à la coxalgie; il établit que le fémur se déplace, tantôt parce qu'une humeur épaisse et concrète remplit la cavité cotyloïde et repousse la tête de l'os, tantôt parce que les ligaments, abreuvés d'une humidité abondante, n'opposent plus assez de résistance. Dans l'un et l'autre cas, il conseille l'application du cautère actuel.

Malgré tous ces travaux, l'histoire de la coxalgie était encore bien imparfaite, quand, en 1722, parut le mémoire de J.-L. Petit; dans ce travail important (4), l'illustre chirurgien présente la question sous un nouveau jour; et, bien que plusieurs de ses idées n'aient point été généralement admises, il n'en reste pas moins établi que c'est à lui qu'appartient la plus grande part dans l'histoire de l'affection qui nous occupe. Cette luxation, dit-il, est causée par la contu-

---

(1) Guy de Chauliac, *Grande chirurgie*, p. 412; Bordeaux, 1672.

(2) Ambroise Paré, édit. de M. Malgaigne, t. 2, liv. 14, chap. 40.

(3) Fabrice d'Aaquapendente. «Quod vero ad coxendicis articulum arendum «attinet, si os femoris a pituita crassa, et in acetabulo super exsiccata, obdura-«taque a cavitate deturbatum est, ferramentum candens adigere, qua excidit, «oportet, in cavitate ea, quæ a femore excidente efformata est; sic enim materia «inibi subjecta evocabitur: sed si femur elapsum est a copia humiditatis liga-«menta relaxantis, ita ut femur, et excidat, et recidat, oportet perpetuo com-«burere eam partem, ad quam prolapsum femur est, ubi prius repositum femur «est in suam cavitatem.» (*Opera chirurg.*, pars 1, cap. 106.)

(4) J.-L. Petit, *Mémoires de l'Académie royale des sciences* pour 1722, p. 117.

sion qui résulte d'une chute sur le grand trochanter. La synovie, en s'amassant dans l'article, chasse la tête du fémur. La cuisse commence à se raccourcir avant que la tête du fémur soit entièrement sortie; cela tient à la forme sphérique de la tête : celle-ci ne sort que peu à peu. La douleur augmente quand la tête est soutenue seulement par le ligament capsulaire; elle diminue quand ce ligament est allongé ou rompu. Cette maladie est incurable, si on n'a soin de la prévenir : à la suite, surviennent la paralysie du membre, des dépôts qui sont difficiles à guérir, et ont souvent une issue funeste, des caries incurables; les luxations consolidées sont suivies de douleurs dans les changements de temps, de position vicieuse du membre ou du tronc.

En 1780, Sabatier (1), dans un excellent mémoire inséré dans ceux de l'Académie de chirurgie, combat quelques-unes des erreurs de J.-L. Petit, son opinion trop exclusive sur l'étiologie de cette affection; il établit surtout que la luxation consécutive peut résulter de la carie, de la destruction des bords de la cavité cotyloïde, et donne à l'appui de son opinion plusieurs observations d'un grand intérêt.

En 1791, Desault (2), dans ses œuvres chirurgicales publiées par Bichat, combat l'opinion de Petit, relative à l'accumulation de liquide comme cause de la luxation, y substitue celle du gonflement des cartilages; puis, dans sa clinique, publiée par Cassius (3), il signale avec soin les symptômes qui se manifestent au début de la maladie, chez les enfants surtout, et insiste sur l'importance d'agir énergiquement et de bonne heure.

Boyer (4), sans rien ajouter à la science, s'approprie, par le talent avec lequel il les expose, les idées de Desault et Sabatier, et son excel-

---

(1) Sabatier, *Mém. de l'Acad. de chir.*, t. 7, p. 585, édit. Fossone.

(2) Desault, *OEuvres de Desault* par Bichat, t. 1, p. 418.

(3) Desault, *Cours de clinique externe* par Cassius, t. 2, p. 333.

(4) Boyer, *OEuvr. chir.*, t. 4.

lente description a servi de type à la plupart de celles qui ont paru, jusque dans ces dernières années.

En 1817, le professeur Rust, de Berlin (1), fit paraître une monographie complète sur la matière; dans cet ouvrage, il cherche à prouver que la maladie débute par le périoste interne, au centre de la tête, qui, plus tard, est corrodée et détruite; que la carie de la cavité cotyloïde est toujours secondaire; que l'allongement du membre dans la première période est dû au gonflement de la tête.

C'est à la même époque que Larrey (2) publia le résultat de ses recherches sur la fémoro-coxalgie; on y trouve, entre autres choses importantes: 1° que cette affection est le plus souvent de nature rhumatismale chez l'adulte, scrofuleuse chez l'enfant; 2° que le gonflement inflammatoire des cartilages n'est pas la cause de la luxation; 3° que celle-ci n'est véritablement pas spontanée, mais qu'elle résulte d'un effort mécanique, favorisé par l'état morbide de l'articulation.

En 1818, M. Brodie (3), dont les importants travaux ont tant élucidé la question des maladies articulaires, a, dans son *Traité général*, publié plusieurs observations intéressantes de coxalgie. Il a surtout émis, relativement à cette affection, des opinions tout à fait différentes de celles connues jusqu'alors. Pour lui, c'est à l'ulcération primitive des cartilages que l'on doit rapporter l'origine des désordres dans le plus grand nombre des cas. « Nous pouvons (4), je crois, dit-il, conclure que, dans les cas ordinaires de la carie de la hanche, le cartilage est la partie primitivement affectée. » Dans un autre passage, cité par S. Cooper (5), il insiste fortement sur l'inclinaison du bassin comme cause de l'allongement et du raccourcissement qui, selon lui,

---

(1) Rust, anal. par Jourdan (*Journ. complém. des scienc. méd.*, t. 1, p. 65).

(2) Larrey, *Mém. et campagnes* (*Clin. chirurg.*, t. 3, p. 331).

(3) Brodie, *Malad. des articul.*, trad. de l'anglais par L. Marchant; 1819.

(4) Brodie, loc. cit. p. 89.

(5) Sam. Cooper, *Dictionn. de chirurgie*, t. 1, p. 219.

ne sont jamais qu'apparents. L'un des premiers, il a mis en usage la mensuration avec un ruban tendu entre l'épine iliaque antéro-supérieure et la rotule.

En 1829, Paletta (1) distingue sous le nom d'*ischias* l'inflammation de l'articulation de la hanche, et réserve le nom de *coxitis* à l'affection scrofuleuse des os. Quant au déplacement des os, il avoue que le mécanisme en est fort obscur (2). Cependant il l'attribue à la destruction des surfaces articulaires, surtout de la tête du fémur.

Dzondi (3), en 1833, dans un mémoire tout théorique, admet que jamais la maladie ne commence par l'intérieur de l'articulation, mais bien par la surface externe de la capsule, les parties fibreuses, ainsi que le périoste, qui entourent la cavité cotyloïde et la partie supérieure du fémur. Il reconnaît ces diverses origines aux caractères de l'enflure (4). La cause principale est la cause rhumatismale; c'est presque la seule.

M. Fricke, de Hambourg, en 1834 (5), établit une distinction entre: 1° la coxalgie qui n'a son siége que dans les muscles et les nerfs, et donne lieu à l'allongement du membre par relâchement; 2° la coxarthrocace, qui est une véritable inflammation de l'article, n'offre jamais d'allongement réel et peut être suivie de luxation, lorsque le fémur et le rebord cotyloïdien ont été détruits par la suppuration. Il rapporte encore des expériences, tendant à prouver que le gonflement

---

(1) Paletta, *Exercitationes pathologicæ*, in-4°; 1820.

(2) Paletta. «Per obscura huc usque fuit ratio ob quam femur prolabitur in «ischiade.» (Loc. cit., p. 38.)

(3) Dzondi, *Arch. gén. de méd.*, p. 302; 1834.

(4) Dzondi. «Une enflure molle, flasque, prouve que l'irritation a débuté par la capsule articulaire. Si elle est ferme et résistante, on peut assurer que l'irritation a commencé par le périoste, soit de la tête du fémur, soit de la cavité cotyloïde. Une tension élastique annonce que les interstices musculaires sont le siége primitif de l'irritation.» (Loc. cit., p. 306.)

(5) Fricke, *Arch. gén. de méd.*, p. 599; 1834.

des parties molles de la cavité cotyloïde, que l'augmentation de volume de la tête du fémur, ne peuvent être considérés comme causes d'allongement.

En 1835, dans un mémoire appuyé de nombreuses et intéressantes observations, M. Lesauvage, de Caen, établit (1) :

1° Que les luxations spontanées du fémur sont produites par l'hydropisie articulaire;

2° Que les cartilages ne sont et ne peuvent être pour rien dans le déplacement;

3° Que leurs altérations sont toujours consécutives à la destruction de la séreuse qui les recouvre;

4° Que le traitement antiphlogistique peut toujours être avantageusement opposé à l'hydarthrose;

5° Que l'hydarthrose peut se terminer par résolution et qu'alors l'articulation récupère ses mouvements;

6° Que l'inflammation synoviale devenue chronique peut amener la destruction des parties articulaires;

7° Que même à un degré très-avancé la maladie peut guérir par ankylose, ou par éburnation des parties osseuses qui permettent encore les mouvements;

8° Que la réduction peut avoir lieu dans certaines circonstances.

A peu près à la même époque, M. Nélaton confirme (2) l'opinion de J.-L. Petit sur le raccourcissement dans la première période de la maladie, disant seulement qu'on l'observe quatre fois sur cinq. Il signale ensuite l'atrophie du fémur comme cause fréquente de raccourcissement.

C'est encore dans cette année que parut l'ouvrage de MM. Humbert et Jacquier. Cet ouvrage, riche de faits intéressants, a surtout vivement fixé l'attention par son historique complet de la science, ainsi

---

(1) *Arch. gén. de méd.*, 2e série, t. 9, p. 257.

(2) *Bulletin de la Société anatomique*, p. 15, sept. 1835.

que par les observations de luxations spontanées et congénitales du fémur, réduites par les moyens orthopédiques.

En 1838, M. Malgaigne (1) signale plusieurs causes d'erreurs dans l'appréciation de l'allongement et du raccourcissement des membres inférieurs; il fait remarquer que, par le fait de l'inclinaison du bassin, le membre, qui à l'œil présente un allongement notable, donne à la mensuration un raccourcissement évident, et que ces apparences disparaissent si l'on place les deux membres dans une position identique relativement aux os coxaux.

Dans d'excellents articles, M. A. Bérard, en 1837 (2), puis M. Denonvilliers (3), en 1838, ont réhabilité la doctrine de J.-L. Petit, et résumé savamment la plupart des travaux contemporains.

Plus tard, en 1840, M. Vicherat (4) soutient que la plupart des coxalgies sont de nature rhumatismale, et débutent par l'hydropisie de l'articulation; il développe les idées de M. Fricke et de M. Malgaigne sur l'allongement et le raccourcissement du membre; enfin il rapporte 22 observations recueillies à l'hôpital des Enfants.

A la même époque parut l'ouvrage si remarquable de M. Bouillaud (5), où ce professeur proclame que le rhumatisme n'est qu'une inflammation franche, que l'arthrite rhumatismale ne diffère de l'arthrite traumatique qu'en ce qu'elle provient d'un refroidissement, tandis que cette dernière reconnaît pour cause une violence mécanique; de sorte, dit-il (6), que cette arthrite *a frigore* est, comme toutes les autres maladies de la même origine, *le type des maladies inflammatoires.*

---

(1) *Gazette des hôpitaux* (passim), 1838.

(2) Dictionn. en 30 vol., art. HANCHE.

(3) *Dictionn. des études méd.,* art. COXALGIE.

(4) *Essai sur la coxalgie*, thèse; Paris, 1840.

(5) *Traité clinique du rhumatisme articulaire.*

(6) Loc. cit., p. 332.

Tout récemment M. Richet, prosecteur à la Faculté de médecine (1), a publié un travail remarquable où il établit : 1° que les arthropathies n'ont pour point de départ que les synoviales ou les os, sauf des cas exceptionnels, où la maladie a débuté par les parties molles voisines de la jointure; 2° que, dans l'immense majorité des cas, les arthropathies sont de nature inflammatoire : synovite ou ostéite; réserve faite, toutefois, pour les cas rares de tubercules des os, de cancer; 3° que dans les arthrites en général, et la coxalgie en particulier, on peut se rendre compte de la douleur vive, si fréquemment observée dans la longueur du membre, et dans l'articulation immédiatement inférieure par l'inflammation du tissu médullaire.

En 1842, M. Parise (2) a, dans un premier mémoire, exposé l'historique complet de la question, puis établi : 1° que le fémur est maintenu dans la cavité cotyloïde par deux forces, la pression atmosphérique, et la résistance des tissus ligamenteux, musculaires, etc.; 2° que la présence seule d'un liquide dans l'article rend nulle la première de ces forces, en l'équilibrant; 3° que la réplétion sans ampliation, de la capsule, repousse le fémur en dehors, loin de l'appliquer avec plus de force contre l'os iliaque; 4° que cette réplétion détermine la flexion, l'abduction, et la rotation en dehors; 5° qu'elle produit aussi une propulsion de la tête en dehors et en bas, d'où résulte un allongement de 12 à 14 millimètres; 6° que l'accumulation exagérée du liquide surmonte la résistance des ligaments et des muscles; 7° que la luxation spontanée du fémur peut être consécutive à une hydarthrose. Toutes ces propositions sont appuyées d'expériences fort intéressantes.

Dans un deuxième mémoire (3), l'auteur cherche à prouver que la même théorie peut s'appliquer aux luxations congénitales. Il pense : 1° que la luxation congénitale dépend d'une hydropisie articulaire;

---

(1) Thèse de Paris, 1844.

(2) *Archiv. gén. de méd.*, 3e série, t. 14, p. 1.

(3) Loc. cit., p. 428.

2° que son mécanisme est le même que celui qu'il a développé pour les luxations spontanées produites par une hydarthrose; 3° que la luxation congénitale doit être rapportée aux luxations consécutives ou spontanées. De même qu'il existe des luxations spontanées produites par le gonflement du tissu adipeux cotyloïdien, de même aussi quelques luxations congénitales peuvent avoir la même origine. Il rapporte à l'appui de son opinion plusieurs faits des plus intéressants (1), et dit en avoir observé d'autres semblables.

Plus loin, il se demande s'il ne serait pas possible de rattacher aux coxalgies fœtales les malformations de la hanche sans déplacement articulaire. Enfin, il termine en concluant : 1° que les luxations congénitales, de même que les luxations spontanées, reconnaissent pour cause une affection articulaire, une hydarthrose, ou un gonflement morbide du tissu adipeux cotyloïdien ; 2° qu'il serait important de pouvoir distinguer, pour le pronostic, les luxations complètes de celles qui sont incomplètes : ces dernières lui paraissent pour la plupart incurables, parce que les deux cavités se confondent entre elles par un côté commun, d'où résulte une presque impossibilité de contention; 3° que les chances de réduction diminuent à mesure que l'on s'éloigne de la naissance, parce que les déformations articulaires consécutives sont d'autant plus prononcées que la luxation est plus ancienne: de là l'indication d'opérer le plus tôt possible; 4° que la thérapeutique de ces affections n'offrira qu'une déplorable incertitude, tandis qu'il ne sera pas possible de différencier, sur le vivant, les cas de déformation articulaire sans luxation, des cas de luxation complète, et ceux-ci des luxations incomplètes.

En 1843, le même auteur (2), dans un troisième mémoire, établit sur des expériences précises les modifications de longueur qu'impriment au membre, mesuré de l'épine iliaque antérieure ou postérieure aux

(1) Loc. cit., p. 439, 446.

(2) Parise, *Archiv. gén. de méd.*, 4e série, t. 2, p. 282.

malléoles, les positions diverses d'extension, de flexion, d'adduction, d'abduction, de rotation en dedans ou en dehors.

Enfin, dans un quatrième mémoire (1), il expose : 1° comment la distension de la capsule par un liquide, produisant d'une manière fixe la flexion, l'abduction et la rotation au dehors du membre inférieur, le besoin d'équilibration porte le tronc en sens inverse, de manière à donner lieu à ce qu'on appelle l'*inclinaison*, l'*extension* et la *rotation pelvienne ;* 2° comment cette même position du membre malade le fait paraître allongé à la vue, raccourci à la mesure; 3° comment l'adduction fixe du membre peut être le résultat du défaut de résistance ou de la rupture de la capsule, combinée avec la prépondérance ou la contraction des muscles adducteurs; 4° comment cette adduction, en sollicitant le tronc à se porter en sens inverse, donne lieu à ce qu'on appelle *élévation du bassin*, et fait paraître le membre malade raccourci à l'œil, allongé à la mesure; 5° comment l'allongement réel résulte, contrairement à l'opinion de J.-L. Petit, de l'expulsion graduelle de la tête du fémur; et, contrairement à l'opinion de Rust, de l'interposition d'une couche légère de liquide, ainsi que de l'augmentation de volume de la tête, et peut résulter d'une hypertrophie de l'os, ainsi que du redressement du col; 7° comment la paralysie des muscles n'y est pour rien; 6° comment le raccourcissement réel ne peut être attribué ni à la sortie graduelle de la tête du fémur, comme le voulait J.-L. Petit, ni à la contraction musculaire, comme le veut Fricke, mais peut résulter de la destruction des cartilages et des surfaces osseuses, de la luxation complète, des courbures rachitiques de l'os, de l'inclinaison de son col, de son atrophie générale et de son arrêt de développement.

Il cherche ensuite à établir la valeur séméiologique des variations de longueur ; enfin il expose les moyens d'arriver à constater ces variations, à distinguer celles qui sont vraies de celles qui sont seule-

(1) Parise, *Archiv. gén. de méd.*, 4e série, t. 2, p. 430.

ment apparentes, en avouant toutefois l'imperfection de nos moyens de mensuration.

A la même époque, et presque parallèlement aux travaux de M. Parise, M. Bonnet, de Lyon (1), publiait un mémoire d'un grand intérêt. Dans la première partie, il établit que l'allongement, dans les coxalgies, est toujours apparent, qu'il ne dépend que de la position où se placent les malades, qu'il n'est jamais dû à l'écartement de la tête du fémur de la cavité cotyloïde.

Il attribue cet allongement apparent à ce que la cuisse malade est portée dans la flexion et l'abduction, ce qui fait que l'épine iliaque de ce côté semble avoir exécuté un triple mouvement d'abaissement antérieur (correspondant à la flexion), d'abaissement latéral et de projection en avant (correspondant à l'abduction).

Il trouve que ce double mouvement de flexion et d'abduction coïncide toujours avec l'habitude qu'a contractée le malade de se coucher sur le côté souffrant. Il ajoute que, dans le décubitus latéral, la cuisse de ce côté se porte naturellement dans la flexion et l'abduction.

« La différence, dit-il, qui sépare la position du malade affecté de coxalgie de celle que l'on peut simuler dans l'état de santé, tient uniquement à ce que, dans le premier cas, la cuisse est maintenue avec plus ou moins de fixité dans la position qu'elle a prise, tandis que, dans le second, l'on peut à son gré faire cesser cette position. »

Quant aux causes qui maintiennent le membre dans sa position vicieuse, elles sont nombreuses; il cite la formation de tissus fibreux et lardacés autour de la capsule, les inégalités que l'ulcération donne aux surfaces, les adhérences que celles-ci peuvent contracter.

Il nie que l'accumulation du liquide dans l'articulation puisse repousser la tête du fémur du fond de la cavité, et qu'elle soit une cause d'allongement; il nie de même l'influence du gonflement du paquet cellulo-graisseux et de la tuméfaction de la tête du fémur sur ce phé-

(1) Bonnet, *Journal de chirurgie* de M. Malgaigne, t. 1, p. 72, 110.

nomène; il doute de la réalité du gonflement des cartilages, ne croit pas que le relâchement des muscles puisse influer sur l'allongement.

Dans la deuxième partie, l'auteur traite du raccourcissement; il admet un raccourcissement apparent et un raccourcissement réel. Le premier dépend de l'adduction combinée avec la flexion et la rotation en dedans, qui fait que l'épine iliaque du côté malade est placée plus haut et plus en arrière que celle du côté sain.

Les malades qui présentent ce phénomène sont tous couchés sur le côté sain; cette position vicieuse devient fixe par les mêmes causes que l'allongement.

Il est beaucoup plus difficile de distinguer le raccourcissement réel du raccourcissement apparent, que l'allongement réel de l'allongement apparent, à cause de l'impossibilité de placer les deux membres dans une position identique.

Le raccourcissement réel peut dépendre de l'ulcération de la cavité cotyloïde ou de la tête du fémur, d'une luxation spontanée.

Quant à la succession de l'allongement et du raccourcissement du même membre dans la coxalgie, il ne l'a jamais vue, mais il l'explique en disant que le malade, couché d'abord sur le côté malade, se couche ensuite sur le côté sain.

Dans cet historique rapide, je n'ai point eu la prétention de faire l'inventaire complet de la science; j'ai voulu seulement esquisser à grands traits la succession des découvertes principales dont elle s'est enrichie, tracer un cadre dans lequel chacun pourra facilement intercaler ce que le temps ou l'espace ne m'a pas permis de mettre en ordre, et surtout faciliter le contrôle des opinions et des faits que j'ai consignés dans ce travail.

DEUXIÈME PARTIE.

ANATOMIE PATHOLOGIQUE.

Depuis l'époque où Boyer (1) déclarait n'avoir connaissance d'aucune autopsie pratiquée dans les commencements de la coxalgie, la science ne s'est enrichie que d'un bien petit nombre de faits, et nous en sommes réduits encore à nous en rapporter presque autant au raisonnement qu'à l'expérience pour tracer l'histoire des altérations pathologiques que cette affection présente à son début.

CHAPITRE Ier.

CONSIDÉRATIONS GÉNÉRALES.

Quand on considère que l'articulation coxo-fémorale renferme dans sa structure la plupart des éléments des autres articulations, on est, par analogie, conduit à penser qu'elle doit, sous le point de vue pathologique, présenter des lésions semblables.

Or, il est maintenant établi que les altérations articulaires désignées sous le nom de *tumeurs blanches*, d'*arthropathies*, d'*arthrites chroniques*, peuvent avoir leur point de départ dans les parties molles, ou bien dans les parties dures. Cette distinction a même servi de base à la plupart des classifications qu'on a faites de ces maladies.

Relativement aux altérations primitives des parties molles, le plus grand nombre des chirurgiens admet que tous les tissus qui entrent

(1) Boyer, *Œuvr. chirurg.*, t. 4, p. 310.

dans la structure de l'articulation peuvent en être le siége. Les éléments divers qui constituent l'articulation coxo-fémorale, dit M. Denonvilliers (1), étant exposés, ainsi que l'anatomie pathologique l'a démontré, à des altérations variées et propres à chacun, il est possible que la coxalgie débute par la lésion individuelle de l'un d'eux.

M. Velpeau (2), qui distingue les affections, relativement à leur point de départ, en extra-capsulaires, capsulaires, et intra-capsulaires, admet aussi que chacun des éléments constitutifs de l'articulation peut être l'origine du mal; *que les phlegmons aigus ou chroniques, les tumeurs tuberculeuses, cancéreuses, les dégénérescences lardacées du tissu cellulaire, peuvent désorganiser l'article de dehors en dedans; de même que l'on voit l'inflammation de la capsule, ou bien celle du ligament inter-articulaire, du tissu fibro-cartilagineux, des replis synoviaux, le désorganiser de dedans en dehors.*

Cependant, dit-il (3), les ligaments, les tendons, etc., ne pouvant s'enflammer que par l'intermédiaire du tissu cellulaire ou des couches séreuses qui en entrelacent les fibrilles ou qui en tapissent les surfaces, ne sont que rarement le siége primitif des affections dont il s'agit.

Tout récemment, M. Richet (4), établissant que la fibre albuginée n'est jamais susceptible d'une inflammation primitive, en conclut qu'elle n'est jamais le point de départ des arthrites, et surtout des arthrites dites rhumatismales. Il pense qu'à part de rares exceptions, où la maladie peut commencer par les parties celluleuses extérieures à l'articulation, c'est à la synoviale ou bien aux parties osseuses qu'on doit faire remonter le début de l'affection. Tout en reconnaissant que cette opinion présente quelque chose de rationnel, je pense

---

(1) Denonvilliers, *Dictionnaire des études médic.*, t. 4, p. 300.

(2) Velpeau, *Clinique chirurg.*, t. 2.

(3) Velpeau, Dictionnaire en 30 vol., t. 4, p. 151.

(4) Thèse; Paris, 1844.

qu'elle ne peut être adoptée sans restriction, surtout en ce qui concerne la rareté des arthrites extérieures à la capsule.

Relativement aux altérations des parties dures, il est encore généralement admis que l'affection peut débuter par les cartilages, par la partie superficielle des os, ou bien par le parenchyme même de ces organes.

Jusqu'à ces dernières années, les chirurgiens admettaient le gonflement inflammatoire des cartilages, leur ulcération, leur dégénérescence : ils en faisaient le point de départ fréquent des maladies articulaires; mais, depuis les recherches de nos anatomistes modernes, parmi lesquels je citerai MM. Blandin, Cruveilhier, Velpeau, etc., les cartilages ne sont plus considérés comme susceptibles d'aucune altération organique véritable. Leurs altérations sont, ou bien mécaniques, telles que l'usure par frottement, les ruptures, ou bien chimiques. telles que le ramollissement et la dissolution.

Dans un temps, dit M. Gerdy (1), j'ai cru que les cartilages ne se ramollissaient pas, et que ce n'était point par ce mécanisme qu'ils disparaissaient de dessus les surfaces articulaires. Jusque-là je les avais toujours trouvés doués de leur fermeté naturelle, même lorsqu'il n'en restait plus que des parties fort étroites, au milieu des fongosités sous-cartilagineuses, dont les surfaces articulaires étaient couvertes. Mais depuis, j'ai rencontré des cartillages ramollis et ulcérés dans différents points de leur surface libre; j'en ai trouvé de perforés, et je n'en doute plus, ils disparaissent aussi par ce mécanisme, comme l'enseignent plusieurs auteurs, et notamment Sanson.

Dans certains cas, le tissu cellulaire interposé aux ligaments devient si épais et si dense qu'il peut à peine être distingué des parties ligamenteuses tuméfiées, en sorte que tout ce qui entoure immédiatement l'articulation paraît comme cartilagineux ou semblable aux ligaments vertébraux. Le périoste qui recouvre les extrémités des os

---

(1) Gerdy, *l'Expérience*, p. 83; 1840.

est ordinairement plus épais et plus dense que dans l'état naturel ; les gros nerfs qui passent sur l'articulation sont aussi plus denses et plus gros. On trouve souvent dans l'épaisseur de la substance fongueuse et lardacée en laquelle le tissu cellulaire et les ligaments sont convertis des foyers purulents plus ou moins considérables (abcès circonvoisins de M. Gerdy), qui prennent différentes directions à travers cette substance; les muscles qui environnent l'articulation sont pâles, amincis, et le tissu cellulaire qui se trouve dans leur épaisseur est ordinairement plus ou moins infiltré d'une matière glaireuse. Cependant, au milieu de ce désordre, les tendons des muscles rétractés conservent leur couleur et leur consistance naturelle.

Dans les premiers temps de la maladie, on n'aperçoit presque aucun changement contre nature dans l'intérieur de l'articulation ; la synovie conserve ses qualités; mais elle est ordinairement un peu plus abondante, et constitue même parfois une véritable hydropisie.

La consistance et la couleur des cartilages diarthrodiaux et inter-articulaires ne sont point altérées ; les os eux-mêmes paraissent dans leur état naturel ; ce n'est que plus tard que leur tissu spongieux devient jaunâtre, ramolli, et se laisse facilement pénétrer par le tranchant du scalpel.

Quand la maladie est plus avancée encore, et qu'elle a subsisté longtemps, on trouve ordinairement dans l'articulation une quantité plus ou moins grande de matière sanieuse, les cartilages sont ramollis et désorganisés, la substance de l'os est cariée et détruite à une profondeur plus ou moins grande. On trouve quelquefois au milieu de cette destruction des portions osseuses qui ont acquis la couleur et la dureté de l'ivoire.

Dans la deuxième, la maladie débute par l'intérieur de l'articulation (1). Le premier phénomène que l'on remarque est un épanchement articulaire. Cet épanchement peut être constitué soit par du

(1) Velpeau, *Cliniq. chirurg.*, t. 2, p. 31.

sang, soit par de la sérosité, soit par un mélange de ces deux fluides, soit enfin par une sérosité purulente ou du pus véritable. Dans les premiers moments, les parties articulaires ne participent point aux désordres : les ligaments, le tissu sous-séreux, ainsi que les cartilages et les os, conservent leur aspect normal : cet état peut durer un temps considérable, lors surtout que c'est de la sérosité simple qui remplit l'articulation ; lors, au contraire, que c'est un liquide purulent, la désorganisation marche avec une grande rapidité : la capsule synoviale enflammée s'ulcère ; les pelotons synoviaux s'infiltrent d'une lymphe plastique, se gonflent, forment des paquets élastiques qui remplissent les interstices des surfaces osseuses ; les ligaments se ramollissent, se transforment en une matière comme gélatineuse, et se laissent distendre ou déchirer ; les os eux-mêmes ne tardent pas à se laisser désorganiser ; les cartilages diarthrodiaux se détachent et se dissolvent.

Dans la troisième, qui a son siége principalement dans les os (1), à quelque époque de la maladie que l'on dissèque l'articulation, on trouve constamment les extrémités articulaires malades. Les travaux de Rust (2), de M. Malgaigne (3), de M. Reynaud (4), ont prouvé que le tissu spongieux des têtes articulaires est apte à contracter tous les degrés de l'inflammation. La nécrose, les noyaux tuberculeux y ont été rencontrés fréquemment.

Dans les premiers temps de la maladie, les parties molles sont très-peu altérées ; mais dans les périodes plus avancées, les ligaments, le tissu cellulaire qui les environne, celui qui se trouve entre leurs fibres, les paquets graisseux et celluleux que l'on a regardés comme des glandes synoviales, sont infiltrés d'une matière visqueuse, et con-

---

(1) Boyer, *Œuv. chirurg.*, t. 4, p. 199.

(2) Rust, *Anthrocacologie.*

(3) Malgaigne, *Arch. gén. de méd.*, t. 30, p. 59.

(4) Regnaud, *Arch. gén. de méd.*, t. 26, p. 161.

vertis en substance fongueuse et lardacée. Les os se ramollissent de plus en plus, leur substance spongieuse est dissoute et réduite en matière sanieuse et fétide; quelquefois même cela arrive sans que les cartilages qui les recouvrent paraissent affectés; mais avec le temps, ils finissent aussi par se dissoudre. M. Gerdy (1) a parfaitement exposé ce point ardu de la science dans un savant rapport à l'Académie de médecine, à l'occasion d'un cas remarquable de coxalgie, présenté par M. Ballot. Voici ses propres paroles : « Comment s'est détruite l'écorce compacte, mince et articulaire de la tête du fémur? Le fait a pu s'accomplir par plusieurs mécanismes que j'ai observés : 1° par le développement de la couche mince du tissu sous-cartilagineux, résorbant l'écorce osseuse sous-jacente en même temps que le cartilage; 2° par une inflammation éliminatoire, développée sous l'écorce compacte dont nous nous occupons ou dans son épaisseur; 3° par ulcération de la surface libre du cartilage se propageant à l'os sous-jacent.

« Le premier fait est très-commun dans les tumeurs blanches; aussi n'est-il point rare de trouver, à l'autopsie de ces affections, le cartilage diarthrodial perforé et en partie recouvert par des fongosités, qui, fixées à la surface articulaire de l'os proéminent, flottent par la perforation du cartilage résorbé, et s'étendent parfois en large membrane, de manière à simuler la membrane synoviale. Si alors on enlève ces fongosités, on ne trouve que l'os à nu, au-dessous, point de cartilage. D'autres fois, tandis que le cartilage est aminci comme une feuille de parchemin, la surface de l'écorce osseuse articulaire est cariée, érodée, et criblée d'ouvertures par lesquelles le tissu cellulo-vasculaire intérieur de l'os communique avec le tissu sous-diarthrodial. Dans cet état, j'ai trouvé le cartilage souple, flexible et mobile sur la tête de l'os dont il était facile de le détacher, » etc.

La tuméfaction des extrémités osseuses, signalée comme très-fré-

---

(1) Gerdy, *l'Expérience*, p. 83; 1840.

quente par quelques auteurs, n'est qu'un phénomène fort rare. Il en existe cependant plusieurs exemples remarquables au musée Dupuytren.

Enfin, dans la quatrième forme, signalée par Brodie (1), et connue sous le nom de *fongus articulaire*, dégénérescence fongueuse de la synoviale, cette membrane perd son organisation naturelle, en se convertissant en une substance pulpeuse, épaisse, d'un brun léger et quelquefois rougeâtre, sillonnée par des linéaments blancs membraneux. Au début, toutes les parties de l'articulation sont parfaitement intactes; mais à mesure que la maladie fait des progrès, elle envahit tous les tissus qui composent l'articulation, en produisant la carie des os, la destruction des ligaments, et la formation d'abcès.

CHAPITRE II.

ANATOMIE PATHOLOGIQUE DE LA COXALGIE.

ARTICLE PREMIER.

Coxalgie au début.

La plupart des désordres que nous venons de signaler semblent pouvoir se rencontrer dans l'articulation coxo-fémorale; mais les faits nous manquent encore pour l'établir d'une manière positive.

§ Ier.

Coxalgie extra-articulaire.

Fricke (2) décrit sous le nom de *coxalgie* une affection qui, selon lui, a d'abord son siége dans les muscles de la cuisse, ou dans

---

(1) Brodie, *Maladies des articulations*, p. 52.

(2) Fricke, *Arch. gén. de méd.*, 2e série, t. 5, p. 599.

la force réactive des nerfs qui s'y distribuent; cette affection peut, dit-il, dans certaines circonstances, passer à la coxartrhocace (c'est-à-dire à la coxalgie interne), dont elle ne diffère, suivant les auteurs, que par la chronicité de sa marche. Du reste, il ne donne aucune autopsie à l'appui de son opinion. Dzondi (1) va plus loin : il a considéré la coxalgie externe comme la seule forme qu'il ait rencontrée : « Le siége originel de l'inflammation de l'articulation coxo-fémorale, dit-il, est la surface extérieure de la capsule articulaire, ainsi que les parties fibreuses qui l'avoisinent, aussi bien le périoste qui entoure la circonférence de la cavité cotyloïde que celui qui recouvre la partie supérieure du fémur. »

Au milieu des désordres occasionnés par de vastes collections purulentes, dont la source était dans le périoste, le même auteur dit avoir vu la capsule intacte, la cavité articulaire sans traces de pus, la membrane synoviale et le cartilage parfaitement sains, quoique pendant la vie tous les symptômes de la coxalgie eussent existé.

Malgré cette assertion positive, la plupart des auteurs sont restés dans le doute relativement à l'existence même de cette forme; M. Gerdy, cependant, ne la rejette pas complétement. Dans un rapport fait à l'Académie de médecine, sur une observation de M. Ballot, voici comment il s'exprime (2) : « Je pense que sous l'influence du froid humide auquel Jolly était exposé depuis un an par sa profession, le périoste du fémur et de l'os iliaque, et peut-être les parties molles articulaires de la jointure de la hanche, et les muscles de la cuisse, ont été pris d'un rhumatisme inflammatoire dès le moment où le malade a éprouvé de la douleur au genou, » etc.

Toujours est-il que cette forme est rare; du reste il y a, dans la structure même de l'articulation, de quoi rendre compte de cette exception à la règle ordinaire du développement des tumeurs blanches.

---

(1) Dzondi, *Arch. gén. de médecine*, 2e série, t. 4, p. 309.

(2) Gerdy, *l'Expérience*, t. 5, p. 98.

La capsule fibreuse, en effet, enveloppe ici l'articulation de toutes parts; la synoviale ne se trouve en aucun point en contact direct avec le tissu cellulaire extérieur. Or, s'il est vrai, comme nous l'avons dit plus haut, que c'est le plus souvent par le tissu cellulaire que commencent les arthrites externes, il en résulte que l'articulation coxo-fémorale doit être moins exposée que toute autre à cette forme d'arthrite. Ce point de la question cependant exige encore de nouvelles recherches.

§ II.

Coxalgie intra-articulaire.

C'est la plus fréquente de toutes. On peut même dire que la coxalgie ne mérite vraiment son nom qu'à dater du moment où l'intérieur de l'articulation participe à la maladie.

On lui reconnaît plusieurs formes à son début : nous avons vu qu'Asclépiade le Bythinien (1), avait signalé déjà l'existence d'une production charnue dans le fond de la cavité cotyloïde, que Cœlius Aurelianus avait noté l'accumulation de liquide dans l'articulation; mais ces indications, bien que répétées par le plus grand nombre des auteurs, n'ont été véritablement sanctionnées que depuis les travaux modernes sur l'anatomie pathologique.

PREMIÈRE VARIÉTÉ.

Coxalgie intra-articulaire débutant par les parties molles.

On en observe trois formes principales.

PREMIÈRE FORME. — *Hydropisie de l'articulation.*

J.-L. Petit la regarde comme le phénomène initial de la coxalgie;

(1) Asclep., *Collectio Niceti*, p. 155.

il n'en rapporte cependant aucune observation. Sabatier, Desault et Boyer en nient l'existence; mais de nouveaux faits, peu nombreux à la vérité, ne permettent plus de la révoquer en doute.

Ire OBSERVATION.

Paletta (1) raconte qu'un villageois, âgé de cinquante-quatre ans, entré à l'hôpital au mois d'avril 1789, avait été tourmenté les deux hivers précédents de douleurs dans la cuisse et la hanche. La douleur ayant augmenté peu à peu, et étant devenue très-violente, par intervalle, la marche était difficile. Il mourut d'une inflammation gangréneuse, suite de l'application du fer rouge sur le dos du pied. Paletta croyait avoir affaire à une névralgie sciatique; voici ce qu'il trouva: état sain du nerf et de son enveloppe; infiltration séreuse du tissu cellulaire voisin; flaccidité des muscles, une grande quantité de synovie jaunâtre dans la jointure d'ailleurs saine: *In articulari cavo hærebat synovia multa sub flavi coloris.*

IIe OBSERVATION.

M. Jolly a trouvé sur le cadavre, dit M. Parise (2), une articulation de la hanche contenant environ trois onces d'un liquide ressemblant à de la synovie.

IIIe OBSERVATION.

M. Parise dit avoir constaté plusieurs fois, à l'hospice des Enfants trouvés, la capsule de l'articulation coxo-fémorale remplie d'un liquide brunâtre, sanguinolent. La tête du fémur, entièrement cartilagineuse, fortement colorée en rouge cramoisi foncé, offrait la consistance de la cire ramollie entre les doigts, et se trouvait plus ou moins écartée du fond du cotyle.

---

(1) Paletta, *Archiv. gén. de méd.*, 3e série, t. 13, p. 27.

(2) Parise, *Archiv. gén. de méd.*, 3e série, t. 13, p. 27.

(3) Parise, loc. cit.

IVᵉ OBSERVATION.

(Lesauvage, *Arch. gén. de méd.*; 1835.)

Le nommé Baptiste, fils naturel, âgé de trente ans, d'une constitution lymphatique, entra à l'hôpital de Caen en 1833. Il se plaignait de ressentir dans tout le membre inférieur gauche une douleur qui était plus vive au genou, où existait un peu de gonflement.

Au dire du malade, c'était là le siége principal de sa maladie; mais je reconnus bientôt, à l'élongation du membre, qu'il existait une maladie de l'articulation coxo-fémorale. Les antiphlogistiques furent mis en usage pendant assez longtemps et avec peu de succès, à cause de l'indocilité du malade. Enfin, on en vint à l'application de vésicatoires et de moxas au pourtour de l'articulation, ce qui n'empêcha pas la luxation d'être produite dans les premiers jours de juillet. Le déplacement fut peu considérable; les douleurs ne devinrent plus vives au moment même; mais par suite de l'indocilité du malade et des mouvements qu'il ne cessait d'exécuter, il survint à plusieurs reprises un surcroît d'irritation, et on en revint plusieurs fois aux antiphlogistiques actifs. Enfin, les douleurs disparurent complétement: les mouvements les reproduisaient à peine; Batiste put quitter son lit et marcher avec des béquilles: il ne se plaignait plus que de son genou dont l'engorgement sur-chronique persistait toujours. Le malade était considéré comme infirme, et depuis longtemps n'était plus l'objet d'une surveillance quotidienne, lorsque le 23 mars dernier, je m'aperçus qu'il offrait l'expression d'une vive souffrance. Je reconnus bientôt qu'il était atteint d'une péritonite intense qu'il avait celée, pour n'être point privé de ses aliments. Les accidents marchèrent avec une grande activité, et Baptiste succomba le 29 mars.

L'autopsie fut faite avec beaucoup d'attention, et en présence des élèves. J'avais cru que l'articulation serait à l'état sain et seulement déformée par le fait de la luxation; mais il n'en était point ainsi, et quoiqu'il y eût depuis plusieurs mois solution complète de la douleur et des autres accidents, nous rencontrâmes les dispositions suivantes: il existait dans le tissu cellulaire, à la partie postérieure de l'articulation, une tumeur du volume d'un gros œuf qui communiquait à l'intérieur de la cavité par une étroite ouverture. Elle contenait un fluide séro-muqueux et quelques concrétions albumineuses. Un fluide semblable occupait la cavité articulaire qui en était médiocrement distendue; les matières concrètes y étaient plus abondantes, et elles formaient dans la cavité cotyloïde une masse informe que, par un examen bien superficiel, on aurait pu considérer comme provenant du cartilage avec lequel elle était seulement en contact. Ce dernier était érodé dans quelques points, et presque entièrement dénudé de la séreuse synoviale, qui n'était point altérée sur la capsule articulaire. La tête du fémur, qui était appuyée au-dessus du rebord de la cavité, était à peu près dépouillée de son cartilage. Il était évident que sa destruction était produite par une sorte d'usure, qui même avait atteint les couches superficielles de l'os, puisqu'il n'existait sur ce dernier aucun indice de tuméfaction ou d'ulcération, et qu'il n'y avait point de pus à l'intérieur de l'articulation.

Ve OBSERVATION.

Coxalgie droite ; hydarthrose ; luxation incomplète du fémur.

(*Arch. gén. de méd*, mai 1842; mém. de M. Parise, p. 30.)

Louis Louvet, âgé de douze ans, enfant naturel, n'avait que deux ans lorsque sa mère succomba à une maladie que, d'après les renseignements obtenus, nous croyons être une phthisie pulmonaire. Il a toujours été d'une constitution faible, chétive, scrofuleuse. Élevé à Sceaux, dans une blanchisserie, il a toujours habité des lieux humides. Cependant Louvet n'avait jamais eu de maladie sérieuse lorsque, vers le mois de juillet 1837, il ressentit des douleurs sourdes dans le haut de la cuisse droite. D'abord peu vives, ces douleurs s'accrurent, s'étendirent au genou, en même temps qu'elles occupèrent la hanche, l'aine et le devant de la cuisse. Trois mois après le début de sa maladie, il ne marchait plus qu'avec beaucoup de difficulté, et sa jambe lui semblait plus longue que l'autre. On ne lui fit aucun traitement. Au mois de juillet 1838, les douleurs devinrent plus violentes, et le forcèrent à garder le lit. Un jour, il s'aperçut que sa jambe, loin d'être plus longue, était devenue plus courte que la gauche. Il nous a été impossible de savoir si ce raccourcissement est survenu brusquement par l'effet d'un mouvement exagéré, ou lentement, ce qui est plus probable. Un mois environ après, le 31 août 1838, il fut apporté à l'hôpital des Enfants malades, salle Saint-Côme, n° 4, dans le service de M. Malgaigne. Examiné les jours suivants, il a présenté l'état suivant:

L'enfant est d'une constitution détériorée, il est maigre et pâle; sa peau est sèche et terreuse. Le sommet des poumons contient des tubercules ramollis. Le ventre est douloureux à la pression, rétracté; la diarrhée persiste depuis plus de deux mois, l'appétit diminue, il a de la fièvre, peu de sommeil et des sueurs. Il se plaint de douleurs dans la hanche droite et dans le genou du même côté.

Il ne peut exécuter aucun mouvement de la cuisse sur le bassin; ceux que l'on cherche à lui imprimer sont très-douloureux, les mouvements de la jambe sur la cuisse sont faciles.

La hanche du côté droit offre des altérations remarquables, les fosses iliaques interne et externe sont le siége d'un gonflement uniforme, résistant, dépressible, sans fluctuation évidente. La fluctuation n'a pu être constatée, quoiqu'on l'ait cherchée, à plusieurs reprises, dans la fosse iliaque interne, où l'on soupçonnait l'existence d'un abcès. En prenant la circonférence du bassin au moyen d'un lac passant sur les grands trochanters, on trouve que la demi-circonférence droite a 5 centimètres et demi de plus que la gauche, ce qui dépend du gonflement des parties molles de la hanche et de la saillie du grand trochanter. Cette éminence paraît remontée, rapprochée de l'épine iliaque postérieure et supérieure, et éloignée d'autant de l'épine antérieure. La tête du fémur n'est pas distinctement sentie dans la face iliaque externe. Le fémur est légèrement fléchi sur le bassin, il est porté dans l'adduction, et tout le membre légèrement tourné en dedans, ce que l'on reconnaît à la pointe du pied. Le pli de la fesse est remonté de près de 2 centimètres, il est plus éloigné de la ligne médiane que celui du côté sain de 5 millimètres.

Le malade étant horizontalement couché sur le dos, les épines iliaques antérieures sont à peu près sur le même plan, celle du côté droit un peu remontée. Dans cette position, les jambes étant rapprochées, celle du côté droit paraît, à l'inspection, un peu plus courte que l'autre. Si l'on cherche à placer les deux jambes parallèlement à l'axe du corps, on ne peut y parvenir, car la jambe droite entraîne le bassin dans ses mouvements. Si, rapprochant les malléoles internes, on les porte alternativement à droite et à gauche, il est facile de s'assurer que les mouvements ne se passent pas dans les hanches, mais bien dans la région lombaire; que tout le bassin se meut d'une seule pièce avec les membres, et que conséquemment les rapports des malléoles ne changent pas. Tout cela dépend de ce que les mouvements d'adduction et d'abduction ne peuvent s'effectuer dans la jointure malade.

La mensuration au moyen d'un lac tendu entre l'épine iliaque antérieure et supérieure, d'une part, et l'angle externe de la rotule, ou mieux le sommet de la malléole externe, d'autre part, donne un raccourcissement de 3 centimètres; 72 centimètres pour le côté sain, 69 pour le côté malade. Mais en mesurant séparément le fémur et le tibia, on trouve que ces os ont 1 centimètre chacun de moins que du côté gauche, ce qui fait 2 centimètres de raccourcissement dépendant de l'atrophie en longueur des os. Cependant, comme il y a un raccourcissement apparent à la vue, et que la mensuration donne 1 centimètre de raccourcissement, tandis qu'elle devrait donner un allongement notable dans cette position du membre (l'adduction), nous concluons qu'il y a raccourcissement réel, dépendant d'un changement de rapport des surfaces articulaires, et par conséquent luxation.

Du reste, le membre est atrophié dans sa masse comme dans sa longueur; la flaccidité des chairs et la mensuration de sa circonférence l'indiquent assez. C'est au-dessus du genou que la différence est la plus grande : 28 centimètres pour le côté sain, 25 pour le côté malade. Au milieu de la cuisse et au mollet, il n'y a que 2 centimètres en moins.

Plusieurs vésicatoires et deux moxas ont été appliqués. Louvet n'avait éprouvé que peu de changements dans son état, lorsqu'il a été pris d'une varioloïde pustuleuse à laquelle il a succombé, le 24 novembre 1838.

Nécropsie. — Elle a été faite avec soin, et les pièces pathologiques présentées à la Société des internes, présidée par le professeur Sanson.

Les deux poumons sont adhérents aux côtes dans toute leur étendue; leurs bords postérieurs, engoués et ramollis, surnagent encore. Tous deux sont farcis de tubercules crus. Le bord antérieur du poumon gauche forme une masse compacte épaisse, au milieu de laquelle on trouve des tubercules ramollis et quelques cavernes. Les centres nerveux, la moelle et l'encéphale sont sains; il en est de même du cœur, du foie et du tube digestif, à l'exception du jéjunum qui offre quelques ulcérations.

Hanche droite. — Avant de disséquer l'articulation, nous nous assurons par la mensuration que les dispositions précédemment indiquées persistent encore. Le tissu sous-cutané est infiltré d'une sérosité jaunâtre peu abondante. Les muscles de la hanche, séparés et coupés un à un, sont atrophiés et un peu décolorés. La capsule, facile à séparer des parties voisines, est intacte. Elle est distendue par un liquide reconnaissable à la fluctuation. La tête du fémur, luxée, forme un relief facile à circonscrire en haut et en arrière; on peut la réduire en fléchissant la cuisse et la portant dans la rotation en dehors; un mouvement inverse reproduit la luxation. Le liquide contenu dans l'article environne le col du fémur, et se trouve surtout amassée en avant et en bas; la cavité cotyloïde en est remplie. La capsule, incisée en avant, laisse échapper une sérosité jaunâtre contenant quelques flocons albumineux. La cavité cotyloïde n'offre pas d'altérations, elle ressemble à celle du côté sain, son cartilage est sain; le tissu adipeux qui en occupe le fond est plutôt atrophié que tuméfié. La capsule, un peu rouge à sa face interne, est plus molle et plus épaisse que celle du côté opposé. Le bourrelet cotyloïdien est aussi moins ferme, surtout en haut et en arrière, où s'applique la tête fémorale. Il est affaissé, et le doigt sent, au-dessous la saillie osseuse du sourcil cotyloïdien. Le ligament rond est allongé, aplati, mais existe.

La tête du fémur a le même volume que celle du côté opposé; cependant elle est un peu déformée. Elle présente à son sommet une rainure dirigée d'avant en arrière, qui résulte de l'impression du sourcil cotyloïdien; car, c'est par ce point que la tête luxée appuie sur l'échancrure postéro-supérieure. Le ligament rond vient s'insérer au fond de cette rainure. Une autre dépression plus large, plus superficielle, règne sur la partie supérieure de la circonférence de la tête du fémur; elle paraît due à un amincissement du cartilage diarthrodial dans ce point. En comprimant fortement la tête vers son sommet, on sent qu'elle s'affaisse; ce qui fait présumer une altération intérieure, démontrée par une coupe verticale qui passe en même temps par le grand trochanter. Cette coupe, comparée à une semblable pratiquée sur l'autre fémur, fait voir le col et le grand trochanter sains. La tête est altérée, sa coloration est plus foncée, ses cellules plus larges renferment un liquide noirâtre. Le scalpel y pénètre avec facilité; mais cette altération est bornée au sommet dans le point correspondant à la rainure dont nous venons de parler.

Le fémur droit avait 12 millimètres, et le tibia 1 centimètre de moins en longueur que les mêmes os du côté gauche.

Nous avons rapporté ces observations pour montrer que l'hydropisie articulaire avait été constatée à l'état simple; que cette hydropisie pouvait présenter, suivant l'époque où on la considère, et suivant plusieurs autres circonstances, des caractères particuliers; qu'elle pouvait amener la désorganisation des parties articulaires, et que, par conséquent, elle constituait une forme primitive de la coxalgie.

DEUXIÈME FORME. — *Tuméfaction des pelotons celluleux et des replis synoviaux placés au fond de la cavité cotyloïde.*

Cette altération est l'une des plus fréquentes; mais il n'existe qu'un très-petit nombre d'observations dans lesquelles on l'ait rencontrée isolée et indépendante des altérations profondes des os, ou de la capsule fibreuse.

Desault cependant en cite un exemple remarquable.

---

(1) Desault, t. 1, p. 421.

VIe OBSERVATION.

(Desault, thèse, t. 1, n. 421.)

Marie Genette entra à l'Hôtel-Dieu à la suite d'une chute sur le grand trochanter. Il lui était survenu une douleur dans l'articulation de la cuisse de ce côté. La progression très-difficile augmentait cette douleur, la station moins pénible ne pouvait cependant se supporter longtemps. La cuisse était sensiblement plus longue que l'autre. Abandonner le mal à la nature, faire observer un repos constant, telle fut la pratique de Desault. Quelques jours après son entrée, la malade éprouva une dyssenterie bilieuse, qui la fit transférer dans une salle de médecine, où elle mourut.

On trouva sur le cadavre les parties voisines de l'articulation manifestement tuméfiées, la capsule allongée de haut en bas. La tête du fémur, située au côté externe et sur le bord de la cavité cotyloïde, répondait en bas à la capsule très-tiraillée et dans une tension manifeste; en haut, le cartilage articulaire déjà gonflé au point de remplir une partie de la cavité; la synovie était en moindre quantité que dans l'état naturel.

VIIe OBSERVATION.

(Desault, t. 1, p. 419.)

Une jeune personne, marchant avec vitesse dans la rue, glissa, et fit un faux pas dans lequel la cuisse gauche, violemment entraînée dans l'abduction, supporta pour un moment tout le poids du corps.

Une douleur aiguë se fit à l'instant sentir, força cette jeune personne de s'arrêter, se calma ensuite, lui permit de continuer son chemin, et bientôt disparut. Un sentiment de pesanteur survint, au bout d'une quinzaine de jours, dans la partie, gêna d'abord la progression, se changea ensuite en une douleur sourde, profonde, qu'accompagna un gonflement dans les parties voisines de l'articulation. On vit, pendant six à sept mois, l'extrémité inférieure s'allonger graduellement et d'une manière insensible. Au bout de ce temps, un raccourcissement se manifesta, et la cuisse malade dépassa, dans une nuit, le niveau de l'autre de près de 2 pouces. Alors la malade entra à l'hospice de Saint-Sulpice, où elle succomba à sa maladie au bout de quelque temps. Voici ce que présenta l'ouverture de son cadavre à Desault, qui alors était chirurgien consultant de cet hospice.

Le cartilage diarthrodial de la cavité glénoïdale, prodigieusement gonflé, remplissait toute l'étendue de cette cavité, s'offrait sous une apparence jaunâtre, inorganique, ressemblait assez bien à du lard, dont il avait la consistance. Une substance molle, spongieuse, blanchâtre, s'élevait au milieu, reste, sans doute, du ligament rond. La tête du fémur, placée là où ordinairement elle se trouve dans la luxation en dehors et en haut, était encroûtée d'un cartilage également tuméfiée.

Quelques années après, Desault eut l'occasion d'observer la même maladie, mais chez un homme de trente-sept ans, qui se confia à ses soins, et qui, obligé de quitter Paris peu de temps après, se retira à la campagne, où il périt au bout de dix mois, affaibli et consumé par une fièvre hectique. Le chirurgien du lieu observa sur le cadavre le même phénomène que dans le cas précédent, prépara la pièce, et l'envoya à Desault, dont il était l'élève.

Je ferai remarquer que ces observations n'ont point pour moi la même signification que pour son auteur : elles sont rapportées comme exemple de gonflement des cartilages; or, on sait que les cartilages ne sont pas susceptibles de se tuméfier. Il s'agissait évidemment d'une production développée aux dépens des parties molles du fond de la cavité cotyloïde.

TROISIÈME FORME. — *Suppuration.*

La sécrétion purulente, sans altération des parties osseuses et sans désorganition des parties molles, a été observée comme premier phénomène de la coxalgie.

VIIIe OBSERVATION.

(Communiquée par M. Natalis Guillot.)

Une jeune fille de dix-huit ans est apportée sur un brancart à l'hôpital Saint-Antoine, en mai 1824. Elle est souffrante depuis quelques jours seulement; elle a été très-fatiguée pendant les travaux d'un déménagement, elle dit avoir fait une chute sur les fesses et sur le côté dans un escalier; mais ces documents sont fort incertains à cause de l'agitation de la malade.

Elle est réglée, et ses règles coulent encore, mais faiblement; sa constitution est satisfaisante; sa santé a toujours été parfaite.

Elle accuse une douleur très-vive dans le membre inférieur droit; cette douleur a débuté subitement la veille au soir : elle a commencé par le milieu de la cuisse, elle s'étend à tout le membre, et n'est point sensiblement augmentée par la pression. Cependant cette souffrance arrache des cris à la malade, et elle a déliré toute la nuit.

Le volume de la cuisse n'est pas augmenté; les circonférences des deux membres sont égales; la longueur des membres inférieurs est la même; on prend ces mesures avec un fil, en partant de l'épine antérieure de l'iliaque.

Le membre est dans l'extension, la direction du pied est variable. La flexion et le soulèvement du membre sont possibles; mais tous ces mouvements accroissent la douleur et sont accompagnés de cris.

Il n'existe aucune douleur dans la région des articulations coxo-fémorales et tibiales; la malade indique la cuisse comme étant la partie douloureuse.

Ce qui résulte de l'examen, c'est l'absence de toute déformation, de tout allongement du membre. On ne peut constater pour phénomène local que la douleur dans la continuité de la cuisse gauche. Nulle tuméfaction, nulle difficulté de mouvement, nulle douleur ne peut être appréciée dans les articulations supérieures ou inférieures du membre.

La langue est sèche et rouge; la soif vive; il y a eu, et il y a encore, quelques vomissements; le ventre est indolore; la constipation existe depuis quelques jours.

La respiration est accélérée, mais normale; du reste, le pouls est très-accéléré. La peau est brûlante et couverte de sueur; il y a cependant de temps à autre des frissons prolongés, accompagnés de claquements de dents, et suivis d'une émission plus abondante d'urine.

L'intelligence est troublée; l'agitation de la malade est très-grande, et l'interrogation accroît encore cette agitation; cependant les réponses sont suffisantes pour le médecin.

On pratique une large saignée, on couvre le membre de sangsues (60), et on donne en lavement du sulfate de quinine à la malade. On pense à une fièvre intermittente et à un phlegmon profond du membre.

Dans la journée, tous les phénomènes s'accroissent encore; le pouls est si rapide qu'on ne peut plus le compter; le délire est continuel; cependant le membre est toujours mobile et étendu sur le lit. On fait crier le malade en pressant la cuisse à la région moyenne, mais on ne détermine plus aucun cri en soulevant le membre, et en le fléchissant; il n'y a, du reste, aucune tuméfaction.

Le soir, nouvelle saignée, nouvelle application de 20 sangsues; rien ne s'améliore; le délire continue, la nuit est mauvaise, et le lendemain matin l'état général est évidemment aggravé. L'état du membre est le même.

Dans cette occurrence, M. Beauchêne voit la malade, et pense à un phlegmon profond de la cuisse; on exclut toute idée d'une lésion des surfaces articulaires.

Quatre larges incisions successives sont faites longitudinalement à la cuisse jusqu'à l'os; on ne trouve pas de pus, et la malade ne paraît pas soulagée. Le délire continue, et elle meurt dans la nuit.

Sur le cadavre, on mesure les membres inférieurs qui sont égaux, la circonférence de la cuisse droite est plus grande que pendant la vie, cela tient au gonflement des parties consécutif aux incisions. Le membre est mobile et dans l'extension.

L'encéphale, dans les organes inspiratoires et digestifs, n'offrait aucune lésion à remarquer.

On dissèque le membre malade, on ne trouve aucune collection purulente intermusculaire.

Les articulations tibiales sont saines; l'articulation coxo-fémorale offre les seuls désordres qui puissent être appréciés.

1° Distension de la capsule articulaire par une notable quantité de pus, concret, feuilleté, et appliqué par couches superposées sur les surfaces osseuses et synoviales.

2° Rougeur très-inégale de la membrane synoviale, sur laquelle se dessinent des taches colorées, irrégulières, et des arborisations nombreuses. Ces colorations manquent du côté des surfaces osseuses, on les trouve surtout sur la circonférence de la membrane synoviale qui recouvre la capsule fibreuse.

3° Le ligament inter-articulaire est en partie détruit par-dessus; on trouve, au milieu de l'amas purulent qui entoure ce ligament, un détritus grisâtre, inodore, analogue au bourbillon d'un anthrax. Cette sorte de détritus paraît être la portion détruite, deux tiers au moins de l'épaisseur du ligament.

4° Les bourrelets graisseux, du fond de la cavité cotyloïde, sont mêlés à du pus et à une sorte de vague détritus grisâtre.

Malgré ces lésions, les surfaces articulaires ne sont pas très-écartées les unes des autres; l'accumulation des matières purulentes s'est fait principalement dans les parties les plus éloignées du fond de l'articulation.

Le tissu des os et les cartilages n'ont subi aucune altération.

Ces cas sont rares pour l'articulation coxo-fémorale; mais ils ont été fréquemment rencontrés dans d'autres articulations. M. Bouillaud en rapporte de nombreux exemples.

QUATRIÈME FORME. — *Dégénérescence fongueuse de la synoviale.*

Quant à cette forme, si fréquente au genou, Brodie n'a jamais eu l'occasion de la rencontrer à la hanche; pour ma part, je n'en connais pas d'exemple.

DEUXIÈME VARIÉTÉ.

Coxalgie débutant par les os.

La science est plus riche en faits qui prouvent que la coxalgie peut débuter par les parties osseuses. L'ostéite superficielle de la tête du fémur ou de la cavité cotyloïde est la forme dont nous possédons le plus d'observations; mais il en existe aussi d'affection tuberculeuse, d'ostéite profonde; on a même observé la dégénérescence cancéreuse.

PREMIÈRE FORME. — *Ostéite superficielle.*

IXe OBSERVATION.

Carie superficielle.

(Brodie, p. 78.)

A l'examen d'un cadavre qui avait été apporté dans la salle de dissection de Windmill-Street, je trouvai dans un état pathologique le cartilage articulaire des deux hanches, d'un des genoux et des deux coudes; en quelques endroits, les cartilages de ces articulations étaient entièrement détruits par l'ulcération, et la carie mettait à découvert des surfaces osseuses; en d'autres, le cartilage n'était pas tout à fait absorbé, et laissait voir des fibres apparentes qui allaient s'attacher par un bout à l'os, tandis que l'autre bout était flottant dans la cavité de la jointure; je trouvai aussi les cartilages intervertébraux qui unissent les corps de quelques vertèbres dorsales dans un état pathologique: ils avaient l'apparence ordinaire vers la circonférence; mais dans le centre, au lieu d'une substance blanche, demi-fluide, qu'on y rencontre le plus souvent, on les trouva d'une couleur brune et d'une contexture solide et cassante, composés de plusieurs parties adhérant légèrement les unes aux autres. Les ligaments, les membranes synoviales et les os, étaient dans un état tout à fait naturel, à l'exception de ces derniers, qui parurent un peu cariés par suite de l'absorption du cartilage; mais la carie n'avait produit aucune matière qui en fût le résultat.

Xe OBSERVATION.

Coxalgie au début à droite, à la dernière période à gauche.

(Brodie, p. 80.)

Un garçon de dix ans fut admis à l'hôpital Saint-Georges, en avril 1809, pour une maladie du genou gauche. La fesse avait diminué, et s'était amincie; il *n'y avait de douleur ni dans la hanche ni dans le genou;* un large abcès s'était formé, et produisait une tumeur sur le *côté externe de la cuisse.* On pratiqua, à l'aide du caustique, une ouverture derrière le grand trochanter. Un mois environ après son admission, l'abcès s'étant enflammé, j'ouvris supérieurement la peau avec la lancette, et il en sortit une demi-pinte de pus. L'ouverture faite par l'instrument se ferma par première intention; mais peu de jours après, le pus se rassembla dans l'abcès, et la tumeur devint plus grosse et plus tendue que jamais. Le membre perdit de son volume, l'abcès se creva, le malade tomba dans le marasme, et mourut le 21 octobre.

A l'examen du corps, on trouva que l'abcès communiquait avec la cavité de la hanche gauche; on ne put distinguer le ligament capsulaire et la membrane synoviale des autres parties molles, formant les parois de l'abcès; il n'y avait nul vestige du ligament rond, nuls restes du cartilage et des os qui composent l'articulation; la tête du fémur était quasi détruite par la carie dans presque toute sa moitié; la même cause avait donné de la profondeur et de l'ampleur à la cavité cotyloïde; à la partie postérieure, le rebord de cette cavité se trouvait absorbé bien davantage; la tête du fémur avait été forcée de quitter sa place naturelle, et de s'appuyer derrière l'iléon. Il n'y eut pas raison de croire à l'existence de toute autre maladie pendant la vie de l'individu. Si ce garçon eut à se plaindre de douleur dans la hanche droite, on oublia de mentionner cette circonstance, à cause de l'intensité de la maladie du côté opposé. Ayant ouvert par hasard l'articulation de la cuisse droite, je trouvai le cartilage enveloppant la tête du fémur absorbé dans un tiers environ de son étendue; la surface de l'os, qui conséquemment était à découvert, était tapissée d'une légère tunique de lymphe coagulable; le cartilage recouvrant la cavité cotyloïde, et toutes les autres parties molles appartenant à la jointure, étaient dans un état très-naturel, et les os avaient conservé leur texture et leur dureté ordinaires.

XIe OBSERVATION.

Luxation spontanée à gauche; coxalgie au début à droite.

(Brodie, p. 82.)

Une fille de sept ans fut admise à l'hôpital Saint-Georges, en mai 1809, pour une douleur dans la hanche gauche. Elle *souffrait du genou;* le membre était plus court qu'à l'ordinaire, et la fesse était diminuée et aplatie. On pratiqua une issue derrière le grand trochanter, à l'aide du caustique : bientôt après son entrée, un abcès se creva vers la tête de l'iléon ; la maladie de la hanche en parut beaucoup diminuée; mais au commencement d'août, cette fille mourut d'un érysipèle accidentel.

A l'examen du corps, les muscles fessiers du côté gauche étaient disséminés et d'une couleur foncée; il s'étendait un sinus de l'orifice externe de l'abcès à travers les parties molles qui communiquaient avec l'articulation iléo-fémorale par une *ouverture ulcérée du bord* de la cavité cotyloïde; il ne restait aucun vestige de cartilage dans la surface de cette cavité; l'os mis à nu était dans un état de carie, et avait une couleur foncée; la cavité cotyloïde offrait plus de profondeur et de largeur qu'à l'ordinaire; la plus grande partie du cartilage de la tête du fémur était détruite, et une petite portion qui en restait fut facilement détachée de l'os. Cette circonstance se rencontre souvent lorsque le cartilage est rongé par l'ulcération.

Le ligament capsulaire était tant soit peu plus épais que de coutume, et plus adhérent aux parties environnantes; il ne restait rien du ligament rond.

Dans la partie antérieure de l'articulation, se trouvait une certaine quantité de substance molle organisée; elle était interposée entre la tête du fémur et la cavité qui la reçoit; et sur le derrière était une collection de pus d'une couleur foncée : c'est par là que la tête du fémur se trouvait séparée de l'os innominé et chassée au dehors; par la suite, elle avait été amenée en haut par l'action des muscles, de telle sorte qu'elle était reçue dans la partie supérieure du rebord osseux de la cavité cotyloïde. La membrane synoviale était d'une couleur foncée, mais nullement malade.

En examinant la hanche du côté opposé, je ne trouvai nulle apparence de maladie dans les parties molles externes, ni dans le ligament capsulaire, ni dans la substance graisseuse de la jointure; la cavité de l'articulation contenait environ un drachme de pus d'une couleur foncée; le cartilage était absorbé dans un tiers à peu près de sa surface; l'os mis à nu présentait dans sa plus grande partie une surface uniformément compacte; mais en deux endroits il était attaqué superficiellement par la carie. Dans quelques points de la tête du fémur, le cartilage avait une apparence fibreuse semblable à ce qui a déjà été décrit; sur d'autres, il était entièrement absorbé, et découvrait dans l'os une surface cariée; ailleurs, elle était dans un état naturel.

Le ligament rond était rompu par la plus légère force, ce qui paraissait tenir à ce que le cartilage avait été détruit vers son insertion dans la cavité iléo-fémorale.

Les os, dans le voisinage des surfaces cariées de la hanche gauche, étaient plus foncés qu'à l'ordinaire; mais une telle apparence ne s'observait pas dans les os de l'autre hanche, qui se trouvaient à tous égards dans un état naturel.

XIIe OBSERVATION.

Coxalgie au début; carie superficielle des surfaces articulaires.

(Brodie, p. 84.)

John Catnack, âgé de quarante-quatre ans, fut reçu à l'hôpital Saint-Georges, le 29 septembre 1813. Il ressentait des douleurs dans le membre inférieur du côté droit; elles s'étendaient de la hanche au genou, et ressemblaient *à des douleurs rhumatismales.* Il était aussi affecté de douleurs d'entrailles dont il mourut, le 4 décembre. A l'ouverture, on ne découvrit rien d'extraordinaire, si ce n'est dans la hanche droite. Le ligament capsulaire et la membrane synoviale étaient dans leur état naturel; les cartilages enveloppant la tête du fémur et tapissant la cavité cotyloïde étaient détruits par l'ulcération dans presque la moitié de leur étendue, et partout où le cartilage était anéanti, une surface ulcérée mettait l'os à découvert. Le ligament rond se déchirait facilement, en conséquence de l'ulcération qui l'avait envahi vers la partie où il fait son insertion à la cavité cotyloïde. Les os avaient leur texture et leur dureté naturelles. L'articulation ne renfermait pas de pus. On observa que la surface ulcérée de la cavité correspondait à celle du fémur, car ces surfaces étaient restées dans un contact fixe, le malade ayant toujours gardé la même position.

M. Ford rapporte deux dissections :

XIIIe OBSERVATION.

(Sam. Cooper, *Dictionn.*, p. 221.)

Dans l'une, il y avait une cuillerée environ de pus dans la cavité de l'articulation de la hanche ; la tête du fémur était un peu enflammée, le ligament capsulaire un peu épaissi, et le ligament rond était uni, comme dans son état naturel, à la cavité cotyloïde : le cartilage qui revêt cette cavité était détruit dans un endroit, avec une petite ouverture au travers de laquelle une sonde pouvait être passée sous le cartilage sur la face interne de l'os pubis, d'un côté, et sur l'os ischion de l'autre. La partie opposée ou externe de l'os innominé paraissait avoir souffert beaucoup plus que la cavité cotyloïde. Dans l'autre cas, la maladie était plus avancée.

DEUXIÈME FORME. — *Ostéite profonde.*

Rust (1) cherche à prouver que la maladie commence toujours sur la tête du fémur, qu'elle débute par l'inflammation de la membrane médullaire avec tendance à l'exulcération, qu'elle finit par dégénérer en une carie profonde et centrale, et que cette carie s'étend du centre à la circonférence ; que plus tard la tête du fémur, énormement gonflée, force le grand trochanter à se porter en dehors et en bas.

Je ne sais si Rust, dans l'ouvrage original, a rapporté des observations à l'appui de ces propositions ; pour ma part, je n'en connais pas. Les seuls cas de tuméfaction de la tête du fémur que je connaisse, n'ont aucun rapport avec ce que décrit Rust. (Voir les n°s 571, 573, 574, 575, du musée Dupuytren.)

---

(1) *Journal compl.*, t. 1, p. 65.

XIVe OBSERVATION.

Coxalgie; gonflement de la tête du fémur.

(Bérard, Dictionn. en 30 vol., p. 15, 21.)

Le fils de Condorcet succomba à une carie de la colonne vertébrale, à l'âge de vingt et un ans. Il avait éprouvé, quelques années auparavant, tous les symptômes de la coxalgie au premier degré du côté droit.

Ces symptômes avaient depuis longtemps disparu, lorsque la mort arriva par suite de la carie des vertèbres et d'abcès par congestion. La tête du fémur du côté affecté portait sur l'autre de plus d'un tiers. Elle était encore renfermée dans la cavité cotyloïde, qui avait subi une ampliation proportionnée. Les cartilages étaient sains.

Je rapprocherai de ce fait l'indication de quelques pièces déposées dans le musée Dupuytren, et qui présentent cette altération. Malheureusement, elles ne sont accompagnées d'aucun détail relatif aux circonstances de la maladie.

TROISIÈME FORME. — *Tubercules des os.*

Cette forme a été signalée par un grand nombre d'observateurs, depuis M. Nichet et Nélaton; M. Guersant fils, chirurgien de l'hôpital des Enfants, a eu fréquemment occasion de la rencontrer.

Dans l'observation publiée par M. Parise, et que M. Vicherat rapporte aussi de son côté dans sa thèse, on a signalé la présence d'un tubercule, gros comme une noisette, à l'endroit où la tête s'unit avec le col de l'os (1).

XVe OBSERVATION.

Tubercule dans la tête du fémur.

A l'ouverture, on trouva la capsule iléo-fémorale distendue par de la sérosité, 100 grammes environ; la tête fémorale, plus petite que celle du côté opposé,

---

(1) Vicherat, thèse, p. 48; 1840.

déprimée à son centre, et appuyée par son sommet sur le bourrelet cotyloïdien ; le ligament inter-articulaire détruit, ou plutôt déchiré dans son milieu; scié, on trouva au milieu des mailles du tissu spongieux qui la compose, un liquide épais, sanguinolent; et à l'endroit où elle s'unit avec le col de l'os, un tubercule de la grosseur d'une noisette. L'os innominé présente une épaisseur de 6 à 8 centim.; en différents points, surtout au niveau de la fosse illiaque, il est presque totalement carnifié, ou bien, ne pouvant remplir ses fonctions par son ramollissement, les muscles voisins, iliaque, petit fessier, etc., se sont ossifiés notablement, et, quoique consolidant beaucoup l'os iliaque, leur point d'appui, ne laissent pas que d'être encore assez faibles, et se laissent facilement plier et déprimer.

En résumé, nous voyons que, sous le point de vue de l'anatomie pathologique, au début de la coxalgie, la science est encore bien pauvre de faits, et réclame de nouvelles recherches.

Cependant, il reste établi que la maladie peut débuter par la synoviale et ses dépendances, ou bien par les os, que par conséquent elle se prête aux deux grandes divisions qu'on retrouve dans l'histoire générale des tumeurs blanches, et que les opinions exclusives de J.-L. Petit, de Rust, de Dzondi, sont actuellement inadmissibles...

ARTICLE SECOND.

Anatomie pathologique de la coxalgie au deuxième degré.

Ce deuxième degré a pour caractère la désorganisation plus ou moins avancée de la plupart des tissus qui constituent l'articulation. Ici toutes les nuances tendent à se confondre ; le point de départ s'efface graduellement, et bientôt il devient difficile de spécifier non-seulement l'origine précise du mal, mais encore le genre de tissu par lequel l'affection a débuté.

Les cartilages sont quelquefois intacts au milieu du désordre le plus considérable; le plus souvent, ils sont ramollis, détachés par plaques, soulevés par des fongosités rougeâtres, en partie absorbés ou complétement détruits.

Les surfaces articulaires présentent les altérations les plus variées : c'est quelquefois une éburnation remarquable, le plus souvent une carie à différents degrés On les voit tantôt érodées seulement à leur surface, d'autres fois ramollies, comme vermoulues, ou transformées en un tissu friable qui se brise sous le doigt, et se laisse couper comme du lard; la cavité cotyloïde peut être singulièrement agrandie, ses bords désorganisés, son fond réduit à une lame mince ou complétement perforé de manière à communiquer dans l'intérieur du bassin.

La tête du fémur est le plus souvent érodée, aplatie et déformée, séparée du col, ou totalement détruite.

Il n'y a pas de relation nécessaire entre les altérations d'une des surfaces et celles de l'autre. On voit parfois le fémur intact dans une cavité à moitié détruite, ou *vice versa*.

Les parties molles contenues dans l'intérieur de la cavité articulaire participent à l'altération des parties dures.

Le paquet adipeux, improprement désigné sous le nom de *glande synoviale*, est tantôt rouge, tuméfié, transformé en un tissu homogène élastique, tantôt infiltré de pus, ramolli, tantôt, enfin, a complétement disparu.

Le ligament rond est aminci, déchiré; quelquefois on n'en rencontre aucune trace.

Le bourrelet cotyloïdien résiste plus longtemps, mais il finit aussi par se laisser désorganiser.

La capsule fibreuse présente des altérations extrêmement diverses : quelquefois elle n'est pas même perforée au milieu des plus grands désordres de l'articulation, bien que celle-ci communique avec les lésions articulaires au moyen d'une destruction du bord de la cavité cotyloïde; d'autres fois elle est ramollie, transformée en tissu gélatineux, rompue dans un point circonscrit, ou complétement détruite; on a pu reconnaître, à l'étendue de ses lambeaux, qu'elle avait été soumise à une distension considérable.

La cavité articulaire est ordinairement remplie d'un liquide dont l'abondance et les qualités varient. Parfois séreux, on le trouve encore chargé de flocons albumineux ou de débris de matière tuberculeuse; d'autres fois il est purulent, fétide, noirâtre ou sanguinolent, on y rencontre des débris osseux provenant des parties cariées ou nécrosées.

État des parties voisines. — Les tissus qui environnent l'articulation présentent une infiltration œdémateuse, puis purulente, qui en change l'aspect; pour peu que la maladie ait eu de la durée, le pus se réunit en foyer; plus tard, les abcès développés d'abord autour de l'article se frayent une voie dans diverses directions. Les uns perforent la gaîne du psoas iliaque, remontent contre leur propre parois, et pénètrent dans le bassin en suivant le muscle.

D'autres fois, quand le fond de la cavité cotyloïde est perforé, le pus se fait jour dans le petit bassin.

D'autres fois, en passant par le trou sous-pubien (1).

D'autres fois, le pus, rassemblé d'abord dans la fosse iliaque externe, se fraye une voie à travers l'os coxal, et vient constituer une seconde collection intra-pelvienne.

Dans d'autres circonstances, l'abcès, arrivé dans le bassin, se fait jour dans un des organes creux de cette région.

Dans les cas les plus fréquents, le pus, trouvant une issue libre du côté des téguments de la cuisse, s'accumule tantôt en dehors, tantôt en arrière, tantôt à la partie interne, où il perfore la peau : des trajets fistuleux se forment, établissant une communication entre l'extérieur et la cavité articulaire.

Simples ou multiples, directs ou tortueux, ces trajets communiquent avec l'articulation, soit à travers la capsule, soit entre elle et le rebord carié de la cavité cotyloïde.

---

(1) Velpeau, *Clin.*, t. 3, p. 219.

Rapport des surfaces articulaires. — Quelquefois, malgré les désordres les plus étendus, les surfaces articulaires, érodées, détruites, conservent leurs rapports mutuels; mais, fréquemment aussi, ces rapports normaux n'existent plus : c'est là ce qui constitue la luxation spontanée.

D'après les expériences de MM. Parise, Bonnet, de Lyon, et les miennes propres, dont je parlerai plus tard, le contact peut cesser d'avoir lieu entre la tête de l'os et la cavité, lorsque l'intérieur de la capsule est distendue par un liquide abondant : la tête de l'os est alors comme suspendue au milieu du *liquide, et repoussée en dehors et en bas.* Je dois dire, cependant, que ce phénomène, constaté par la voie expérimentale, ne trouve guère sur le vivant les conditions de son existence.

Mais avant que la capsule soit rompue, avant que des désordres considérables aient eu lieu, la tête de l'os peut être expusée sur le bord de la cavité cotyloïde; ce phénomène peut coïncider avec une hydropisie ; l'observation 5 en est une preuve bien remarquable.

Il se rencontre aussi avec la réplétion de la capsule par le gonflement des parties molles articulaires (obs. 7).

Ces cas, cependant, sont rares, et le fémur n'abandonne ordinairement la cavité cotyloïde qu'à une période plus avancée, lorsque la capsule est détruite en tout ou en partie, lorsque les bords du cotyle sont érodés, lorsque la tête est déformée.

Du reste, cette luxation a été observée dans presque toutes les directions où se font les luxations traumatiques.

Les plus fréquentes ont lieu en haut et en dehors dans la fosse iliaque externe, plus ou moins haut, suivant l'état de la capsule.

Elles peuvent être incomplètes (obs. 5).

Le plus souvent elles sont complètes.

D'autres fois la luxation se fait dans l'échancrure sciatique.

D'autres fois en dedans, sur le bord détruit de la cavité cotyloïde.

D'autres fois dans le trou sous-pubien.

Dans quelques cas, on a vu la tête du fémur passer dans le bassin à travers la cavité cotyloïde perforée.

Ou la cavité cotyloïde seulement déprimée dans le bassin.

L'examen anatomique des membres, dans le cas où la guérison est survenue, a permis de constater les résultats suivants :

1° Tantôt il se forme une articulation nouvelle ou pseudarthrose, remplaçant tant bien que mal celle qui a été détruite ou qui est devenue inutile.

La tête du fémur, dit M. Humbert, de Morlaix (1), remontée sur la fosse iliaque externe, se trouve quelquefois comme coiffée par le petit fessier, qui lui donne alors une position plus fixe; plus souvent elle est placée entre l'os des iles, le petit fessier et le moyen fessier qui la recouvrent : alors elle a moins de fixité, et la longueur du membre est variable. Là où le point de contact a lieu, entre la tête du fémur et l'os iliaque, ce dernier présente un enfoncement plus ou moins marqué ; d'un autre côté, la tête du fémur a diminué de volume et s'est aplatie. Les fibres musculaires environnantes sont indurées; elles ont pris l'aspect d'un tissu blanchâtre et fibreux qui affermit les nouveaux rapports des os. L'ancienne cavité cotyloïde a diminué de profondeur et d'étendue ; quelques observateurs l'ont même trouvée oblitérée et remplie par une matière tantôt osseuse, tantôt d'apparence charnue.

2° Tantôt il existe une ankylose, soit entre la tête du fémur et la cavité cotyloïde, soit entre cette tête et la fosse iliaque ou quelque autre point du bassin. Cette ankylose présente toutes les variétés de forme possible : c'est tantôt une adhérence fibreuse, ou des engrenures osseuses; d'autres fois une fusion complète des deux os. Le fémur peut se trouver dans des positions variées: étendu ou fléchi, tourné en dedans ou en dehors.

3° Tantôt, la tête, plus ou moins déformée, est mobile dans

---

(1) Humbert, de Morlaix, p. 183.

la cavité cotyloïde aussi déformée ; d'autres fois cette tête est hypertrophiée; et souvent alors les surfaces articulaires sont dépourvues de cartilage, lisses, éburnées.

Quelquefois la tête du fémur est enclavée, retenue dans une espèce de collier osseux que lui forment des végétations (voir les observations du musée Dupuytren).

Les désordres ne sont pas bornés à l'articulation et aux parties contiguës; des changements importants surviennent dans le reste du membre. On rencontre souvent chez les enfants un arrêt de développement du fémur malade, et même des os de la jambe du même côté. Il en résulte une différence notable de longueur entre les os des deux membres.

La collection anatomique de l'hôtel-Dieu de Paris possède les deux fémurs d'un individu qui a succombé à une coxalgie. Le fémur du côté malade est de 3 pouces plus court que celui du côté opposé.

L'atrophie des os de la jambe est moins considérable; pourtant elle a été également constatée.

Dans cette atrophie, les os ne sont pas seulement moins longs, ils sont aussi moins gros et plus légers. Après la macération, leur tissu, beaucoup moins résistant, a subi une raréfaction d'autant plus prononcée que la maladie a duré plus longtemps : c'est une sorte d'amaigrissement de l'os.

Chez les jeunes gens, cette altération est beaucoup plus rare.

Chez les adultes, je n'en connais qu'un seul cas (1).

Enfin, le canal médullaire du fémur est quelquefois le siége d'une inflammation diffuse. M. Richet a tiré parti de ce fait pour expliquer la douleur qui se propage au genou.

Quant à l'hypertrophie en longueur du corps du fémur, indiquée par M. Parise (2), je n'en connais pas d'exemple. J'en dirai autant du

---

(1) Parise, *Archiv. gén. de méd.*, 4e série, t. 2, p. 459.

(2) *Id.*, *ibid.*, p. 457.

redressement du col de l'os sur son corps. Ces deux lésions ont été observées, il est vrai, mais je ne sache pas qu'on ait établi leur relation avec la coxalgie.

CHAPITRE III.

SIÉGE DE LA COXALGIE.

Au premier coup d'œil, ce chapitre semblerait n'être qu'un hors-d'œuvre ; quel autre siége la coxalgie peut-elle avoir que l'articulation coxo-fémorale? On verra cependant, par l'observation suivante que j'emprunte à M. Demarquay (1), que la coxalgie peut se développer dans une fausse articulation, suite elle-même d'une luxation spontanée. Cette observation est, jusqu'à présent, unique dans la science.

XVIe OBSERVATION.

Luxation iliaque droite fort ancienne ; formation d'une articulation nouvelle; coxalgie de cette articulation ; par M. Demarquay, interne à l'Hôtel-Dieu, aide d'anatomie à la Faculté.

(Thèse de M. Richet, p. 94 ; 1844.)

La femme Pillot, âgée de trente-quatre ans, ouvrière en dentelle, née de parents assez bien portants, assez grande, maigre, lymphatique, est entrée pour la seconde fois salle Saint-Paul, n° 12, service de M. Blandin, le 9 février dernier.

Cette femme nous donne alors les renseignements suivants : à l'âge de dix-

---

(1) Observation communiquée par M. Demarquay (Richet, thèse; Paris, 1844).

huit mois, une personne âgée, aux soins de laquelle elle était confiée, la laissa tomber sur la hanche droite. Cette chute fut suivie de vives douleurs qui persistèrent pendant six mois, au dire de la malade, qui tenait ces détails de sa mère; au bout de ce temps, c'est-à-dire vers l'âge de deux ans, elle put marcher, mais elle boitait. Toutefois, cette claudication était peu marquée : elle pouvait la rendre insensible avec un peu d'attention. Jusqu'à l'âge de douze ans, sa santé fut parfaite; mais à cette époque, qui fut celle de sa menstruation, il se produisit un grand trouble du côté des fonctions digestives; elle éprouva des goûts bizarres. La menstruation se fit mal, et, à partir de ce moment, sa santé fut mauvaise : elle se maria à trente ans; elle eut deux enfants, et ce fut pendant sa dernière grossesse que se développa sa coxalgie. En effet, au mois d'octobre 1843, alors qu'elle était enceinte de six mois, elle éprouva de vives douleurs dans l'articulation coxo-fémorale droite; les douleurs étaient si vives que la malade resta privée de sommeil pendant trois semaines. Au mois de novembre dernier, elle se fit apporter dans le service de M. Blandin, où elle ne resta que peu de temps, vu que quelques symptômes d'avortement avaient forcé le chirurgien à la faire passer dans la salle d'accouchements, où elle resta jusqu'au mois de janvier, époque à laquelle elle fut remise dans le service de M. Blandin, dans le dernier degré du marasme causé par la coxalgie et la phthisie auxquelles la malade a succombé.

État de la malade le 9 janvier : maigreur extrême; plaies au sacrum avec dénudation des os; paralysie légère de la face à gauche; les aliments ne sont plus supportés; elle ne prend qu'un peu d'eau de Seltz coupée avec du vin.

La cuisse droite est fortement fléchie et portée dans l'adduction; les deux genoux ne sont pas sur la même ligne : le droit se trouve de 4 à 6 centimètres au-dessus de celui du côté opposé. Le grand trochanter fait une saillie considérable dans la fosse iliaque droite, où l'on sent également la tête fémorale. Ces deux parties du fémur sont plus rapprochées de la crête iliaque que les mêmes parties ne le sont du côté gauche. Impossibilité de mouvoir le membre, tant les douleurs sont vives. Les tentatives que nous avons faites pour l'allonger et le mettre dans une position convenable à la mensuration étaient tellement insupportables, que nous dûmes y renoncer. La malade souffre beaucoup dans le genou droit, qui d'ailleurs ne présente rien de particulier. La douleur du genou droit est rémittente. Mort le 9 au soir.

Autopsie vingt-quatre heures après la mort.

Nous passerons tout ce qui est relatif à la phthisie, pour ne nous occuper que de la coxalgie.

La fosse iliaque externe droite ne présente rien de particulier, si ce n'est la saillie du grand trochanter et de la tête fémorale ; la peau de cette région est saine ; le tissu cellulaire sous-cutané est infiltré de sérosité ; le grand fessier ne présente rien de particulier : il est décoloré comme tout le système musculaire. Le moyen fessier est atrophié en partie ; ses fibres antérieures sont pâles ; on ne trouve plus les traces des fibres charnues ; une matière jaunâtre graisseuse les remplace. Les fibres moyennes et postérieures n'ont pas subi de dégénérescence ; le tendon se trouve obliquement dirigé d'avant en arrière ; les jumeaux, l'obturateur interne, le pyramidal, sont fortement tendus, dirigés obliquement de dedans en dehors et de bas en haut. Le nerf sciatique est fortement dirigé en dehors, et se recourbe sur la tubérosité de l'ischion, pour se porter à la partie postérieure de la cuisse. L'obturateur externe, le carré crural, le moyen adducteur, sont obliquement dirigés de dedans en dehors et de bas en haut ; tous ses muscles paraissent augmentés de volume relativement à la force du sujet. Les fibres antérieurs du petit fessier ont subi la même transformation que celle du moyen. Ce qu'il y a surtout de remarquable est l'allongement des fibres musculaires du carré crural et de l'obturateur externe, qui ont suivi, sans se déchirer, la sortie de la tête du fémur.

Le tissu cellulaire qui se trouve entre le petit fessier et la capsule de nouvelle formation est épaissi, friable, imbibé de pus.

La capsule de l'articulation nouvelle est épaissie à sa partie supérieure : dans ce point, il existe deux ouvertures noirâtres par lesquelles on pénètre dans l'articulation. La capsule ne présente pas de vascularisation apparente dans son tissu. La cavité articulaire nouvelle, qui contient un peu de pus, présente le caractère suivant : elle est située au-dessus de la cavité cotyloïde ancienne, un peu en dehors de l'épine iliaque antérieure et inférieure ; son grand diamètre est vertical ; elle est tapissée de cartilage dans sa portion antérieure et inférieure ; mais ce cartilage est ramolli et s'enlève facilement. Dans la partie supérieure et postérieure de cette cavité, plus de cartilage ; la substance osseuse est dure, comme éburnée ; sur la partie supérieure et postérieure de cette surface orbiculaire, s'élèvent deux saillies osseuses assez marquées, qui se réunissent ensemble de manière à constituer une cavité cotyloïde nouvelle qui se trouve interrompue en avant par l'absence de productions osseuses.

La tête du fémur est aplatie de haut en bas ; toute la partie centrale est dépouillée de cartilage, et l'os, dans ce point, présente une grande fermeté ; toute la périphérie est encroûtée de cartilage mince que l'on détache assez facilement, si ce n'est à la partie antérieure de la circonférence de la tête, où le cartilage est détruit. Le col du fémur paraît moins long ; la cavité cotyloïde ancienne est revenue sur elle-même; elle est déformée, triangulaire, à sommet tourné en haut; elle a perdu de sa profondeur. L'intérieur de la cavité est dépourvu de cartilage, plus de ligament inter-articulaire.

Voici les différentes mesures qui ont été prises après la mort:

Du grand trochanter droit à l'épine iliaque antéro-supérieure.	8 centimètres.
Du grand trochanter droit au milieu de la crête iliaque......	10
Du grand trochanter droit à l'ischion.....................	9
Du pourtour de l'articulation malade à l'échancrure ischiatique..	2
Hauteur de l'articulation récente.......................	4
Largeur..	3
Hauteur de l'articulation ancienne......................	2 à 3
Largeur à la base.....................................	2 à 3
Longueur du col du fémur en haut.......................	1 1/2
Longueur du col du fémur en bas........................	1 1/2 ou 2
Hauteur de la tête fémorale............................	5
Largeur..	5
Distance existant entre le centre de l'articulation ancienne et le centre de la nouvelle.............................	6

XVIIe OBSERVATION.

Coxalgie au deuxième degré. Mort. Carie dans l'énarthrose du fémur, pas de luxation.

(Aurran, *Journ. de méd.*, t. 37. p. 250; 1772.)

Homme, vingt-six ans, chute sur le grand trochanter. Au bout d'un mois, abcès dans l'aine et au côté externe de la cuisse, ramollissement d'un demi-pouce, rotation du pied et du genou en dedans, rotation volontaire du pied en dehors facile, extension parfaite, mouvements très-libres, frottement rude dans la cavité cotyloïde, large ouverture des abcès, écoulement de sang putréfié.

La suppuration s'établit d'abord ; mais au douzième jour survinrent des accidents qui entraînèrent le malade au vingt-deuxième.

Tête du fémur *non luxée,* cariée en partie, ainsi que la cavité cotyloïde ; absence de cartilages, de ligament rond, de parties molles.

XVIIIe OBSERVATION.

Destruction de la tête du fémur.

(*Bullet. de la Soc. anat.*, p. 4; sept. 1835.)

M. Hache présente l'articulation coxo-fémorale d'un enfant affecté depuis longtemps de coxalgie: déformation complète des surfaces articulaires; disparition complète des cartilages et de la synoviale; destruction du tissu osseux, la tête du fémur est presque entièrement détruite, et ce qui en reste est couvert de fongosités; diamètre vertical de la cavité cotyloïde sensiblement augmenté; formation de tissu éburné à sa partie supérieure; destruction du fond de la cavité cotyloïde.

Le fémur offrait 1 centimètre de moins en longueur que celui du côté opposé.

XIXe OBSERVATION.

Coxalgie; ostéite de la tête du fémur et de la cavité. Mort.

(J.-L. Petit, *Mal. des os*, t. 1, p. 319.)

J'ai trouvé, dans l'ouverture d'un abcès, que les os étaient carnifiés; je veux dire que la tête du fémur et la cavité de l'ischion, éloignées l'une de l'autre par la luxation, mais toutes deux découvertes par l'ouverture de l'abcès, avaient la même consistance et la même couleur que la chair. Le volume de ces os était considérablement augmenté; et ils étaient si semblables à de la chair, qu'ils saignaient au moindre attouchement.

XXe OBSERVATION.

Coxalgie, deuxième degré; pas de luxation; carie du fond de la cavité cotyloïde. Mort.

(Boyer, *Œuv. chir.*, t. 4, p. 345.)

Antoine B..., charron, âgé de quarante-six ans, d'une faible constitution, ressentait depuis six ans des douleurs dans les jambes; à la cinquième année, c'est-à-dire un an avant d'être soumis à notre observation, il éprouva une douleur sourde et profonde dans la hanche gauche, qui diminua un peu par la formation d'un abcès aux bourses, lequel augmenta peu à peu, s'ouvrit, et laissa écouler une grande quantité de pus: l'ouverture resta fistuleuse. A cette époque la hanche gauche devint le siége d'une douleur vive, qui se faisait aussi sentir tout le long du membre du même côté. Le malade garda le repos et mit en usage différents médicaments qui furent sans succès, ce qui le força, au bout de cinq mois, d'entrer à la Charité, au mois de mars 1806. La douleur de la hanche était violente, et répondait au genou; elle était augmentée par les mouvements de la cuisse, qui ne pouvait d'ailleurs se fléchir; il y avait un léger raccourcissement du membre, qui conservait pourtant sa rectitude naturelle; il existait de la fièvre.

Les douleurs de la hanche étant trop intenses pour pouvoir appliquer les vésicatoires sur cette région, on se contenta de faire usage d'un liniment camphré et opiacé qui diminua peu les souffrances. Ce malade avait d'ailleurs des symptômes assez marqués d'une phthisie pulmonaire, qui marchait de front avec la maladie coxale. Ces deux maladies firent des progrès rapides, et le malade succomba le 12 mai suivant.

Ouverture du corps. — On trouva les poumons tuberculeux, adhérents à la plèvre costale correspondante; le péricarde renfermait 4 ou 5 onces de sérosité. L'abdomen contenait environ une pinte de liquide épanché; les intestins étaient dans un état de distension assez considérable.

Il y avait à la hanche un abcès considérable, autour de l'articulation, et qui s'étendait jusque sous les muscles fessiers. La tête du fémur était presque entièrement dépouillée de son cartilage et cariée. La cavité cotyloïde cariée, aussi dans son fond, ne l'était pas à son rebord, ce qui avait été cause du non-déplacement du fémur.

XXIe OBSERVATION.

Carie de l'énarthrose du fémur. Mort. Pas de luxation; destruction partielle de la tête osseuse.

(Aurran, *Journ. de méd.*, p. 250; 1772.)

Un homme, fruitier de profession, âgé de vingt-six ans, étant tombé d'un arbre sur le grand trochanter, se donna un contre-coup dans la cavité cotyloïde. Après un mois de souffrance, il lui survint un dépôt dans l'aine, et un autre au côté externe de la cuisse, qui grossit beaucoup en très-peu de temps; l'extrémité était plus courte que l'autre d'un demi-pouce : elle ne touchait la terre que par le bout du pied. Celui-ci et le genou étaient presque toujours tournés en dedans; mais il pouvait les tourner en dehors à volonté. Il tenait la jambe en extension parfaite; il remuait la cuisse en tous sens. L'ayant empoignée vers le genou pour la faire agir, je sentis qu'il se faisait un frottement rude dans la cavité cotyloïde, où il me parut que l'os était encore. Ces signes m'ayant fait connaître que la carie et la source du pus étaient dans cette cavité, je jugeai la maladie incurable, et je me proposai d'établir une cure palliative et d'évacuer les dépôts par une ou deux petites ouvertures fistuleuses, *les seules qui soient avantageuses en pareil cas;* mais étant obligé de faire une *large ouverture*, selon l'avis d'un consultant, je fis sortir une grande quantité d'un fluide aqueux et noir comme du sang dissous par putréfaction, et une certaine quantité de pus qui était au fond de la cavité : celle-ci, qui était entre la gaîne des muscles et le corps graisseux, communiquait supérieurement avec la fosse articulaire, d'où découla tous les jours, pendant le traitement, une sérosité brune et fétide.

Le cinquième jour, la suppuration s'établit comme à l'ordinaire, et tout fut selon l'ordre naturel jusqu'au douzième, que la fièvre avec le délire survint et reparut tous les jours jusqu'au dix-huitième. Ce jour-là, la fièvre ayant redoublé avec frisson, je ne trouvai que de la sanie dans la plaie, avec des caillots de sang; ces accidents redoublèrent jusqu'au vingt-deuxième jour, que le malade mourut.

Je trouvai la tête du fémur dans son articulation; mais elle était rongée en partie par la carie, ainsi que les parois de la cavité, où il ne restait aucun vestige de cartilage et de parties molles, etc.

Il faut observer, à l'occasion de la sérosité noire que nous avons trouvée dans le dépôt, que ce n'est pas le fluide que ces sortes de tumeurs contiennent ordinairement; mais qu'il paraît que celui-ci n'était qu'un sang dissous après s'être épanché dans le foyer, où il aura été fourni par quelque artère musculaire ou fessière, ou sciatique.

XXIIe OBSERVATION.

Carie et luxation dans le même endroit.

Il y a quelques années qu'ayant *ouvert jusqu'au grand trochanter* une fistule dont l'orifice était à la partie moyenne et postérieure de la cuisse, occasionnée par la suppuration et la carie de la cavité cotyloïde, avec luxation en arrière du fémur, la malade mourut le vingtième jour de l'opération avec à peu près les mêmes accidents que dans le cas précédent. A l'ouverture du cadavre, je trouvai ce que je viens d'annoncer.

XXIIIe OBSERVATION.

Coxalgie, deuxième degré ; pas de luxation. Mort.

(Sabatier, *Mémoires de l'Académie de chirurgie*, t. 7, p. 591.)

Un soldat, âgé de trente-cinq ans, fait une chute sur le grand trochanter droit, qui est suivie de l'apparition d'un dépôt à la partie moyenne supérieure et antérieure de la cuisse. Chez lui, l'abcès ne commence à se prononcer qu'assez longtemps après le premier accident, et n'est accompagné d'aucun raccourcissement sensible dans la cuisse, et d'aucune position vicieuse du pied, en sorte qu'on ne soupçonne nullement sa prolongation jusqu'à l'articulation supérieure. La tension de la partie, les douleurs excessives du malade, nécessitèrent l'ouverture du foyer. Le malade ne survécut pas longtemps à l'opération, et l'examen du cadavre permit de reconnaître que l'abcès s'étendait jusqu'à la cavité cotyloïde, dont la surface interne et les bords, ainsi que la tête du fémur, commençaient à se laisser entamer par la carie.

XXIVe OBSERVATION.

Coxalgie ; carie ; abcès ; ligament capsulaire intact. Mort.

(Brodie, p. 87.)

Jemina Holloway, âgée de vingt-trois ans environ, fut admise à l'hôpital Saint-Georges, le 30 mars 1814, pour une maladie de la hanche droite. Dans le voisinage de cette articulation, il y avait un large abcès ; la fesse était appauvrie et amincie. La malade prétendait qu'elle avait ce mal depuis plusieurs années. Le 6 juin suivant, elle mourut.

L'examen cadavérique offrit les muscles fessiers décolorés, et dans un état d'amincissement et de dépérissement. Il y avait un large abcès dans la fesse qui communiquait avec la hanche, au moyen d'une ouverture dans la partie postérieure du ligament capsulaire et de la membrane synoviale. Au reste, la membrane synoviale et le ligament capsulaire étaient dans un état parfaitement naturel.

Les cartilages qui couvrent la tête du fémur et qui tapissent le fond de la cavité cotyloïde étaient détruits par l'ulcération. L'ulcération s'était tellement étendue aux os, que la tête du fémur était moitié moins grosse, et la cavité avait le double de sa grandeur ordinaire. Les os possédaient leur texture et leur dureté naturelles. Il y avait une ouverture ulcérée qui allait du fond de la cavité cotyloïde dans la partie interne du bassin.

XXVe OBSERVATION.

Coxalgie; carie du col du fémur; séparation de la tête; raccourcissement considérable. Mort.

(Desault, par Cassius, t. 2, p. 334.)

Une jeune demoiselle de neuf ans, éprouva, au mois de décembre 1782, une faiblesse et une pesanteur vers l'articulation de la cuisse gauche, qui l'obligèrent d'abord à traîner le pied en marchant. Comme elle ne se plaignait point, et qu'elle n'avait fait aucune chute, on ne fit pas beaucoup attention à cette incommodité; mais la difficulté de marcher ayant augmenté, on consulta en différents temps, et séparément, plusieurs célèbres praticiens qui, à l'examen de l'articulation de la cuisse, reconnurent que la tête du fémur était luxée en dehors et en haut. L'extrémité était alors raccourcie d'un pouce et demi. On administra tous les remèdes convenables, sans aucun succès. La malade alla aux eaux de Bourbonne, s'y baigna, reçut des douches, et prit des remèdes propres à corriger un vice scorbutique qu'on lui soupçonnait, et dont on eut ensuite la confirmation. Lorsqu'elle fut de retour à Paris, on examina de nouveau l'extrémité malade, qu'on trouva encore plus courte qu'avant le départ et fort rapprochée du pubis; le grand trochanter était aussi beaucoup plus saillant. Il se forma dans cette partie plusieurs dépôts, dont le pus se fit jour au dehors, et qui laissèrent des fistules, d'où coulait continuellement une humeur glaireuse, blanchâtre, et sans mauvaise odeur.

La cuisse malade croisait un peu la saine, et avait un mouvement fort gêné. Cette indisposition n'empêchait pas la jeune personne de se lever et de marcher en se soutenant avec des béquilles: elle faisait un exercice proportionné à ses forces, et qui était nécessaire à sa santé.

Dans le mois de février de cette année, elle fut prise d'une fièvre continue avec redoublement; le pus des ulcères diminua, devint séreux et de mauvaise odeur; accidents qu'on vint à bout de calmer, mais qui se manifestèrent ensuite avec d'autres, ordinaires en pareils cas, tels que l'enflure des jambes, des cuisses, l'hydropisie de poitrine et du bas-ventre. Enfin, la malade mourut dix mois après son accident. La cuisse malade avait toujours été maigre, et n'avait guère que la moitié du volume de l'autre. Dans les derniers temps de la maladie, l'extrémité s'est trouvée plus courte de 6 pouces et demi, tant par rapport au défaut de nourriture qu'à cause de la position de la partie luxée.

L'examen anatomique montra la source de toutes les fistules; elles répondaient à des foyers cachés dans un tissu cellulaire très-épais, et entre des parties ligamenteuses. Il y en avait un considérable dans l'article: il occupait tout le trajet qu'avait fait la tête du fémur en sortant de la cavité cotyloïde, et son issue était à la partie interne et supérieure de la cuisse. Les trois muscles fessiers, fort animés, ne formaient qu'une masse sans distinction de fibres. Le ligament plat que l'on trouve dans l'article n'a pas été visible. Des membranes ligamenteuses et capsulaires recouvraient la tête de l'os; la partie du pubis et de l'ischion qui concourt à former la cavité cotyloïde était vermoulue par la carie. Le rebord épais, et en forme de sourcil, de l'os iléon, a été trouvé entièrement détruit. La partie de la tête du fémur qui répond au grand trochanter était également cariée; elle présentait une surface plane, et était appliquée sur une portion du corps de l'iléon; son sommet répondait à une ligne perpendiculaire qu'on aurait tirée du milieu de la grande échancrure sciatique jusqu'à l'épine de l'ischion. La contraction du muscle triceps, qui n'était plus contrebalancé, en attirant le corps du fémur vers le pubis, avait contribué à cette position.

XXVIe OBSERVATION.

Coxalgie (gangrène des os). Mort. Perforation de la cavité cotyloïde.

(Malgaigne, *Archiv. gén. de méd.*, tome 30, p. 66.)

Le nommé Lemord, sapeur-pompier, entra au Val-de-Grâce, salle 16, lit 69, en septembre 1826, pour une coxalgie qui datait déjà de bien loin, et languit jusqu'au 7 septembre 1829. A cette époque, il mourut, consumé par la suppuration et la diarrhée. L'article communiquait à l'extérieur.

Le membre était émacié et la jambe très-infiltrée; l'articulation malade entourée de glandes tuberculeuses qui se continuaient dans le bassin et l'abdomen. Aucun vestige des cartilages; la cavité cotyloïde était largement ulcérée, percée à jour, et son fond n'était plus constitué que par le périoste pelvien, épaissi et lardacé. La tête du fémur offrait une érosion analogue. La surface de ces ulcérations était noire, et cette noirceur se prolongeait à plus d'un demi-pouce dans l'épaisseur de la tête du fémur. Au delà, tout le tissu spongieux était rouge et ramolli; le périoste était légèrement tuméfié et très-peu adhérent à toute cette extrémité de l'os.

XXVIIe OBSERVATION.

Coxalgie rhumatismale, première période, puis deuxième. Luxation dans la fosse iliaque. Mort. Perforation de la cavité cotyloïde.

(Boyer, *Œuv. chir.*, t. 4, p. 339.)

Isidore G..., militaire réformé, âgé de vingt et un ans, avait fait les campagnes de 1807 et 1808 en Espagne, où il avait éprouvé toutes les fatigues attachées au métier des armes, et pendant lesquelles il avait ressenti des douleurs rhumatismales vagues, tantôt aux reins, tantôt aux cuisses, ce qui le faisait quelquefois boiter. Ces symptômes existaient depuis plusieurs mois, lorsque le malade fut réformé; il entra de suite à la Charité. Des douleurs plus vives se faisaient alors sentir à l'articulation ilio-fémorale gauche, s'étendaient à la cuisse, surtout au genou, et causaient de la claudication; le membre avait un demi-pouce d'allongement. On applique sucessivement trois vésicatoires volants autour de l'articulation, qui ne soulagèrent pas, et pendant lesquels la maladie continua ses progrès; au bout de quinze jours, le malade ayant fait un mouvement dans son lit, la tête du fémur sortit de la cavité cotyloïde et le membre se raccourcit d'environ 2 pouces. Un mois après son entrée à l'hôpital, le malade eut de la fièvre, du dévoiement; les douleurs augmentèrent beaucoup; la maigreur se prononça davantage, et le malade périt dans le marasme.

Ouverture. — Les muscles fessiers étaient considérablement amincis; la tête du fémur était placée en haut et en arrière sur l'os des iles. La cavité cotyloïde, un peu agrandie, était remplie d'une matière sanieuse de couleur brune, et ses parois étaient usées et perforées; la glande synoviale présentait une augmentation de volume et de l'engorgement; la capsule fibreuse était détruite dans toute son étendue, à l'exception de la portion où se trouvent les vaisseaux qui se rendent dans l'intérieur de l'articulation; le cartilage de la tête du fémur et l'éminence elle-même avaient un volume moindre que le naturel.

XXVIIIe OBSERVATION.

Coxalgie; cause traumatique, première apparence de guérison; récidive; abcès pénétrant dans le bassin au-dessous de l'arcade pubienne; perforation de la cavité cotyloïde. Mort.

(Boyer, *Œuv. chir.*, t. 4, p. 342.)

Louis R..., cordonnier, se promenant au bois de Boulogne, buta contre une racine d'arbre et tomba sur le genou gauche, ce qui fut suivi d'une douleur vive dans cette partie et dans l'articulation ilio-fémorale correspondante; cependant les douleurs diminuèrent peu à peu, et lui permirent, quatre jours après, de reprendre ses travaux ordinaires; il conserva pourtant toujours une douleur sourde, et, au bout de plusieurs mois, la marche et la station étant devenues très-pénibles, il entra à l'hôpital de la Charité. La cuisse gauche était plus longue que la droite; la hanche était très-douloureuse au moindre mouvement, tandis que la douleur qui existait aussi au genou n'augmentait pas par la pression. On appliqua en même temps deux vésicatoires, l'un sur le grand trochanter, l'autre sur la face externe du genou; ce moyen améliora tellement la santé du malade, que, se croyant guéri, il sortit de l'hôpital deux mois après son entrée et reprit ses travaux. Cette imprudence rappela l'irritation sur l'articulation, et causa une rechute. Cette fois, la maladie fut méconnue, et un chirurgien, au lieu de lui prescrire le repos, lui conseilla de continuer sa manière de vivre accoutumée; le mal fit alors des progrès si rapides, qu'il ne laissa bientôt à l'art d'autres ressources que les palliatifs. Le malade revint dans cet état à la Charité: on appliqua sur la cuisse un cataplasme de farine de lin, et ce moyen continué procura l'ouverture d'un abcès qui existait à la partie moyenne et antérieure du membre; elle laissa une fistule par où s'écoulait un pus qui devint bientôt ichoreux et fétide; il survint ensuite de la fièvre, du dévoiement, et le malade succomba six mois après son entrée à l'hôpital, à l'âge de dix-sept ans.

Ouverture. — Le trajet fistuleux s'étendait à travers le tissu cellulaire sous-cutané et intermusculaire jusqu'à l'articulation, et *communiquait avec le bassin au-dessous de l'arcade du pubis.* Le fémur, vermoulu jusqu'au-dessous du grand trochanter, conservait cependant sa forme naturelle; mais il était si friable qu'il se brisait dès que l'on rompait le périoste qui en maintenait les débris en place. La tête de cet os était située dans la cavité cotyloïde, où la carie avait fait des ravages tels, que la voûte qui la sépare de la cavité du bassin n'existait plus, et que sa circonférence, presque totalement détruite, lui donnait une dimension double de celle qui lui est ordinaire.

XXIXe OBSERVATION.

Coxalgie; carie profonde; abcès; perforation de la cavité cotyloïde. Mort.

(Brodie, p. 85.)

William Bridges, de l'âge de vingt et un ans, fut reçu à l'hôpital Saint-Georges le 28 novembre 1810. Il donna sur la maladie les détails suivants: vers le milieu du mois de mai précédent, il commença par éprouver de la douleur dans le genou droit, qui augmentait par la marche. Au bout d'un mois, la douleur devint si intense, qu'il fut obligé de garder le lit. Il ressentit une légère souffrance dans la hanche; mais celle du genou était si atroce, qu'il ne put se livrer au sommeil de la nuit. Il se forma un abcès qui s'ouvrit en septembre suivant, dans la partie interne de la cuisse. A l'époque de son admission, la fesse était appauvrie et mince; le membre du côté affecté semblait être plus long que l'autre de 1 pouce et demi; il y avait un large abcès dans la partie postérieure de la cuisse. Il tomba alors dans l'émaciation et dans la fièvre hectique. On pratiqua une issue avec le caustique, derrière le grand trochanter, et dans la suite une seconde issue fut faite de la même manière, sur le bord antérieur du fascia lata.

Ce traitement amena pour quelque temps un grand soulagement, nonobstant plusieurs abcès qui se formèrent et s'ouvrirent dans les différentes régions de la cuisse. La douleur disparut; le malade reprit de l'embonpoint, la fièvre hectique tomba, et la matière purulente donnée par les abcès diminua beaucoup. Le membre parut être alors plus court que l'autre. Son état continua à s'améliorer, jusqu'à la mi-février 1811. A cette époque, les premiers symptômes alarmants se manifestèrent de nouveau. Il fut pris d'une diarrhée continuelle et de sueurs abondantes; il mourut le 26 mars suivant.

A l'inspection du cadavre, les muscles fessiers se trouvèrent diminués et dépéris; et dans plusieurs parties, leur structure était détruite par les abcès qui communiquaient avec la cavité de l'articulation par deux ouvertures ulcérées, l'une sur la partie antérieure, et l'autre sur la partie postérieure. Les abcès formaient plusieurs sinus dans le voisinage de la jointure, et le ligament capsulaire, par suite, adhérait aux autres parties molles, et se confondait en quelque sorte avec elles. L'articulation contenait une matière purulente. La membrane synoviale était plus foncée qu'à l'ordinaire, mais d'ailleurs elle offrait l'apparence accoutumée : il ne restait pas vestige du ligament rond ; les cartilages étaient entièrement absorbés, et les surfaces osseuses mises à nu étaient dans un état de carie ; la tête du fémur était réduite aux deux tiers environ de sa grosseur ordinaire, et la cavité cotyloïde se trouvait plus profonde et plus étendue, presque dans la même proportion. Au centre de cette même cavité, il y avait une ouverture ulcérée, justement assez grande pour laisser pénétrer une sonde ordinaire, qui faisait connaître sa communication avec un abcès dans le bassin. Les surfaces cariées des os avaient la même couleur foncée et la même fétidité que dans les autres cas de carie ; mais autrement, elles n'offraient rien de plus particulier que dans les os sains.

XXXe OBSERVATION.

Luxation en haut et en dehors.

(Kerckringius, *Gaz. des hôp.*, t. 3, p. 24.)

« In cadavere puellæ sex annis et claudicantis, occurit ossi innominati acetabu-« lum, multo amplius et profundius quam par erat caput femoris quod ei infere-« batur, non tantum non proportionatum, sed etiam præter morem exiguum. « Laxatis ligamentis sursum ac deorsum ferebatur prædictum caput. »

XXXIe OBSERVATION.

Luxation spontanée du fémur dans la fosse iliaque. Mort.

(Rémond, *Journ. de méd., chir., pharm.*, t. 15, p. 428 ; 1808.)

Jean Peigneau, dix-neuf ans : douleurs rémittentes dans la hanche gauche (pluviôse an 11), puis vives et continuelles, s'irradiant dans la cuisse et le genou ; allongement ; claudication. Il fut forcé de s'aliter. Rafraîchissants ; purgatifs ; applications émollientes ; allongement encore augmenté, puis raccourcissement brusque de plusieurs pouces. Diminution des douleurs ; rotation en dedans du genou et du pied ; état alarmant ; gonflement considérable ; abcès énormes ; fièvre hectique ; diarrhée colliquative. Entrée à la Charité ; régime tonique et fortifiant Le 30 brumaire suivant, le malade succomba.

Collection purulente fétide, baignant les muscles, l'articulation et la partie postérieure de la cuisse; la cavité cotyloïde remplie de pus, cariée et devenue presque plane; l'os noirâtre, spongieux, inégal.

Tête du fémur dans la fosse iliaque, sans cartilage. Même altération que l'os coxal.

XXXIIe OBSERVATION.

Fémoro-coxalgie; cause scrofuleuse. Mort. Luxation dans la fosse iliaque.

(Borie, *Arch. gén. de méd.*, t. 13, p. 604; 1827.)

Jeune homme, dix-neuf ans, vice scrofuleux, reçut un coup de pied de cheval à la cuisse, suivi d'un abcès qui coula six mois. Guérison. Nouveau coup de pied; douleurs au genou et à la hanche; allongement de 2 pouces; puis raccourcissement égal; gonflement; abcès nombreux; marasme, et mort.

Épaississement du tissu cellulaire ambiant; vaste foyer purulent sous la fesse et la partie postérieure de la cuisse; muscles amincis; périoste de la fosse iliaque décollé; nouvelle cavité à fond rougeâtre et granuleux formé par les muscles; tête du fémur placée sous les téguments; plus de ligament rond; ramollissement des cartilages diarthrodiaux recouverts de granulations rougeâtres; abcès dans le bassin.

XXXIIIe OBSERVATION.

Coxalgie au deuxième degré; luxation dans la fosse iliaque. Mort.

(Sabatier, *Mémoires de l'Académie de chirurgie*, t. 7, p. 595.)

Un jeune homme de vingt-six à vingt-sept ans est pris de douleurs accompagnées de tuméfaction à la cuisse gauche, après avoir dormi longtemps à l'air par un froid humide. Ces accidents persistent pendant plusieurs mois sans qu'on observe aucun changement de longueur et de direction à l'extrémité malade; mais plus tard, le membre commença à se raccourcir, et la pointe du pied subit une déviation en dedans. La partie moyenne antérieure et externe de la cuisse devint le siége d'une tumeur qui s'accrut progressivement de jour en jour. Depuis déjà quatorze mois, la maladie avait commencé, quand le malade réclama les secours de la chirurgie. Toute l'extrémité était œdémateuse. La tumeur de la cuisse siégeait le long de la face antérieure et externe, depuis la partie supérieure jusqu'à trois ou quatre travers de doigt du genou; elle offrait dans toute cette étendue une fluctuation manifeste. La cuisse était raccourcie de 2 pouces, et la pointe du pied en dedans. Les douleurs étaient vives. Une fièvre lente minait le malade, et l'avait conduit au marasme. Une application de pierre à cautère sur la partie la plus saillante de la tumeur fut suivie d'une incision de 1 pouce sur l'eschare même. Il s'écoula une énorme quantité d'humeur séreuse et sanguinolente d'une odeur fétide, entraînant avec elle des grumeaux de matière glaireuse. Le malade succomba peu de temps après l'opération.

L'examen du cadavre fit reconnaître l'existence d'une grande cavité intermusculaire, foyer de l'abcès, laquelle s'étendait jusqu'à l'articulation coxo-fémorale, dont les ligaments étaient rongés et détruits. La tête du fémur attaquée de carie était remontée sur la face externe de l'os des iles, et les bords de la cavité cotyloïde étaient presque entièrement détruits.

XXXIVe OBSERVATION.

Coxalgie au deuxième degré; luxation dans la fosse iliaque. Mort.

(Sabatier, *Mémoires de l'Académie de chirurgie*, t. 7, p. 590.)

Un soldat, âgé de trente-cinq ou trente-six ans, tombe de son haut sur la hanche gauche. A l'instant, une douleur vive survient à la partie supérieure de la cuisse, et est bientôt suivie d'un gonflement considérable avec fièvre. La saignée, répétée plusieurs fois, et une diète fort sévère, sont mises en œuvre pour combattre ces accidents. On y joint les fomentations émollientes sur les parties douloureuses. Les premiers accidents apaisés, le malade veut marcher, mais éprouve beaucoup de peine. Quelque temps après, les douleurs reviennent plus violentes, et la cuisse devient le siége d'un nouveau gonflement. Sa partie antérieure externe et presque supérieure devient le siége d'une tumeur. L'extrémité se raccourcit un peu, et la pointe du pied se tourne en dedans. Depuis déjà deux mois dans cet état, le malade entre enfin aux Invalides, au mois de novembre 1762. Une ouverture de 1 pouce est faite à la partie la plus saillante de l'abcès pour diminuer les douleurs; écoulement d'un pus assez bien conditionné; pansements très-simples. L'état du malade empira avec rapidité, et il périt six semaines après l'opération.

L'ouverture du cadavre permit de reconnaître que l'abcès ouvert remontait jusqu'à la cavité cotyloïde, dont les bords étaient usés et détruits par la carie dans leur partie postérieure et supérieure; cette destruction avait permis à la tête du fémur de quitter la cavité, et cette tête était remontée de 1 pouce au moins sur la face externe de l'os iliaque.

XXXVe OBSERVATION.

Coxalgie au deuxième degré; luxation dans la fosse iliaque. Mort.

(Sabatier, *Mémoires de l'Académie de chirurgie*, t. 5, p. 586.)

Un enfant de treize à quatorze ans, auquel il était survenu, depuis environ deux ans, un dépôt considérable à la partie antérieure interne et supérieure de la cuisse droite, me fut présenté en avril 1760. L'extrémité droite était alors raccourcie de trois travers de doigt, et la pointe du pied fort tournée en dedans. La région de la fesse et des lombes était le siége d'un gonflement œdémateux, qui s'étendait dans toute la longueur de la cuisse jusqu'au genou, et qui était très-douloureux en quelques endroits, notamment au pli de l'aine, dont les glandes étaient dures et engorgées, et à toute la circonférence du dépôt. L'enfant avait fait une chute sur le genou, et la douleur qui s'ensuivit se propagea de l'endroit frappé à toute la longueur de la cuisse, et fut si vive qu'elle nécessita un repos de quatre jours au lit. Les premiers accidents étant diminués, l'enfant se leva et fut réduit à voulut reprendre ses exercices, mais il lui fut impossible de se soutenir, et il se servit de béquilles pendant six mois. Pendant cet intervalle de temps, les glandes inguinales devinrent le siége d'un engorgement très-prononcé, qui diminua un peu par l'application de cataplasmes et d'emplâtres émollients et résolutifs. Néanmoins les douleurs augmentèrent progressivement; la difficulté de marcher, même avec des béquilles, devint de jour en jour plus grande, et la cuisse commença à devenir plus courte que l'autre. Des tentatives de réduction et l'application d'un appareil furent faits par un empirique qui voyait dans cette affection une simple luxation de la cuisse. Quelque temps après, et d'après ses conseils, le malade voulut marcher, mais les béquilles lui devinrent plus nécessaires, et les douleurs reparurent plus vives que jamais. Les glandes inguinales se gonflèrent de nouveau, et vers le milieu de février, commença à apparaître le dépôt dont il a été parlé. Je vis le malade avec M. Guérin, qui se trouvait chez moi, lorsqu'on me l'amena, et tous deux nous jugeâmes que la cuisse était luxée consécutivement, et que le dépôt avait son principal foyer dans la capsule articulaire. Les douleurs vives qu'éprouvait le malade, et l'état d'amaigrissement où il avait été amené par la fièvre lente qui le consumait, nous engagèrent à livrer au pus une issue étroite, pour donner quelque soulagement à cet enfant. Il s'en écoula trois livres, dont l'odeur était fétide et la couleur variée; la plaie fut pansée avec une mèche de linge, puis couverte dans la suite d'un digestif simple.

On fit quelques injections détersives pour entraîner les matières et prévenir leur croupissement. Quelquefois blanches et bien liées, ces matières étaient aussi quelquefois séreuses, sanguinolentes et noirâtres ; et quand elles présentaient ce dernier caractère, elles étaient chargées de parcelles d'os d'une nature spongieuse.

L'opération parut d'abord avoir un succès inespéré ; la cuisse se dégorgea, les glandes de l'aine diminuèrent ; les douleurs s'amoindrirent beaucoup ; mais les accidents reparurent bientôt plus intenses que jamais. Il s'éleva au pli de la cuisse une tumeur qui s'ouvrit en peu de jours, et d'elle-même ; il en sortit une quantité considérable de pus, paraissant venir de dessous le ligament de Fallope. La cuisse se raccourcit de jour en jour. Il y survint un gonflement œdémateux et érysipélateux, qui envahit la jambe et le pied. Un ulcère s'ouvrit au-dessus de la malléole externe, et le malade périt de consomption, cinq mois après l'opération.

L'ouverture du cadavre laissa voir plusieurs collections de pus, les unes entre les muscles fessiers, les autres à la face externe de l'os des iles, jusque vis-à-vis de la cavité cotyloïde. Les muscles de la partie antérieure et supérieure de la cuisse étaient abreuvés d'une grande quantité de matières, toutes semblables à celles qui étaient sorties par l'ouverture du dépôt principal. Ce dépôt allait jusqu'à l'articulation de la cuisse. Le fémur était remonté de plus de quatre travers de doigt sur la face externe l'os des iles. Le cartilage d'encroûtement de sa tête était totalement détruit, et cette tête était altérée et rongée profondément ; la cavité cotyloïde était entièrement détruite et comme corrodée : de sorte que, chose remarquable, le fémur ne s'était déplacé que parce que les bords de la cavité articulaire étant usés et comme effacés, sa tête n'était plus retenue, et avait cédé à l'action des muscles. Toute la partie de l'os iliaque sur laquelle cette tête avait glissé était comme pourrie, et des fragments en tout semblables à ceux qu'avait entraînés le pus pouvaient s'en détacher facilement.

XXXVIe OBSERVATION.

Coxalgie; première période; puis deuxième. Luxation dans la fosse iliaque; destruction de la cavité cotyloïde. Mort.

(Boyer, *OEuvr. chir.*, t. 4, p. 340.)

J. P..., âgé de dix-neuf ans, maçon, ressentit, dans le mois de février 1803 des douleurs vives dans l'articulation ilio-fémorale gauche, qui s'étendaient le long de la partie interne de la cuisse et de la jambe jusqu'à la malléole ; elles se dissipèrent au bout de quelques jours, puis revinrent une quinzaine après; mais ni la douleur, ni la claudication résultant de l'allongement du membre, ne l'empêchèrent de travailler encore quelque temps; cependant, tous ces symptômes s'aggravant, il se mit au lit cinq mois après avoir éprouvé les premiers symptômes. Un chirurgien appelé méconnut la maladie, ordonna les purgatifs, des tisanes rafraîchissantes, et autres remèdes internes, appliqua sur l'articulation douloureuse des cataplasmes émollients, ce qui ne fit qu'accroître l'intensité des phénomènes morbifiques. Au dire du malade, le membre lésé était plus long que le sain de 1 pouce ½; le mois suivant, il se raccourcit subitement. Les douleurs vives cessèrent alors, mais l'état de ce jeune homme empira tous les jours. Un dépôt considérable se forma aux environs de l'articulation, et s'étendit bientôt au côté externe de la cuisse; la fluctuation y était manifeste. Dans cet état, il vint à l'hôpital de la Charité, où je vis que la cuisse malade avait 2 pouces de moins que la saine; il y avait de la fièvre, et depuis un mois un dévoiement colliquatif. Je ne voulus pas faire l'ouverture de cet énorme abcès, craignant le fâcheux effet de l'entrée de l'air dans le foyer; je me contentai de soutenir les forces du malade par des analeptiques et des toniques. L'abcès s'ouvrit de lui-même au bout de quelque temps : il s'en écoula un pus de couleur variée; mais, à compter de cette époque, ce jeune homme dépérit avec une rapidité extrême, et mourut quatre jours après.

Ouverture. — Il y avait un désordre effroyable dans toute la partie supérieure de la cuisse, dont tous les muscles étaient infiltrés d'une matière purulente mêlée de caillots de sang; le foyer principal de l'abcès était à la partie externe et un peu postérieure de la cuisse. La cavité cotyloïde était rongée par la carie, et devenue presque plane par la destruction de ses bords; la tête du fémur était montée de deux ou trois travers de doigt sur la face externe de l'os des iles; son cartilage n'existait plus, et elle-même était cariée assez profondément; dans le lieu où elle reposait, la substance osseuse de l'os des iles était noirâtre, ramollie, et comme en putrilage.

XXXVIIe OBSERVATION.

Luxation ancienne, probablement spontanée, du fémur droit en haut et en dehors.

(Sédillot, *l'Expér.*, t. 3, p. 2.)

Vieillard, soixante-dix ans; autopsie. Raccourcissement, 1 pouce 10 lignes rotation du pied en dehors; mouvements de la cuisse libres, sauf la rotation en dedans et la flexion, élévation, largeur de la hanche droite; saillie du grand trochanter; saillie mal circonscrite dans la fosse iliaque externe, se mouvant, roulant sur elle-même, et suivant le grand trochanter dans les mouvements communiqués au pied; frottement sourd, sorte de crépitation pendant les mouvements; atrophie de la cuisse.

Intégrité des deux grands fessiers; le petit est aminci, pâle, celluleux, adhérent à une nouvelle capsule qui s'insère en avant à sa place ordinaire, mais recouvre la cavité cotyloïde et se fixe en arrière sur la surface de l'os coxal (fosse iliaque externe). La portion anormale a 2 à 3 lignes d'épaisseur; du reste, la capsule ne forme qu'une seule cavité; le ligament rond a disparu; la fausse cavité est profonde, munie d'un bourrelet osseux; la moitié postérieure est dépourvue de périoste et comme éburnée; la cavité cotyloïde n'existe plus qu'à l'état de vestige, elle est remplie par les franges synoviales et le tissu graisseux; les cavités normale et anormale se touchent. Tête du fémur aplatie d'avant en arrière, allongée de haut en bas; col épais, hérissé de végétations osseuses; toute la portion qui joue sur l'os iliaque est dépourvue de cartilage.

Synovie huileuse, jaunâtre, épaisse; le petit trochanter est en rapport dans l'adduction avec la face antérieure de l'ischion; fausse articulation dans cet endroit.

Suit un tableau des diverses mesures du côté sain et du côté malade, et des réflexions de l'auteur.

XXXVIIIe OBSERVATION.

Coxalgie à la deuxième période ; abduction, abcès intra-pelvien et fémoral, luxation en dedans. Mort.

(Boyer, *OEuvr. chir.*, t. 4, p. 343.)

Jacques-François D..., âgé de vingt-huit ans, domestique, éprouvait, depuis deux ans, des douleurs dans la hanche, et de la claudication, lorsqu'il entra, le 3 août 1809, à l'hôpital de la Charité. Il y avait à cette époque un engorgement considérable de la hanche, une flexion habituelle de la cuisse et de la jambe, de la fièvre. En promenant les doigts sur cette région, on sentait une fluctuation profonde et équivoque au-dessous et au devant du grand trochanter. On ne put se méprendre sur cette maladie, qui nous parut évidemment une affection de l'articulation iléo-fémorale, et où nous soupçonnâmes une carie de la cavité cotyloïde, principalement de son côté externe, à cause d'une forte abduction du genou, dans laquelle le malade restait constamment. Ce jeune homme était au service d'un médecin qui avait reconnu la maladie, et appliqué déjà plusieurs vésicatoires autour de l'articulation, mais sans succès.

Le 1er septembre, on fit une ponction avec la pointe d'un bistouri à l'abcès dont nous venons de parler, il s'en écoula beaucoup de pus inodore et de mauvaise nature; le 2 janvier, on en fit une seconde, qui eut le même résultat. L'état général du malade allait en se détériorant; il avait du dévoiement, de l'inappétence, de l'insomnie. Le 10 janvier, il y avait des douleurs violentes et un engorgement considérable de la partie antérieure de l'articulation, qui s'étendait jusqu'au ventre. Le pouls était fréquent et petit. Le 15, on fit une troisième ponction, par où il s'écoula un pus blanc et d'assez bonne qualité; ce qui soulagea un peu le malade. Le 16, il survint une eschare au sacrum, qui mit bientôt l'os à nu. Tous les symptômes s'accrurent; le 20 février, l'engorgement du genou, dont le malade se plaignait depuis quelquelques jours, se termina par l'ouverture d'une fusée de suppuration. L'affaiblissement de ce jeune homme étant au comble, il mourut le 23 février.

Ouverture du corps. — Les muscles de la fesse et de l'aine étaient disséqués par le pus; la capsule orbiculaire était détruite et conservait à peine quelques traces de sa structure fibreuse; toute la surface de la tête et du col du fémur était dénudée, la couche cartilagineuse détruite, la cavité cotyloïde fort agrandie par une érosion qui en avait emporté le fond, et surtout la partie interne de sa circonférence sur laquelle la tête du fémur était placée. Le pus avait détruit le muscle releveur de l'anus et fusé le long du muscle psoas jusqu'aux lombes; il sortait du bassin avec ce dernier pour communiquer avec les foyers extérieurs; ceux-ci s'étendaient par une fusée jusqu'au genou.

XXXIXe OBSERVATION.

Coxarthrocace au quatrième degré, avec destruction complète de la tête et luxation du col du fémur sur le trou oval; par M. Burtz.

(*Gazette médicale*, p. 120; 1836.)

Loose, enfant naturel, âgé de huit mois, en nourrice chez une pauvre femme, pâle, maigre, ne pouvant se coucher que sur le flanc droit, les deux cuisses légèrement fléchies, et portant sur la figure l'empreinte d'une profonde douleur, présentait à la cuisse droite, du double plus volumineuse que la gauche, une tuméfaction inégale au toucher, bosselée, sans altération de couleur à la peau, plus pâteuse du côté interne, offrant néanmoins une certaine résistance, à peu près comme le sac d'une hernie étranglée; au côté externe, la tumeur était plus élastique. En couchant l'enfant sur le dos, on voyait que la pointe du pied de la jambe malade, plus longue à peu près d'un demi-pouce que la jambe saine, et placée dans l'abduction et la flexion moyennes, tournait sans cesse en dehors. L'extension complète était impossible, et la moindre tentative occasionnait des douleurs intolérables; la fesse droite était augmentée de volume dans la direction du fémur; la fente qui marque la séparation de la fesse et de la cuisse, déprimée vers le bas, était presque entièrement effacée. L'abdomen était tuméfié, tendu, indolore; les selles rares, mais naturelles: le pouls à peine sensible; soif, inappétence; la petite malade n'accusait des douleurs que lors qu'on la remuait.

On ne pouvait méconnaître ici une luxation du fémur; on en fit la réduction avec succès; non pas qu'on eût senti la tête rentrer immédiatement dans la cavité, mais on vit aussitôt le fémur et le pied reprendre leur longueur et leur position normale, et l'enfant n'accusa plus aucune douleur, quel que fût le mouvement imprimé au membre. La tumeur diminua de volume, la peau se relâcha, et l'on put au travers sentir distinctement le fémur, le trochanter et même une partie du col dans leur position naturelle.

Le lendemain, il se manifesta des symptômes de péritonite; quatre jours après, la malade mourut au milieu des convulsions.

Autopsie trente-six heures après la mort. — Au côté droit de la colonne vertébrale, on trouva une excavation contenant 1 litre de pus, cavité qui s'étendait en bas, en devant et en dehors le long du tendon du psoas. Le pus avait disséqué les nerfs et vaisseaux cruraux même à travers l'anneau crural, dissous le fascia lata entre et jusqu'à l'attache des adducteurs à la ligne âpre du fémur.

L'excavation avait une telle étendue, que le col du fémur et la capsule y flottait librement.

Le ligament capsulaire avait, du côté de l'obturateur externe, une ouverture d'un pouce, par laquelle la cavité purulente communiquait avec l'intérieur de l'articulation. En imprimant au fémur un léger mouvement de flexion et d'abduction, on put faire glisser l'extrémité du fémur hors de l'articulation, sur le trou ovale; l'*extrémité du fémur,* car la tête était entièrement détruite, sans qu'à la place on remarquât même le plus léger renflement. Au contraire, à cet endroit le fémur était comme carié. La cavité cotyloïde était saine et n'offrait plus de traces du ligament rond, si ce n'est quelques fibres dégénérées en masses gélatineuses au fond de la cavité.

XLe OBSERVATION.

Coxalgie, deuxième degré ; luxation du fémur dans l'échancrure sciatique. Mort.

(Roux, *Journal de médecine, chirurgie, pharmacie*, t. 36, p. 533, année 1771.)

Une petite fille de quatre ans, ayant fait une chute sur le genou, la jambe pliée sous la fesse et le tronc renversé, se plaignit de douleur si violente dans l'articulation supérieure de la cuisse, qu'elle criait continuellement. Quinze jours après, on s'aperçut que le fémur était luxé et logé dans l'échancrure ischiatique. A la fin du mois je vis la malade, je lui trouvai les signes d'un dépôt sous le gland trochanter; mais elle était si mal, que l'ouverture me parut plus propre à avancer son dernier moment qu'à le retarder. Elle mourut trois jours après.

Je trouvai beaucoup de pus sanguinolent sous le muscle susdit, et dans la cavité cotyloïde les cartilages n'étaient point encore altérés.

XLIe OBSERVATION.

Coxalgie au premier degré ; luxation incomplète. Autopsie.

(Brodie, *Malad. des articul.*, trad. franç., p. 112.)

Taylor, homme d'un âge moyen, fut reçu à l'hôpital Saint-Georges, dans l'automne de 1805, pour une maladie du genou gauche. Tourmenté par d'autres affections, il mourut dans le mois de février 1806.

A l'inspection du cadavre, on trouva que les parties molles voisines de l'articulation étaient légèrement enflammées, et que de la lymphe coagulable s'était répandue dans le tissu cellulaire qui enveloppe le ligament capsulaire.

Il n'y avait pas vestige du ligament rond : l'ulcération avait détruit les cartilages presque en totalité.

La carie avait atteint les os dans leur surface dénudée; mais ils conservaient leur forme et leur grandeur naturelles. La cavité cotyloïde était presque entièrement remplie de pus et de matière coagulable; celle-ci était adhérente à l'os carié, et était devenue très-vasculaire. La tête du fémur avait passé derrière l'iléon. Le ligament capsulaire et la membrane synoviale se trouvaient très-dilatés; et supérieurement, leur attache à l'os était poussée en haut de telle sorte que, bien que la tête du fémur ne se trouvât pas profondément dans la cavité cotyloïde, elle était encore dans la cavité de l'articulation.

L'individu n'ayant pu attribuer cette affection à aucune cause locale, nous pouvons conclure que l'ulcération du cartilage était la maladie primitive, et que la luxation était la suite immédiate du déplacement de la tête du fémur, occasionné par la collection de pus et de lymphe coagulable dans la cavité de l'articulation; alors la tête se trouva tirée en dehors par l'action des muscles qui viennent s'attacher au grand trochanter.

XLIIe OBSERVATION.

Luxation congénitale double incomplète sur une petite fille de deux mois et demi.

(*Arch. gén. de méd.*, août 1842; mém. de M. Parise, p. 439.)

Cette enfant abandonnée, apportée le 8 mai 1837 dans le service de M. Baron et couchée au n° 21, présente une maigreur générale avec pâleur prononcée de la face, hépatisation du poumon droit et irritation intestinale. Elle meurt le 16 mai.

Nécropsie. — Hépatisation du poumon droit; légère rougeur de l'iléon; état sain du foie, des reins, de la vessie; le trou de Botal et le canal artériel sont oblitérés. Le cerveau, le cervelet, la moelle de l'épine et les plexus lombaires n'offrent aucune altération appréciable. Les deux humérus et le fémur droit présentent un gonflement rachitique peu considérable à leur partie moyenne.

Les grands trochanters paraissent plus écartés l'un de l'autre, et plus rapprochés de la crête iliaque que dans l'état ordinaire. Les talons sont rapprochés, et la pointe du pied regarde en dehors. Les muscles sont généralement peu colorés comme tous les muscles du sujet, mais sans altération appréciable. L'articulation coxo-fémorale mise à découvert offre les modifications suivantes: la tête du fémur, incomplétement luxée en haut et en dehors. appuie fortement sur le bourrelet cotyloïdien, où elle s'est creusée une dépression peu profonde. Celle ci est formée: 1° par le bourrelet fibreux aplati et étalé; 2° par une surface cartilagineuse séparée du cotyle primitif par une arête anguleuse interrompue dans son milieu par une échancrure lisse, sur laquelle glisse le ligament rond. Cette nouvelle cavité forme une sorte de croissant dont le diamètre a 15 millimètres, et le plus petit 8 à 9 seulement. Elle est en large communication avec l'ancienne. Celle-ci est d'ailleurs bien conformée et comme dans l'état sain. Cependant, à cause de l'aplatissement de son bord, elle ne peut loger complétement la tête du fémur. Son diamètre antéro-postérieur a 16 millimètres; la même distance existe entre la crête qui sépare les deux cavités et le milieu de la grande échancrure cotyloïdienne. Sa profondeur est de 7 à 8 millimètres. Le tissu adipeux de son fond n'est pas hypertrophié. Elle était remplie par la synovie qui s'est écoulée, lors de l'incision de la capsule, en plus grande abondance que dans les cas ordinaires. Son bord est garni d'un bourrelet fibreux qui, revenu sur lui-même, recouvre en partie l'ancienne cavité, et s'oppose à ce que la tête fémorale puisse pénétrer jusqu'au fond de celle-ci. Arrivé à la dépression de nouvelle formation, ce bourrelet s'étale pour concourir à la former.

Le col du fémur et les trochanters sont bien conformés; la tête, dont les diamètres antéro-postérieur et vertical ont de 16 à 17 millimètres, vue par sa partie antérieure, est comme dans l'état sain; en arrière et en dedans elle est aplatie. Sur cette face aplatie, se voit une gouttière dirigée presque directement en arrière et destinée à loger le ligament rond. Celui-ci, inséré comme dans l'état normal, très-résistant et allongé, a 22 millimètres de longueur. La surface aplatie de la tête fémorale correspond exactement à la cavité nouvelle, lorsque le fémur est fléchi sur le bassin; de telle sorte qu'il forme, avec la branche horizontale du pubis, un angle droit, en même temps qu'il est porté dans la rotation externe. Dans cette position, le ligament rond tendu en travers de l'ancien cotyle est exactement contenu entre deux gouttières, l'une creusée sur le fémur, l'autre sur la crête cartilagineuse qui sépare les deux cotyles; ce qui démontre, à n'en pas douter, que la luxation s'est produite et s'est maintenue dans la position que nous venons d'indiquer.

La capsule est intacte, naturellement insérée autour du col et de l'ancien cotyle. Autour de la dépression nouvelle, elle est refoulée en même temps que le bourrelet fibreux, lequel n'est pas entièrement confondu avec elle. Le tendon réfléchi du droit antérieur vient la renforcer. Elle est plus dilatée en tous sens que dans l'état normal. En bas et en dedans, elle semble se confondre avec le ligament qui convertit en trou la grande échancrure. Ce ligament et quelques fibres de la capsule déjà revenues sur elles-mêmes forment une membrane étendue sur la partie inférieure du cotyle. Paletta (loc. cit., p. 88) a noté une disposition pareille, dont il ne s'est pas bien rendu compte.

La réduction de cette semi-luxation est facile: il faut pour cela porter la cuisse dans la flexion, l'abduction et la rotation *en dedans*.

Le *bassin*, comparé à celui d'un enfant de même âge, n'offre pas de déformation bien évidente. Voici, au reste, ses principales dimensions: diamètre sacro-pubien, 37 millimètres; diamètre transversal près des symphyses sacro-iliaques,

37 millimètres; diamètre bisciatique, 34 millimètres; diamètre cocci-pubien, de 25 à 35 millimètres, selon la position du coccyx; d'une épine iliaque antérieure et supérieure à l'autre, 8 centimètres; du fond du cotyle à l'autre, 37 millimètres; du milieu de la dépresion articulaire nouvelle à l'autre, 6 centimètres.

XLIIIe OBSERVATION.

Ankylose complète.

(Maisonneuve, *Bulletins de la Société anatomique de Paris.*)

En octobre 1835, j'ai présenté une ankylose de l'articulation ilio-fémorale, dans laquelle il y avait une fusion complète de la tête du fémur avec l'os des iles. Cette pièce provenait d'un sujet âgé. Il y avait hypertrophie des cellules du tissu réticulaire des deux os.

XLIVe OBSERVATION.

Ankylose de l'articulation coxo-fémorale. Autopsie.

(Tenain, *Bulletin de la Société anatomique*, septembre et octobre 1841.)

Le sujet sur lequel a été trouvée cette pièce pathologique, est un homme de trente-cinq à quarante ans au plus. Reçu le mois dernier dans le service de M. Rostan, pour une phthisie avancée à laquelle il succomba, on ne reconnut point la maladie de la hanche, dont le malade n'avait point parlé. Cet individu exerçait la profession de cordonnier, et d'après les renseignements, assez vagues du reste, que nous avons pu nous procurer des parents eux-mêmes, il paraîtrait que la maladie de l'articulation datait déjà de plusieurs années, trois ou quatre, nous a-t-on dit. Ce n'est qu'à l'École pratique, où le cadavre fut envoyé, que nous découvrîmes l'ankylose de l'articulation coxo-fémorale gauche.

Examen des membres inférieurs, le malade étant étendu dans la position horizontale. — La cuisse du côté gauche est manifestement fléchie sur le bassin, et la jambe sur la cuisse; le membre est tourné dans la rotation en dehors. Si on saisit la cuisse et qu'on fixe solidement le bassin, il est impossible de lui faire exécuter des mouvements de rotation, soit en dedans, soit en dehors. Nous essayons d'étendre et de fléchir le membre, même impossibilité absolue. Pendant ces diverses manœuvres, la main droite, placée sur la crête de l'os des iles, nous indique, d'une manière précise, que les mouvements communiqués au membre sont directement transmis au bassin, qui se déplace en totalité. On cherche à faire mouvoir la cuisse sur son axe, immobilité complète, mais soulèvement du bassin si nous employons une certaine force. Le même résultat est obtenu en imprimant des mouvements d'extension ou de flexion; les deux membres abdominaux sont rapprochés et examinés comparativement. L'inspection suffit seule pour découvrir un abaissement assez marqué de la cuisse du côté gauche.

Pour mieux juger de cette inclinaison, nous avons de suite recours au mode de mensuration conseillée par le professeur Sanson. Nous trouvons un allongement apparent du membre gauche, et un raccourcissement réel du même côté.

Dissection. — La peau, au voisinage de l'articulation, ni dans le reste de son étendue, ne nous offre aucune trace de cicatrices anciennes, aucune solution de continuité. Nous notons le peu d'embonpoint du sujet, et l'extrême amaigrissement du membre inférieur gauche. Les muscles qui entourent l'articulation coxo-fémorale par leur face superficielle, ne présentent rien de remarquable; par leur face profonde, les muscles psoas-iliaque, obturateur interne, pectiné, carré, jumeaux pelviens, petit fessier pyramidal, ont une apparence fibreuse. Ils sont convertis en un tissu serré, blanc, résistant, et superposé par couches assez épaisses. Ce tissu se fond avec la capsule orbiculaire, qui ne saurait être isolée. La synoviale, qui sépare supérieurement le psoas de la capsule, n'existe pas. Le muscle droit antérieur de la cuisse n'a plus deux tendons distincts, ils sont confondus en un seul.

Description des os. — Le fémur est solidement uni à l'os coxal, dans son articulation; l'ankylose est complète; le condyle interne est plus élevé que l'externe, et avance beaucoup en avant et en dedans, l'extrémité supérieure du fémur est déjetée en dehors et en arrière; le grand trochanter est rapproché de la tubérosité ischiatique; le petit trochanter regarde plus en avant qu'à l'état normal; le fémur est moins développé que celui du côté opposé; la tête fait une saillie en dedans et en avant; en dehors de l'épine iliaque antérieure et inférieure, part une jetée osseuse qui va se confondre insensiblement à la base du col; le volume de la tête semble augmenté; du côté interne, on ne peut distinguer la tête du fémur de l'os iliaque, à cause d'une masse de tissu osseux. Une section verticale de l'os, fait voir qu'il n'existe aucune séparation entre la cavité cotyloïde et la tête du fémur. La soudure est intime, la continuité entre les deux os est manifeste.

XLVe OBSERVATION.

Coxalgie au deuxième degré en voie d'ankylose, malgré la perforation de la cavité cotyloïde. Mort par suite d'épuisement.

(Larrey, *Clinique chirurgicale*, t. 3, p. 354.)

Un soldat de l'un des régiments suisses de la garde, nommé Chisler, âgé de vingt-deux ans, fut transporté à l'hôpital de ce corps, au commencement de 1824, présentant tous les symptômes d'une fémoro-coxalgie gauche, arrivée au troisième degré. L'aine du même côté était le siége d'un abcès volumineux s'étendant profondément dans le bassin. L'affection était en outre caractérisée par un raccourcissement du membre qui était alors de plus d'un pouce, par les douleurs locales, celles sympathiques du genou, la fièvre symptomatique, l'insomnie, la maigreur extrême, et l'impossibilité de faire exécuter des mouvements au membre sans occasionner de vives douleurs. De nombreuses sangsues, des vésicatoires et plusieurs cautères avaient été appliqués dans la région fessière du côté malade, pendant un séjour de près d'une année que fit ce soldat à l'hôpital de Versailles.

On reconnut que l'onanisme avait été, chez ce jeune homme, la principale cause prédisposante de la maladie. On lui appliqua un gilet de force pour l'empêher de s'y livrer de nouveau. Les cautères furent supprimés et leurs plaies se cicatrisèrent. Après quelques jours de repos, le traitement fut recommencé par l'application du cautère transcurrent et rougi à blanc, puis vint l'emploi des moxas, posés deux à deux sur la même région sciatique, derrière le trochanter. Malgré l'emploi de ces révulsifs, l'abcès fit des progrès rapides et menaçait de s'ouvrir spontanément. Ce motif, joint à la persuasion que la carie était arrêtée, les douleurs et la fièvre symptomatique n'existant plus, fit décider l'opération. Un couteau rougi à blanc fut plongé dans le kyste, d'où s'écoula environ un litre et demi de liquide séro-purulent, chargé de flocons celluleux, de petits grains osseux et de parcelles cartilagineuses, détritus de la carie. Le pansement terminé, le membre fut remis dans sa rectitude normale et maintenu dans la même position par des coussinets cylindriques de balle d'avoine, roulés dans un demi-drap et fixés par des liens. Repos absolu du malade.

Après les premiers neuf jours, son état est des plus satisfaisants, et il va ensuite de mieux en mieux. La suppuration de l'abcès diminue et prend de la consistance, les fonctions se rétablissent et le malade a repris de l'embonpoint.

Parvenu au deuxième mois du traitement, le malade exécutait toute espèce de mouvement, sans éprouver la moindre douleur à la cuisse, qui paraissait très-avancée dans l'ankylose. Toutefois, l'usage des moxas fut continué jusqu'au trente-troisième, et le repos fut gardé par le malade jusqu'au seizième mois. A cette époque, le raccourcissement était de 15 à 16 lignes, et l'extrémité parfaitement droite; il lui fut permis de se lever; il put se tenir debout et même faire quelques pas à l'aide de béquilles. Considéré comme à peu près guéri, il revint tout à coup à la masturbation, retomba frappé de tous les signes de la même maladie, siégeant cette fois dans les vertèbres lombaires, et caractérisée par un abcès symptomatique qui s'ouvrit dans la région lombaire droite. Les accidents de la récidive marchèrent d'autant plus vite que le malade se refusa à se laisser poser de nouveaux moxas. Peu de jours après l'apparition de cet abcès, il mourut dans un état de convulsion tétanique.

Autopsie vingt-quatre heures après la mort. — Le corps des trois premières vertèbres lombaires est carié jusque dans le canal rachidien : de là part la fusée purulente qui a produit l'abcès énorme de la région lombaire. Les intestins sont le siége d'une phlegmasie chronique et de taches gangréneuses ; les testicules, réduits par l'atrophie, sont de la grosseur de petits haricots.

La carie de l'articulation coxo-fémorale a entièrement disparu ; tous les points des pièces articulaires attaquées précédemment par cette vermoulure sont cicatrisés : la tête du fémur manque entièrement ; la portion de col à laquelle elle était unie est lisse et arrondie ; son côté interne est enkylosé ou soudé avec la paroi interne et supérieure de la cavité cotyloïde, qui est elle-même percée du côté du bassin, dans une étendue de 14 à 15 lignes. Cette ouverture est en partie bouchée par le sommet de cette éminence, et toute cette région articulaire est recouverte par un tissu fibreux semblable au périoste du reste du bassin. En dehors, la cavité cotyloïde, dont le rebord est déjà très-affaissé, est recouverte d'un tissu cellulaire dense et serré. Le fémur, parallèle à celui du côté opposé, paraît beaucoup plus léger et plus grêle que le droit, qui, comparé à lui, est reconnu de 14 lignes plus long.

XLVIe OBSERVATION.

Suppuration et ankylose dans l'énarthrose du fémur. Mort.

(Aurran, *Journal de méd.*, p. 256 ; 1772.)

Un homme de cinquante-un ans, portant un fardeau sur l'épaule droite, tomba de sa hauteur sur le genou, du même côté, et fut en même temps renversé. Il fut à l'instant si vivement blessé dans l'articulation supérieure du fémur, qu'il ne lui fut plus possible de remuer cette partie, et qu'on fut obligé de le transporter dans son lit : il l'a gardé pendant le reste de ses jours. Au bout de l'an, il s'aperçut que cette extrémité était plus courte que l'autre ; et ce raccourcissement allait à 4 pouces. Quand je vis le malade, quatre années après sa chute, je lui trouvai le fémur soudé avec l'os innominé, une fistule auprès de l'anus, qu'il portait depuis deux ans, et un dépôt au côté externe de la cuisse, qui fut ouvert avec deux coups de trocart; ces ouvertures firent par la suite *deux fistules*, sans éteindre l'ancienne, et elles recevaient toutes le pus du siége primitif de la maladie.

Le malade, en s'affaiblissant peu à peu, mourut au commencement de la sixième année de sa maladie, après l'ouverture fistuleuse du dernier dépôt. L'ouverture du cadavre confirma cette description.

XLVIIe OBSERVATION.

Cancer de l'articulation coxo-fémorale.

(Sam. Cooper, *Dictionn. de chirurg.*, t. 1, p. 222.)

M. J. Burns, dans le second volume de la *Dissertation sur l'inflammation*, p. 311, a rapporté un cas remarquable dans lequel cette articulation fut le siége de cette affection incurable et funeste que l'on nomme *fungus hæmatodes*. On crut reconnaître d'abord une coxalgie. Le membre paraissait allongé, et l'on employa des cautères sans aucun avantage réel : la partie supérieure se tuméfia, tandis que l'inférieure fut atrophiée. Le malade perdit l'appétit ; il avait le pouls vif, et passait les nuits sans dormir. La partie fut frottée avec le baume anodin, et on administrait le laudanum chaque nuit. Mais ces moyens ne produisirent que des avantages passagers. Après quelques mois, il survint une légère rétention d'urine, qui finit par devenir complète. Comme on prit pour la vessie distendue une tumeur large et élastique que l'on sentait à travers le rectum, un trocart fut enfoncé dans cette tumeur : il en sortit une assez grande quantité d'un fluide sanguinolent, ensuite il s'écoula par l'urèthre une quantité considérable d'urine fétide et d'une couleur très-foncée. Le malade mourut environ une semaine après cette opération.

A l'ouverture, M. Burns trouva l'articulation de la hanche complétement entourée d'une matière molle, cérébriforme ; et l'on rencontra, répandues çà et là, d'autres cavités remplies d'une eau légère et sanguinolente. La cavité de l'articulation et la tête du fémur étaient cariées; les muscles étaient entièrement décolorés, et ressemblaient presque à du foie qui a été bouilli, ayant perdu leur apparence fibreuse. On trouva dans le bassin la même espèce de substance, et la plus grande partie des os affectés était cariés. De grandes cellules, remplies de ce liquide sanguinolent, se présentèrent dans la substance affectée, et c'est dans l'une de ces cavités que le trocart était entré lorsqu'on avait voulu ouvrir la vessie.

XLVIIIe OBSERVATION.

Coxalgie au deuxième degré; col du fémur horizontal. Mort.

(*Bulletin de la Société anatomique*, p. 11; 1839.)

M. Boudet montre les os pelviens d'un homme de vingt-huit ans, mort avec un calcul qui oblitérait le canal cystique. La vésicule biliaire est grosse comme un œuf de poule, transparente; elle renferme un liquide incolore et peu filant. Le foie est jaune et non ratatiné. Ce jeune homme avait un raccourcissement des deux membres inférieurs et tous les autres signes d'une luxation en haut et en dehors. Il éprouvait de vives douleurs; des fistules existaient à droite : de la fièvre survint, et bientôt le marasme et la mort. La cavité cotyloïde droite était atrophiée, triangulaire; son bord postérieur était recouvert de cartilage. La capsule, unie à ce bord par une extrémité, était restée adhérente par l'autre au col du fémur, de sorte que la tête de cet os en était encore enveloppée. Il existait un peu de pus dans la cavité cotyloïde. La tête du fémur était très-petite, presque dénudée de cartilage. Deux petits tubercules se trouvaient dans son tissu. La cavité cotyloïde droite était également triangulaire, presque oblitérée. Le col du fémur était devenu horizontal, et la tête ne dépassait pas le niveau du sommet du grand trochanter. Elle était dénudée de cartilage, infiltrée de pus, et le petit fessier avec lequel elle se trouvait en rapport était également infiltré de ce liquide. La capsule était détruite. La tête du fémur n'offrait pas d'hypertrophie interstitielle. Ganglions et poumons tuberculeux. Le malade, qui était très-affaibli, a dit n'avoir pas été toujours contrefait; cependant, d'autres renseignements tendent à faire croire que ses luxations étaient congénitales.

XLIXe OBSERVATION.

Coxalgie ayant déterminé un abcès dans la gaîne du muscle psoas-iliaque; ostéite. Mort.

(*Bulletin de la Société anatomique*, t. 9; mars 1840.)

M. Chassaignac présente une pièce anatomique consistant dans un abcès de la fosse iliaque; la poche qui renferme le pus est complète, et communique seulement avec l'articulation coxo-fémorale droite. La tête du fémur et le rebord de la cavité cotyloïde sont détruits partiellement; la fosse iliaque et son périoste sont intacts.

Ce fait met hors de doute la possibilité d'un abcès par congestion, suivant un trajet ascendant dans l'épaisseur du muscle iliaque.

L[e] OBSERVATION.

Abcès de la fosse iliaque ouvert dans l'articulation coxo-fémorale. Mort.

(*Bulletin de la Société anatomique*, juin 1843.)

M. Deville a rapporté à la Société anatomique l'observation d'une femme chez laquelle un abcès s'était formé à la partie supérieure et postérieure de la cuisse quelque temps après l'accouchement. Cet abcès, qui fut ouvert par M. Bérard, fournit pendant plusieurs jours beaucoup de pus. La malade s'affaissa et ne tarda pas à succomber.

Il existait sous le grand fessier un vaste foyer qui se prolongeait au-dessous du bord inférieur du moyen fessier, gagnait la partie postérieure du grand trochanter, contournait le fémur jusqu'au petit trochanter, et remontait en suivant le psoas jusqu'au petit bassin, dans lequel on voyait la tête du fémur à nu par suite de la destruction du fond de la cavité cotyloïde.

LIe OBSERVATION.

Fracture des cartilages diarthrodiaux.

(Cruveilhier, *Archiv. gén. de méd.*, t. 4, p. 165.)

Une jeune femme tombe sur le grand trochanter : au même instant douleur très-vive, impossibilité de faire un pas. On ne reconnaît ni luxation ni fracture. Repos au lit : bientôt après, allongement du membre. Repos, sangsues, vésicatoires volants. Le membre se rétablit dans son état naturel; guérison apparente. Cinq ans après, nouveaux symptômes, douleurs, allongement du membre. Même traitement. Guérison, mais gêne dans les mouvements; douleurs aux changements de température. Elle succombe dix ans après sa chute, par suite d'une fièvre grave. A l'ouverture, je trouvai dans l'articulation coxo-fémorale une quinzaine de petits corps cartilagineux libres, aplatis, lesquels étaient évidemment des fragments détachés des cartilages articulaires; car l'un et l'autre cartilages présentaient une perte de substance qui était, autant que je pus l'apprécier, en rapport avec le nombre et les dimensions des petits corps cartilagineux. Il n'y avait aucun travail réparateur : on eût dit que le brisement venait d'avoir lieu. Comment se fait-il que les corps cartilagineux n'aient pas été absorbés ?

LIIe OBSERVATION.

Disparition complète de la tête et du col du fémur.

(Communiquée par M. Natalis Guillot.)

Un veillard septuagénaire, atteint d'une pneumonie double est apporté à l'infirmerie pendant le mois d'août.

Cet homme, dont l'intelligence est en grande partie effacée, et dont les réponses sont fort obscures, présente à la fois les symptômes d'une affection médicale et d'une lésion du ressort de la chirurgie.

Je conserve seulement ici les détails relatifs à cette seconde maladie, et je me contente de dire que l'affection de la poitrine détermine la mort du malade quelques jours environ après son entrée dans les salles.

Le décubitus de ce vieillard est dorsal. La station verticale est impossible à cause de sa grande faiblesse. Cependant, la marche a été possible avec le secours d'une béquille; elle était fort gênante pour le malade, qui sortait peu de son lit depuis quelque temps.

Cet homme s'est servi d'une béquille depuis fort longtemps. L'usage de cet instrument date de plus de vingt années. Comme sa mémoire est éteinte, il n'est plus possible de savoir à quelle occasion ce vieillard a commencé à se servir de cet instrument pour se soutenir.

Le membre gauche de ce malade est fléchi sur le bassin et naturelle dans l'adduction. On peut l'étendre avec facilité et le sortir de cette position subite sans déterminer de douleur. Les différents mouvements de rotation, d'adduction, d'abduction, ne sont nullement pénibles; le malade peut les exécuter seul. Lorsque ce membre est étendu, on remarque qu'il est plus court de plus de 4 centimètres que le membre droit. Ce raccourcissement dépend du fémur dont les condyles sont plus élevés à gauche qu'à droite.

La région trochantérienne n'offre aucune saillie; rien de local n'annonce une lésion, telle qu'une luxation ou qu'une ancienne fracture.

Si on suit le fémur jusqu'au trochanter, la maigreur du membre permet cet examen. On ne sent aucune déformation dans là continuité de l'os; aucune saillie osseuse ne peut être reconnue dans le voisinage de l'articulation coxo-fémorale.

La région inguinale seule offre à considérer une tumeur saillante et visible à l'œil. Cette tumeur est sous-jacente à l'artère, elle soulève ce vaisseau dont on voit les battements; elle soulève également la veine crurale placée également sous la peau parallèlement à l'artère et en dehors de ce vaisseau.

La pression détermine fort bien les caractères de l'artère, dont les pulsations sont fort nettes.

La tumeur a sa limite inférieure à 3 centimètres environ du ligament de Poupart; sur les côtes, elle dépasse l'artère qui la coupe à son milieu de 3 centimètres en dedans et en dehors. En haut, la délimitation est obscure et impossible; on ne peut suivre nettement la tumeur au-dessus du ligament de Poupart.

Cette tumeur, du volume d'une pomme environ, est fixe, lisse et régulière; elle est fluctuante et douloureuse au toucher.

Le vieillard prétend que cette tumeur est récente, qu'elle date de huit jours.

Après l'examen de cette affection, je crus devoir prendre l'avis de mon collègue, et M. Nélaton vit le malade. Nous ne pensâmes point à ouvrir la tumeur, quoiqu'elle fût fluctuante; et malgré les assertions du malade, on crut la maladie plus ancienne qu'il ne le disait. L'état fort grave de la poitrine autorisait à n'entreprendre aucune opération.

Le malade mourut.

On rencontra les particularités suivantes dans les régions supérieures du membre inférieure gauche.

1° Le membre raccourci n'a plus ni tête, ni col du fémur, il n'existe qu'une surface lisse, oblique de bas en haut, qui termine le fémur à son extrémité supérieure; le biseau de cette surface est terminé par le grand trochanter; il commence au petit trochanter. Autour de ce biseau mousse naît la capsule de l'articulation coxo-fémorale.

Cette surface osseuse n'est point recouverte de cartilage, elle est lisse et usée.

L'os iliaque sur lequel appuie et frotte cette surface n'a point de cavité cotyloïde; à la place de cette cavité on remarque seulement une superficie légèrement saillante, inégale, privée également de cartilage; et dans son centre et à sa circonférence, cette saillie, fort légère, est en rapport avec les surfaces de l'os de la cuisse.

Aucune trace de bourrelet graisseux ou de ligament inter-articulaire n'existe.

Autour de cette surface articulaire de l'os iliaque naît la capsule fibreuse, qui va s'attacher au fémur, et qui retient en contact les parties osseuses.

Cette capsule est distendue par une certaine quantité de liquide synovial, de sorte que l'articulation n'est pas très-serrée.

Ce liquide synovial est jaunâtre, semblable à de la bile peu colorée; il est filant et visqueux.

En examinant la capsule synoviale, on trouve dans le voisinage du petit trochanter, au-dessus de cette éminence et de l'insertion des muscles psoas et iliaque, un orifice dans lequel on peut, sans difficulté, introduire le doigt; cet orifice est le commencement d'un canal qui contourne la direction des muscles psoas et iliaque, et vient aboutir, en dedans du tendon de ce muscle, à la tumeur située dans l'aine.

Cette tumeur, en rapport en dehors avec les muscles psoas et iliaque, avec le couturier, en dedans avec les adducteurs, en arrière avec la branche horizontale du pubis et le muscle obturateur externe, soulève en avant l'artère et la veine, dépasse en haut le ligament de Fallope, et se prolonge le long des muscles psoas et iliaque, dans le bassin, dans une étendue de 4 à 5 centimètres.

Cette tumeur renferme de la synovie, que la pression refoule dans l'articulation coxo-fémorale, et qui parcourt alors le canal que je viens d'indiquer. Ce liquide est absolument le même que le liquide contenu dans les surfaces articulaires.

L'enveloppe de cette tumeur est fibreuse, dense et consistante, elle se confond avec la capsule fibreuse de l'articulation, et paraît être de même nature. Cette enveloppe adhère intimement aux muscles psoas et iliaque, ainsi qu'aux vaisseaux et aux nerfs cruraux, qui sont aplatis et divisés au devant d'elle.

La surface intérieure de cette tumeur est inégale, couenneuse et jaunâtre, comme les surfaces de la membrane séreuse articulaire. On ne remarque dans es anfractuosités de cette surface aucune trace de pus ou de matière osseuse.

TROISIÈME PARTIE.

CAUSES.

Les opinions les plus diverses ont été émises sur l'étiologie de l'affection qui nous occupe. Nous allons les passer rapidement en revue.

1° J.-L. Petit (1) attribue le développement de cette maladie à une seule cause, la contusion de l'articulation par suite d'une chute sur le grand trochanter ou sur les genoux. « Lorsque, dit-il, dans une chute, le grand trochanter est frappé, la tête du fémur est violemment poussée contre les parois de la cavité cotyloïde, et comme elle remplit exactement cette cavité, les cartilages, les glandes de la synovie et le ligament de l'intérieur de l'article, devront souffrir une forte contusion, qui sera suivie d'obstruction, d'inflammation et de dépôt. »

2° Dzondi, tout aussi exclusif que J.-L. Petit, mais dans un autre sens, fait abstraction des lésions traumatiques, et n'admet qu'une seule cause capable de produire la coxalgie, ou du moins la coxalgie susceptible de se terminer par luxation; c'est ce qu'il appelle l'*irritation rhumatique,* en d'autres termes, la suppression ou la répercussion de la transpiration et de la perspiration cutanée, dans un moment où ces fonctions s'exécutent avec un haut degré d'énergie. Voici comment il s'exprime (2) : « On range parmi les causes de la luxation spontanée les agents morbifiques mécaniques, les chutes, les coups, les tiraillements, les distensions, etc., la disposition scrofuleuse, ou les scrofules déclarés, l'infection des liquides par la syphilis, l'acrimonie goutteuse. Mais je dois avouer hautement que, parmi

(1) *Maladies des os*, t. 1, p. 310.

(2) *Archives gén. de méd.*, 2e série, t. 4, 308.

les cas nombreux que j'ai vus depuis trente ans, il ne s'en est pas présenté un seul où la maladie pût être attribuée à l'une de ces causes. Les inflammations de l'articulation coxo-fémorale accompagnées de claudication, qui sont le résultat de violences, comme des chutes, des coups, etc., diffèrent totalement de la luxation spontanée. Celle-ci reconnaît toujours pour cause, à mon avis, une irritation rhumatique, c'est-à-dire la suppression ou la répercussion de la transpiration et de la perspiration cutanée, dans un moment où ces fonctions s'exécutent avec un haut degré d'énergie. En général, dans les cas où une irritation de cette nature détermine l'inflammation de l'articulation coxo-fémorale, ce n'est pas le corps entier qui se trouvait exposé à l'action d'un air froid et humide, mais seulement la partie qui doit être le siége du mal, et qui était accidentellement dans un état d'excitation, d'élévation de température, et de transpiration abondante. Les bonnes d'enfants, lorsqu'ils ne marchent pas, les asseoient souvent sur un sol frais et humide, surtout dans les jardins, après les avoir tenus plus ou moins longtemps sur le bras. Cette position sur le bras de la bonne ou de la nourrice échauffe, chez ces enfants, le voisinage de la hanche, et augmente la perspiration cutanée de ces parties; si on les place ensuite, le derrière tout nu, comme cela arrive d'ordinaire, sur la terre ou sur l'herbe, il est inévitable que la transpiration soit brusquement supprimée. Quand les enfants peuvent courir, et sont dans l'âge où ils aiment à se livrer à des jeux fatigants, et qui provoquent une sueur abondante, il leur arrive souvent de s'asseoir sur le sol pour se reposer. Ce sont encore, dans ce cas, les parties qui viennent de faire le plus de mouvements, et qui sont actuellement les plus baignées de sueur, qui sont expoées à l'action d'un sol humide et froid. Enfin les adultes de la classe laborieuse, surtout les habitants de la campagne, s'asseoient à demi vêtus sur la terre humide et fraîche, s'y laissent même aller au sommeil, et s'exposent ainsi au refroidissement subit des parties mises en contact avec le sol. Aussi la luxation spontanée est-elle fort commune en Hollande, où le sol est toujours humide. Dans l'intérieur des habitations, c'est presque toujours sur le plancher qu'on place les petits enfants, sans réfléchir que c'est l'endroit le plus froid, le plus humide, le plus malsain de l'appartement. On les y pose, soit au sortir de leur lit bien chaud, soit après qu'ils ont été échauffés sur les bras de leurs nourrices, et on les y laisse des heures entières exposés aux vents coulis qui circulent d'une porte à l'autre ou de la porte à la croisée. Souvent on voit de très-jeunes enfants assis sur le seuil des portes extérieures, y passer la majeure partie de la journée à jouer avec leurs camarades en butte à un courant d'air continuel. Il en est de même de ceux que leurs nourrices asseoient sur les fenêtres, le dos tourné du côté des vitres. L'habitude de laver les enfants avec une éponge, au lieu de les mettre dans un bain, est encore pour eux une source d'accidents plus ou moins graves. Enfin je dois signaler l'humidité dans le linge, les langes, les couches, l'air et l'habitation, comme des causes fréquentes de maladie. »

3° Portal (1), Lalouette (2), admettent que la cause cachée de la maladie est à peu près constamment le vice scrofuleux.

4° Enfin M. Richet, dans son excellente thèse inaugurale (3), émet l'opinion que la nature de cette affection et des tumeurs blanches, en général, est à peu près constamment inflammatoire. « Quant à leur nature, dit-il, jusqu'ici ces affections ont été regardées comme ayant un cachet particulier, une physionomie à part; sans doute, la diversité des causes qui les produisent, la lenteur qu'elles mettent ordinairement à parcourir leurs périodes, l'obscurité de leur séméiologie, la variété des formes sous lesquelles elles se présentent, leur terminaison si souvent malheureuse, quels que soient les moyens qu'on emploie pour les combattre, tout, en un mot, semblerait justifier cette manière de voir.

« Mais si on remarque, d'une part, que les maladies de la synoviale.

(1) *Traité sur le rachitisme*, p. 313.

(2) *Traité des scrofules*, t. 1, p. 74 ; 1782.

(3) Paris, 1844.

qui figurent pour une bonne partie dans le cadre des arthropathies, ne sont le résultat d'aucune cause spéciale, qu'elles sont, au contraire, toujours dues, comme les affections des autres séreuses d'ailleurs, à des inflammations soit aiguës, soit chroniques; que, d'autre part, les tumeurs blanches, ayant leur point de départ dans les os, sont, pour la plupart, causées par des ostéites, rarement par des tubercules, le cancer, ou autres dégénérescences, on sera naturellement conduit à admettre que l'immense majorité des maladies dont nous nous occupons sont essentiellement de nature inflammatoire à leur origine.

« Dès lors, le nom d'*arthrite*, pris d'une manière générale, leur est applicable, puisque, en dernière analyse, la maladie première a presque toujours été ou une *synovite*, ou une *ostéite*. »

Ces opinions exclusives n'ont réuni qu'un petit nombre de partisans, et la plupart des auteurs admettent l'existence de plusieurs ordres de causes. Larrey (1), par exemple, regarde cette maladie comme de nature scrofuleuse dans les premières années de la vie, tandis qu'il la croit toujours rhumatismale chez les adultes. Nous verrons que cette opinion se rapproche beaucoup de la vérité, seulement il n'accorde pas assez aux causes externes.

Quant à nous, nous pensons que la plupart des causes susceptibles de produire les tumeurs blanches dans les autres articulations, peuvent aussi porter leur action sur l'articulation coxo-fémorale, pour y déterminer une coxalgie.

1° *Causes prédisposantes.*

Age. — La coxalgie se développe à tout âge; d'après M. Parise, c'est à cette affection que l'on devrait rapporter certaines luxations congénitales. Alors la coxalgie serait susceptible de se développer chez le fœtus. Bien que je ne puisse me prononcer à cet égard, je crois devoir rapporter une observation remarquable qu'il a consignée dans son excellent mémoire.

---

(1) *Clinique chirurgicale*, t. 3, p. 331.

LIIIe OBSERVATION.

Double luxation incomplète du fémur par hypertrophie du tissu adipeux cotyloïdien.

(Parise, *Arch. gén. de méd.*, 4e série, t. 2, p. 446.)

Un nouveau-né du sexe masculin, âgé de dix jours, mort à l'hospice des Enfants trouvés d'une double pneumonie avec endurcissement du tissu cellulaire, nous a présenté une double déformation des articulations coxo-fémorales. Des deux côtés, l'altération est la même à très-peu de chose près; elle devient très-évidente, quand on compare ces articulations avec celles d'un sujet sain et de même âge. Le bassin, le fémur et les muscles n'offrent rien d'anormal; les parties articulaires seules sont modifiées. La tête du fémur, très-légèrement déprimée en arrière, ne correspond pas au centre de la cavité cotyloïde. Celle-ci a la forme d'un ovale dont la grosse extrémité est tournée en haut et en dehors. Son fond est occupé par une petite tumeur d'un rouge cramoisi, dont la coupe est uniforme et de consistance lardacée. Cette tumeur, évidemment formée par le gonflement du paquet adipeux cotyloïdien, a 3 à 4 milimètres d'épaisseur; elle couvre une partie de la surface cartilagineuse, est comblée par une production pseudomembraneuse blanchâtre, encore adhérente à la tumeur après plusieurs jours de macération. Le cotyle paraît d'abord unique et fortement incliné en haut; mais, en examinant de plus près, on voit une ligne saillante qui sépare le tiers supérieur et externe des deux tiers inférieurs et internes. C'est dans la première partie que se trouve la tête du fémur, laquelle, repoussée en dehors par la tumeur, paraît avoir refoulé dans ce sens la paroi correspondante du cotyle, ainsi que le bourrelet fibreux attaché à son bord. Celui-ci paraît avoir subi une sorte de déplacement; car, tandis que, du côté supérieur et externe, il est aplati et déjeté en dehors, du côté interne il s'est avancé de 2 à 3 millimètres sur l'ouverture du cotyle. Le grand diamètre de la cavité est de 16 millimètres, tandis que l'opposé n'est que de 12. La tête du fémur, dont le diamètre est de 14 millimètres, ne peut être reçue dans la moitié interne occupée par la tumeur, et rétrécie par le déplacement du bourrelet cotyloïdien dont nous avons parlé. Elle correspond à la partie externe de la cavité, mais par une portion de sphère moindre que dans une articulation à l'état normal. Elle n'offre d'ailleurs qu'un aplatissement léger par lequel elle appuie exactement sur la cavité, quand on place le fémur dans la flexion et la rotation en dehors, à peu près dans la position qu'il occupe naturellement chez le fœtus dans l'utérus. Le ligament rond est un peu plus long que dans l'état ordinaire. La capsule a sa disposition naturelle.

Cette observation, extrêmement remarquable, non-seulement prouve qu'au fond du cotyle peut se développer une tumeur fongueuse, mais elle semble rattacher à la coxalgie ces affections encore si obscures dans leur étiologie, connues sous le nom de luxations congénitales.

Il est extrêmement rare de l'observer chez le vieillard, ou du moins elle affecte alors une forme toute particulière : c'est celle connue sous le nom de *morbus coxæ senilis,* que je ne crois pas devoir faire rentrer dans ce travail. C'est à cette affection que doivent se rapporter, selon toutes les probabilités, ces altérations remarquables, consignées dans le *Catalogue du musée Dupuytren,* et analysées par M. Lacroix.

C'est dans le jeune âge qu'on observe le plus souvent la maladie qui nous occupe ; elle affecte les très-jeunes enfants comme ceux d'un âge plus avancé ; très-fréquente encore chez les jeunes gens, elle devient plus rare chez l'adulte, pour disparaître à peu près complétement dans la vieillesse.

Le sexe ne paraît pas influer sensiblement sur son développement. Sur un relevé de plus de cent observations, nous l'avons rencontrée presque aussi souvent chez un sexe que chez l'autre.

Il n'en est pas tout à fait de même des parties latérales d'un même individu ; la maladie s'est présentée un bien plus grand nombre de fois du côté gauche que du côté droit.

2° *Causes efficientes.*

1° *Causes traumatiques.* — Les contusions résultant d'une chute sur les pieds, sur les genoux, sur le grand trochanter, la distension des ligaments produit par un écart, un faux mouvement, ont été signalés par un si grand nombre d'auteurs comme causes sinon uniques, au moins déterminantes de la coxalgie, qu'il est impossible d'en nier l'influence. Nous avons déjà dit que J.-L. Petit n'en admettait pas d'autres. Nous n'adoptons pas cette opinion exagérée; seulement, nous faisons aux causes traumatiques une large part dans la production de la maladie; elles sollicitent un travail morbide qui trouve, il est vrai, dans l'état général de l'organisme des éléments de durée et de développement, mais qui souvent ne se serait pas manifesté sans leur concours.

Je rapprocherai de ces causes traumatiques une cause d'une nature un peu différente, mais dont le mode d'action se rapproche cependant de celle des causes mécaniques; je veux parler de l'irruption dans l'article sain, d'un liquide irritant, le pus, par exemple : les faits de ce genre sont assez fréquents.

On sait qu'au niveau du point où le tendon réuni des psoas et iliaque, glisse sur l'articulation coxo-fémorale, il existe une bourse muqueuse ; or, quelquefois il arrive que cette bourse communique à travers le ligament orbiculaire avec l'intérieur de l'articulation. Le plus souvent cette communication n'a pas lieu; mais le ligament capsulaire est aminci et très-disposé à se laisser perforer. Quand un abcès par congestion ou migrateur venant du rachis, ou quand un abcès consécutif à un psoïtis, remplit la gaîne du muscle, se propage le long de son tendon, il arrive que ce pus fuse dans l'articulation, et donne lieu par sa présence au développement de phénomènes inflammatoires très-aigus. C'est là une des causes les plus graves de coxalgie.

2° *Cause rhumatismale.* — Ce n'est point ici le lieu de discuter la question de savoir si l'affection rhumatismale est une inflammation franche, qui ne diffère de celle produite par une cause traumatique que parce qu'elle provient de l'action du froid, *inflammatio a frigore*, ni si la cause rhumatismale agit sur les tissus fibreux et musculaires, ou bien sur les tissus synoviaux seulement; qu'il me suffise de dire que dans l'état rhumatismal il y a certainement autre chose qu'un état inflammatoire purement local; que là, comme dans la plupart des affections internes, il existe un *quid ignotum*, une altération constitutionnelle qui imprime à la marche des affections développées sous son influence un cachet spécial. Quoi qu'il en soit, nous voyons presque tous les observateurs s'accorder à admettre l'action de cette cause ou de cet état de l'organisme sur le développement des affections articulaires, et spécialement celles que l'on observe chez l'adulte, ainsi qu'il résulte des observations de Larrey (1).

3° *Cause scrofuleuse.* — Tout aussi obscure dans son essence que la cause rhumatismale, la cause scrofuleuse n'a pas une influence moins réelle sur la production des maladies articulaires de l'enfance surtout : elle agit moins fréquemment chez l'adulte.

4° *Cause syphilitique.* — Le vice syphilitique agit bien plus rarement que les deux précédents pour déterminer la coxalgie. Dupuytren, cependant, en cite un cas bien remarquable, où les deux fémurs étaient luxés en dedans sur les trous obturateurs.

LIVe OBSERVATION.

Cause syphilitique. Luxation fémorale double, en bas et en avant, suite de gonflement par le vice vénérien. Cas rare.

(Dupuytren, *Gaz. des hôpit.*, p. 491 ; 1832.)

Femme, cuisinière, quarante-deux ans, bien conformée. Luxation double, accidentelle, depuis trois ans. Jeunesse orageuse, maladies syphilitiques antécédentes, embarras gastrique. Médecine Leroy administrée; gastrite violente à la suite; exaspération du virus vénérien. Douleurs nocturnes très-intenses dans les hanches; marche très-longue, suivie d'un premier déplacement à droite.

Entrée à Beaujon, mise pendant deux mois dans un appareil pour une fracture du col; sortie non guérie avec claudication. Dix mois après, luxation à gauche.

Entrée à l'Hôtel-Dieu. De chaque côté de l'arcade crurale, tumeur arrondie, dure, formée par la tête du fémur. Flexion légère de la jambe; rotation en dehors des pieds et des genoux. Marche indécise comme dans l'ivresse.

---

(1) *Clin. chir.*, p. 330.

Lorsque la cause de ces affections est syphilitique, ajoute Dupuytren, le déplacement est précédé par des douleurs sourdes, avec empâtement de la région et souvent tuméfaction des ganglions de l'aine. Ensuite le tissu cellulaire du fond des cavités cotyloïdes s'enflamme, se gonfle, et expulse la tête de la cavité. Elle descend alors, et les muscles lui forment une nouvelle capsule, tandis qu'elle se creuse une nouvelle cavité, à laquelle concourt le périoste de l'os coxal, qui s'épaissit autour, et forme bourrelet. Une membrane synoviale se forme, ou bien encore l'os coxal et le fémur s'ankylosent par des inégalités réciproques.

La tête peut encore se loger dans le trou sous-pubien.

On ne doit point espérer de réduction. Hygiène et traitement antisyphilitique. Le malade peut guérir avec une vraie ou une fausse ankylose. On doit rechercher la position étendue, sans quoi la jambe est inutile.

5° L'intoxication mercurielle a été signalée par Brodie (1). Je n'en connais pas d'observations positives.

6° Les métastases dans les fièvres éruptives ou autres, la fièvre puerpérale surtout, ont été notées par un grand nombre d'auteurs. Il en est de même de la suppression des règles ou d'une hémorrhagie habituelle, de l'habitude de la masturbation, de la repercussion des dartres, du vice scorbutique, etc.; de toutes les cachexies en un mot.

7° Je dois signaler encore la blennorrhagie et les affections de l'urèthre, le cathétérisme.

8° Enfin il est des cas où aucune cause appréciable ne peut être reconnue.

On voit par ce qui précède que l'on peut reconnaître à la coxalgie à peu près toutes les causes susceptibles de produire les affections des autres jointures, mais que dans les maladies de l'articulation coxo-fémorale, c'est la scrophule ou le rhumatisme qui joue le principal rôle.

---

(1) P. 15.

LVe OBSERVATION.

Coxalgie au premier degré après une variole; guérison; récidive; nouvelle guérison.

(Cassius, *C. de clinique externe* de Desault, t. 2, p. 344.)

Enfant, douze ans. Divers accidents après une petite vérole mal guérie. Un an après, faiblesse, pesanteur du membre droit, tuméfaction des glandes inguinales, puis claudication légère.

Cataplasmes résolutifs, embrocations, etc. Allongement de 2 pouces; luxation en dedans et en bas. Eaux de Bourbonne; pendant le voyage, l'allongement et la claudication disparaissent.

Nouvelle luxation dans un bain, avec douleurs très-intenses; allongement de 4 pouces; l'os rentre à sa place. Bains continués.

Troisième luxation. L'os rentre au bout de quinze jours; guérison parfaite, sans récidive au bout de douze ans.

LVIe OBSERVATION.

Coxalgie au premier degré; guérison; récidive; guérison nouvelle. Maladie antécédente.

(Boyer, *Œuvr. chir.*, t. 4, p. 335.)

François L.... fut attaqué, à l'âge de seize ans et demi, d'une fluxion de poitrine qui le mit aux portes du tombeau. Cette maladie le retint au lit pendant deux mois; le troisième, il était en convalescence, lorsqu'il ressentit les premières atteintes d'une luxation commençante du fémur, caractérisée par l'allongement du membre et par des douleurs très-vives dans la hanche et dans le genou : c'est dans cet état qu'il entra à l'hôpital de la Charité. On lui appliqua successivement onze vésicatoires volants autour de l'articulation malade, et un douzième au bras gauche, qu'on laissa suppurer pendant deux mois. Les deux premiers mois de ce traitement, il fut retenu au lit, et, au bout de ce temps, on lui permit de se lever en faisant usage de béquilles. Les symptômes de la luxation se dissipèrent entièrement, et le malade recouvra l'usage du membre. Un an et demi après, il eut une rechute de la maladie; elle fut combattue par les mêmes moyens qui avaient été employés la première fois. On renouvela l'application des vésicatoires volants, et l'usage des toniques amers et des antiscorbutiques. Au bout de quatre mois, après avoir appliqué neuf vésicatoires volants, les symptômes de cette maladie disparurent une seconde fois. Pour assurer la guérison, on ouvrit au bras un cautère que le malade garda longtemps.

LVIIe OBSERVATION.

Fémoro-coxalgie ; guérison au deuxième degré ; épuisement par le coït.

(Larrey, *Clin. chir.*, t. 3, p. 358.)

Tivau, vingt-cinq ans, lymphatico-nerveux, maçon, épuisé par le coït. Traité longtemps à la Charité par sangsues, vésicatoires, cautères, mais sans succès.

Douleurs intolérables à la hanche et au genou ; rotation en dedans ; raccourcissement de 1 pouce ; abcès dans l'aine gauche, côté de la maladie. Trois moxas derrière le trochanter ; soulagement, redressement du membre, rectitude exacte.

Nouveaux moxas, deux à deux, sur les régions inguinale et trochantérienne ; régime dépuratif et amer.

Résolution complète et progressive de tous les symptômes ; sédiment abondant de l'urine, au bout de sept mois. Quarante et un moxas furent appliqués ; marche avec béquilles, ankylose. Guérison, avec 16 lignes de raccourcissement.

Six mois après, le malade reprend ses travaux.

LVIIIe OBSERVATION.

Coxalgie au deuxième degré, en voie de guérison ; onanisme. Autopsie.

(Larrey, *Clinique chirurgicale*, t. 3, p. 351.)

Un militaire atteint de fémoro-coxalgie, dont il eût peut-être guéri s'il eût rigoureusement observé le régime qui lui était prescrit, se livra, au moment où il donnait de véritables espérances de guérison, à toutes sortes d'intempérances, et même à l'onanisme, dont il n'avait pu se déshabituer. Ses excès furent portés si loin, qu'il succomba.

A l'ouverture du cadavre, on trouva le cartilage de la cavité cotyloïde détruit, le pourtour et le fond de cette cavité usés par la carie ; mais sa surface extérieure était le siége d'un travail de cicatrisation semblable à celui qu'on observe dans la cicatrisation des parties molles. La tête du fémur avait également perdu son cartilage et son ligament rond ; et cette éminence était réduite d'un tiers de son volume, par l'effet de la carie, à laquelle avait succédé une véritable cicatrisation. Les traces d'un abcès considérable s'observaient aussi dans l'intérieur du bassin, avec épaississement des portions du péritoine correspondant au foyer de la maladie.

LIXe OBSERVATION.

Coxalgie au premier degré ; guérison. Cause scrofuleuse.

(Rémond, *Journ. de méd., pharm., chirurg.*, t. 15, p. 425 ; 1808.)

Mathieu, dix-sept ans, vice scrofuleux ; fardeau assez lourd. Douleurs dans la hanche droite et le genou, bientôt dissipées ; mais qui reparurent tantôt vives et aiguës, tantôt sourdes et profondes ; claudication.

Huit jours après, entrée à la Charité. Allongement ; repos absolu ; large vésicatoire qui augmenta les douleurs ; deux autres vésicatoires ; les douleurs devinrent erratiques dans tout le membre ; le membre reprit sa longueur normale, et la guérison arriva.

On appliqua quelques autres vésicatoires ; le malade marcha, et sortit au bout de deux mois.

Traitement tonique et amer pendant toute la durée du séjour.

LXe OBSERVATION.

Coxalgie au premier degré ; repos ; vésicatoires ; guérison. Cause scrofuleuse.

(Boyer, *OEuv. chir.*, t. 4, p. 333.)

Joseph M..., garçon marchand de vin, âgé de dix-sept ans, d'un tempérament sanguin, eut, dans sa jeunesse, les glandes du cou engorgées. Au mois d'août 1804, il éprouva, sans cause connue, des douleurs très-vives dans l'articulation ilio-fémorale droite, qui se faisaient sentir plus vivement encore dans le genou du même côté ; un accès de fièvre le força à garder le lit, et, pendant ce temps, la fièvre et les douleurs cessèrent. Le lendemain, se croyant guéri, il voulut reprendre ses travaux accoutumés, mais le soir, les douleurs reparurent plus fortes qu'à l'ordinaire, et leur continuité l'engagea à venir à l'hôpital de la

Charité : alors il marchait difficilement; la station augmentait les douleurs, et la cuisse droite, sensiblement plus longue que l'autre d'environ 1 pouce, le forçait à la claudication. Pour arrêter les progrès de cette luxation spontanée, produite évidemment par une cause interne, et probablement par le vice scrofuleux, je fis garder le lit au malade; je lui fis appliquer un large vésicatoire à la partie supérieure et interne de la cuisse, et je lui prescrivis les amers avec le sirop antiscorbutique : le vésicatoire renouvela d'abord les douleurs que le repos du jour précédent avait calmées; après avoir été vives et lancinantes pendant quelques jours, elles commencèrent à s'apaiser, mais pendant ce temps, le membre s'était allongé de 5 à 6 lignes. Je fis sécher ce premier vésicatoire, et en appliquer un second; les douleurs furent encore excitées, mais moins fortement, et seulement pendant vingt-quatre heures; peu à peu elles devinrent plus faibles, et, au bout de quinze jours, elles étaient presque nulles; alors le membre n'excédait que de quelques lignes celui qui était sain; il diminua encore pendant l'action du troisième vésicatoire. Huit jours après, il était revenu à sa longueur naturelle, et les mouvements s'exécutaient sans gêne ni douleur; mais pour mieux assurer la cure, je continuai de faire observer au malade le repos le plus absolu pendant deux mois; temps pendant lequel on a appliqué successivement six vésicatoires volants, et continué l'usage des médicaments internes; après quoi on lui a permis de s'exercer peu à peu à marcher, et il est sorti de l'hôpital au bout de ce temps, parfaitement guéri.

LXIe OBSERVATION.

Fémoro-coxarthrocace avec carie et abcès par congestion; application de dix-huit moxas et du fer incandescent; guérison. Cause rhumatismale.

(Larrey, *Gaz. des hôp.*, p. 266; 1836.)

Il y a déjà près de deux ans qu'un invalide, âgé de cinquante-cinq ans, avait été traité et guéri par M. Larrey d'une fémoro-coxalgie à l'aide du repos au lit et de l'application successive d'un grand nombre de moxas sur la hanche. Il avait joui pendant longtemps de sa guérison, lorsque le mal a récidivé : on l'a guéri de la même manière. Il se servait parfaitement de son membre, lorsque l'affection a éclaté pour la troisième fois. Depuis quelques mois, les signes d'un abcès profond dans la hanche existaient déjà. M. Larrey est revenu aux moxas, a ajouté la cautérisation avec le fer incandescent : la résorption s'est faite, et la guérison a été obtenue pour la troisième fois. Actuellement les douleurs sont dissipées, et le membre malade, qui commence déjà à reprendre sa motilité, se trouve de 1 pouce et demi à 2 pouces plus court que l'autre.

LXIIe OBSERVATION.

Coxalgie; cause traumatique; allongement apparent. Guérison parfaite.

(Lesauvage, *Arch. gén. de méd.*, 2e série, t. 9, p. 269.)

Nourry, seize ans, enfant de troupe, fait une chute, et, malgré la douleur vive qu'il éprouve, il continue à marcher pendant deux ou trois jours; entrée à l'hôpital, 6 mars 1833.

État suivant le lendemain: Douleur très-vive s'irradiant au genou, mais dominant à la partie supérieure de la cuisse gauche. Le mouvement imprimé à l'articulation coxo-fémorale la rendait plus intense. Saillie du grand trochanter; pli de la fesse légèrement déprimé. L'élongation était évidemment de 6 à 8 lignes. La maladie était nettement dessinée.

(Saignée; 20 sangsues; cataplasmes; diète; orge sucrée; saignée le lendemain. Jour suivant: 20 sangsues; régime toujours sévère, mais les symptômes s'étaient beaucoup amendés.)

Sixième jour, 20 sangsues; cataplasmes laudanisés; les mouvements deviennent faciles, mais il y a toujours de la sensibilité.

Le 23 et le 28, deux vésicatoires volants; quelques jours après, le malade marche avec des béquilles d'une manière plus facile, et enfin guérit parfaitement.

LXIIIe OBSERVATION.

Coxalgie au premier degré, exaspérée par les douches de Barèges; cause traumatique. Guérison complète.

(Boyer, *OEuvr. chir.*, t. 4, p. 336.)

M. de N..., âgé de trente-sept ans, d'une bonne constitution, ayant toujours joui d'une parfaite santé, éprouva, au mois de juillet 1811, un écartement violent de la cuisse droite. Cet accident fut suivi de douleurs vives pour lesquelles on conseilla le repos et des applications spiritueuses. Aussitôt que les douleurs furent moins vives, M. de N... commença à se lever et à marcher; mais il ne pouvait le faire sans souffrir davantage, et sans boiter. Les choses étaient en cet état au mois de novembre suivant, époque à laquelle je fus consulté. La comparaison des deux membres inférieurs entre eux me fit apercevoir que le droit était plus long que le gauche de 4 à 5 lignes. Je conseillai le repos, et l'application autour de l'articulation de topiques d'abord anodins, et ensuite résolutifs, et je recommandai surtout de ne marcher que quand la douleur serait entièrement dissipée, et que le membre serait revenu à sa longueur naturelle. Mais, au lieu de suivre ce conseil, le malade prit des douches d'eau de Barèges factice. La première douche augmenta la douleur; les douches suivantes la rendirent encore plus forte, et à la sixième elle devint si vive, que le malade ne pouvait souffrir le moindre attouchement, et, lorsqu'il s'assoupissait, il était réveillé aussitôt par des contractions convulsives des muscles, qui étaient suivies de souffrances inouïes, en sorte qu'il était privé entièrement de sommeil; la longueur du membre augmenta considérablement. Pour remédier à cet accident, et pour prévenir la luxation du fémur qui paraissait imminente, je fis appliquer des sangsues à trois reprises différentes; j'employai des embrocations avec un liniment camphré et opiacé, les cataplasmes émollients et anodins, les boissons rafraîchissantes, l'extrait gommeux d'opium et une diète sévère. Malgré l'emploi de ces moyens, la douleur continua à être très-vive pendant un mois, et le malade pouvait à peine se remuer dans son lit : ensuite, elle diminua par degrés, ainsi que la longueur excédente du membre; et au bout de trois mois et demi, la douleur étant entièrement dissipée et le membre revenu à sa longueur naturelle, M. de N... commença à se lever et à marcher, en se soutenant sur des béquilles. Peu à peu la progression devint plus facile; le membre prit de la force, et M. de N... se trouva complétement guéri, dix mois après l'accident qui avait causé la maladie.

LXIVe OBSERVATION.

Coxalgie au début ; cause traumatique ; traitement antiphlogistique. Mort.

(Sabatier, *Mémoires de l'Académie de chirurgie*, t. 7, p. 594.)

Un homme, de soixante et quelques années, tomba de son haut sur la jambe droite. Les douleurs étaient fortes. Le gonflement et la fièvre devinrent considérables dans les vingt-quatre heures; mais le malade remuait la cuisse avec assez de liberté dans les premiers instants de sa chute, l'extrémité blessée n'était ni raccourcie ni déviée, ce qui excluait tout soupçon de luxation et de fracture au col du fémur, même de celles qui sont sans déplacement. Le malade fut saigné huit fois en moins de quarante-huit heures, malgré ses soixante et quel-

13

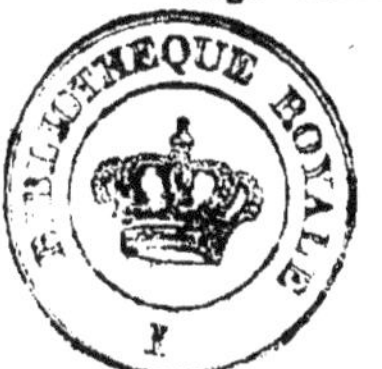

ques années ; la suite a justifié le jugement porté dans ce cas, car les douleurs ont continué pendant près de six mois, et lorsque les premiers accidents ont été dissipés, le malade a conservé une si grande faiblesse du côté blessé, qu'il a été obligé de marcher longtemps avec des béquilles. La violence des premiers symptômes et la continuation des douleurs paraissent être des raisons suffisantes pour présumer que, sans ce traitement actif, il fût survenu peut-être une luxation consécutive du fémur.

LXVe OBSERVATION.

Coxalgie ; cause traumatique ; suppuration et carie dans l'énarthrose du fémur.

(Aurran, *Journ. de méd.*, p. 257 ; 1772.)

Un homme de trente-six ans, ayant considérablement écarté sa cuisse droite en montant à cheval, sentit à l'instant une douleur si violente dans la cavité cotyloïde, qu'elle l'empêcha de marcher ; un repos de huit jours lui ayant procuré le soulagement ordinaire, et qui fait illusion à ceux qui se conduisent eux-mêmes, il reprit ses occupations ; la douleur se fit bientôt sentir de nouveau. Trois mois après, il lui survint un dépôt symptomatique, qui s'ouvrit et dégénéra en *fistule* le cinquième mois. Vers la fin de l'année, il vint me consulter : je lui trouvai l'extrémité raccourcie d'un demi-pouce, et tous les signes d'une carie dans la cavité cotyloïde, sans déplacement du fémur. Je lui conseillai l'usage des moyens propres à favoriser l'ankylose, et je ne l'ai plus revu.

LXVIe OBSERVATION.

Coxalgie, suite de fatigue ; allongement. Guérison complète.

(Lesauvage, *Arch. gén. de méd.*, p. 270 ; 1835.)

Geoffroy, vingt-neuf ans, venait de faire une route longue et pénible ; depuis deux jours il ne s'était point arrêté, quoiqu'il sentît, vers la hanche gauche, une douleur qui enfin le mit hors d'état de continuer sa route. Entrée à l'hôpital, 20 avril 1835. Saillie du grand trochanter, élongation bien imprimée, vive douleur à l'articulation ; tels sont les signes qui font reconnaître une inflammation de l'articulation coxo-fémorale.

Deux saignées dans le jour. Forte application de sangsues ; cataplasmes ; diète sévère. Lendemain et sur-lendemain, saignées ; le jour suivant, sangsues.

La résolution fut complète ; au sixième jour, plus d'allongement. Le malade sortit.

QUATRIÈME PARTIE.

SYMPTOMES.

CHAPITRE Ier.

DOULEUR.

C'est ordinairement le premier phénomène de la coxalgie.

§ Ier.

Siége.

Elle se manifeste tantôt au-dessous, tantôt au niveau de la hanche, souvent au pli de l'aine; d'autres fois, et le plus souvent même, dans la coxalgie de nature scrofuleuse, elle se propage dans une étendue plus ou moins considérable du membre, au genou par exemple, et même jusqu'à la pointe du pied.

Cette observation n'avait point échappé aux anciens, Paul d'Egine (1) surtout l'avait déjà parfaitement indiquée. Dans quelques circonstances, cette douleur sympathique, comme l'appelle M. Gerdy (2), acquiert une telle intensité qu'elle masque complétement l'affection de la hanche, et que bien des praticiens ont traité leurs malades pour des tumeurs blanches, qui n'existaient pas dans le lieu où ils les supposaient. Cette douleur sympathique a du reste des caractères variés : tantôt, ainsi que le dit Boyer, elle n'est point exaspérée par la pres-

---

(1) Loc. cit., voyez notes histor.

(2) *L'Expér.* (*rapport sur une observ. de M. Ballot*), t. 5, p. 82.

sion ; d'autres fois on a noté le contraire. M. Bérard (1) a eu l'occasion de voir une femme qui jetait les hauts cris dès qu'on approchait la main du genou, et chez laquelle cependant on n'a trouvé à l'autopsie aucune lésion, si ce n'est dans la hanche.

M. Bermond (2) a cherché à préciser ces modifications, et essayé de les rattacher à la nature même de la maladie. « De nombreuses questions adressées au malade, dit-il, m'ont appris que dans l'espèce rhumatismale la douleur était transmise au genou par les tendons des muscles qui, partis du bassin ou du fémur, vont s'implanter au genou ; ils indiquaient constamment avec la précision d'un anatomiste ou bien les tendons formant la patte d'oie sur le tibia, ou la corde tendineuse du troisième adducteur.

« Dans l'espèce scrofuleuse, c'était plutôt par l'organe médullaire que la douleur momentanée ou persistante était propagée par continuité ou par sympathie à l'articulation du genou. Le patient ne manquait jamais de circonscrire toute la douleur aux condyles du fémur de même qu'il désignait exclusivement la mortaise tibiale du cou-de-pied, si le genou était frappé d'arthrocace. Enfin, dans d'autres circonstances l'irradiation de la douleur aux parties inférieures suivait la direction des cordons nerveux, depuis le grand trochanter jusqu'à la malléole externe, et se rattachait évidemment à une *névrose.* »

Dans sa thèse inaugurale (3), M. Richet adopte la deuxième explication de M. Bermond, il la confirme par des expériences desquelles il résulte qu'à l'état sain, les deux extrémités des os longs communiquent par le moyen du canal médullaire, et par des observations qui prouvent que la maladie peut, en suivant cette voie, se transmettre de l'une à l'autre. « Tous les praticiens, dit-il, savent que dans la coxalgie, souvent la douleur est aussi vive, pour ne pas dire plus vive, dans

(1) Dict. en 30 vol., t. 15, p. 13.

(2) *Gaz. méd.*, t. 9, p. 822.

(3) Page 38.

le genou que dans la hanche; or, il me semble que l'on se rend très-bien compte du phénomène en songeant à cette facile propagation de la maladie d'une extrémité articulaire à l'autre; et la meilleur preuve que l'on puisse invoquer, c'est d'une part les douleurs qui suivent le trajet de l'os, et qui courent, selon l'expression des malades, tout le long du membre; et d'autre part l'empâtement, la tuméfaction que l'on observe quelquefois autour de l'articulation qui est le siége de la douleur.

Cette explication me semble assez rationnelle, elle rend compte d'un grand nombre de faits, de ceux surtout mentionnés par M. Gerdy (1). « Il est très-commun, dit ce professeur, de voir la douleur se manifester même très-vive dans l'articulation placée au-dessous de celle qui est réellement affectée. Cette année 1839, à l'hôpital de la Charité, nous avons vu bien des fois le même phénomène, et entre autres chez trois malades en même temps; l'un avait une maladie de la hanche, et se plaignait exclusivement du genou; le second avait le genou affecté et souffrait du cou-de-pied; le troisième, qui était une jeune femme, avait une tumeur blanche du coude, et se plaignait du poignet. Néanmoins tous les trois souffraient de la jointure malade, quand on y déterminait des mouvements, et dans certains endroits quand on y exerçait une compression plus ou moins forte. »

Toutefois nous devons rappeler ici l'opinion de M. Gerdy lui-même, opinion d'un poids immense dans cette question, quand on songe que ce professeur s'est depuis longues années livré à des recherches spéciales sur les maladies des os.

« A quoi, dit ce professeur, peut tenir la souffrance d'une articulation inférieure à la jointure malade? C'est un fait que nous ignorons complétement. Mais comme les parties intermédiaires ne souffrent point et qu'il n'est pas possible de l'expliquer par la continuité ni par la contiguïté des parties, voilà pourquoi j'ai dit que c'était un phéno-

(1) *L'Expér.*, t. 5, p. 82.

même sympathique, et c'est, en effet, le caractère des phénomènes indépendants de la contiguïté et de la continuité des parties voisines; car s'ils tenaient à l'un de ces deux modes de connexion, ils ne seraient pas plus sympathiques que les battements du pouls ne le sont de ceux du cœur.

« La douleur locale qui s'est peu à peu développée dans toute la cuisse (1), n'était si aiguë, que parce qu'elle précédait et accompagnait un travail de suppuration considérable, que parce qu'elle accompagnait un phlegmon aigu. Elle était plus vive encore par les mouvements que par le palper pratiqué sur le membre malade, parce qu'elle avait son siége dans les muscles en même temps que dans le périoste, mais *il n'est pas certain qu'elle se manifeste dans le fémur lui-même*, car les os enflammés et suppurants souffrent assez rarement. »

Il est quelques cas enfin auxquels on peut appliquer l'explication proposée par M. Cruveilhier. Ce professeur, considérant la distribution du nerf obturateur à l'articulation coxo-fémorale, ainsi qu'à celle du genou (2), pense que la douleur peut suivre ce trajet pour se propager de l'une à l'autre. Cependant, pour les cas au moins qui ne rentrent pas dans l'explication soutenue par M. Richet, il est peut-être plus prudent de dire, avec M. Gerdy, que c'est un phénomène sympathique, ou bien encore un phénomène non expliqué d'une manière satisfaisante.

§ II.

Intensité.

L'intensité de la douleur coxale ou de la douleur sympathique peut offrir tous les degrés imaginables. Il n'est pas rare de voir

---

(1) M. Gerdy parle du malade de M. Ballot.

(2) Cruveilhier, *Anatomie descript.*, t. 4, p. 840.

des enfants affectés d'une coxalgie commençante, continuer à marcher, à courir même; on observe à peine une légère claudication, encore les malades eux-mêmes restent-ils longtemps sans s'en apercevoir. Chez les tous petits enfants, m'a dit mon collègue et ami M. Guersant fils, cette douleur est si fugace que des mouvements même très-étendus et très-variés ne provoquent aucune plainte; il faut, pour la rendre manifeste, user de certaines précautions, employer certaines manœuvres. Celle qui lui a le plus souvent réussi, consiste à imprimer au membre de légers mouvements de rotation en dehors et en dedans, la cuisse étant légèrement fléchie; il arrive un moment où la douleur se fait sentir plus vive, et arrache un cri à l'enfant; c'est pour M. Guersant un signe diagnostique d'une grande importance; nous y reviendrons plus tard.

D'autres fois, au contraire, elle acquiert une intensité terrible; le moindre mouvement volontaire ou communiqué, la moindre pression arrache au malade des cris déchirants. N'éprouvant de repos que dans une immobilité presque absolue, le malade redoute tout ce qui le force à changer de position; l'ébranlement du lit, le froissement des couvertures suffit pour réveiller les crises douloureuses.

Toutes les nuances d'intensité peuvent se rencontrer entre ces deux extrêmes; en général, cette intensité se trouve en rapport avec la période de la maladie, la rapidité de sa marche, les causes qui l'ont produite. Au début, la douleur est généralement peu vive; souvent elle ne se fait sentir que d'une manière sourde et profonde, elle ne se manifeste que par intervalle, et semble, dit M. Bérard, tenir des douleurs rhumatismales dont elle a le caractère et la forme erratique.

Peu à peu elle augmente, devient fixe, empêche les mouvements spontanés de s'exécuter, rend la progression difficile, et contribue par conséquent au phénomène complexe de la claudication. Elle acquiert ordinairement toute son acuité vers le milieu de la maladie, à l'époque où la suppuration se forme; puis, après la rupture de la capsule, ou l'issue du liquide purulent, son intensité décroît.

On pourrait croire, d'après cet exposé, que l'intensité de la douleur est constamment liée à l'altération des os; il n'en est rien. Les observations nous montrent des altérations débutant par les parties osseuses, ayant même produit des désordres considérables, sans que le malade eût éprouvé aucune douleur; tandis que, d'autres fois, dès le début et sans qu'il paraisse y avoir encore de désordres notables, la douleur est extrêmement vive : ce sont là cependant des faits exceptionnels.

La douleur est assez ordinairement liée à la marche de l'affection. Une coxalgie lente et chronique qui ne parcourt ses diverses périodes qu'avec lenteur, n'est ordinairement point accompagnée de vives douleurs; tandis que celle dont toutes ses périodes se pressent, et qui, dans l'espace de quelques semaines, produit la désorganisation de la hanche, donne le plus souvent lieu à des douleurs atroces.

On comprend que la cause peut avoir aussi de l'influence sur l'intensité de la douleur coxalgique. Presque toujours, quand la maladie est due à une contusion violente, par chute sur la région trochantérienne, les genoux ou les pieds, la douleur est immédiatement très-vive; elle se calme ensuite peu à peu, et reprend plus tard une nouvelle intensité quand l'inflammation secondaire se manifeste.

Quant, au contraire, la maladie survient sans cause appréciable, la douleur est d'abord sourde et profonde, et ne progresse qu'avec lenteur.

La cause syphilitique imprime ici son cachet à la douleur, comme dans la plupart des affections développées sous son influence; dans quelques observations, en effet, on a constaté l'existence de douleurs nocturnes.

§ III.

Continuité.

En général, la douleur même, quand elle présente une certaine intensité, ne se manifeste pas d'une manière continue; ce sont les mouvements spontanés ou communiqués, les pressions directes sur les parties molles voisines de l'article, sur le trochanter ou sur l'extémité du membre, qui la réveillent. Il en est de même de certaines positions du membre dans lesquelles la capsule se trouve tendue ou relâchée. On a profité de cette circonstance pour aider le diagnostic, parfois si difficile, de la coxalgie à son début.

Quand les mouvements spontanés restent indolents, des mouvements un peu brusques, un peu étendus, peuvent réveiller la douleur. Nous avons vu quel parti M. Guersant fils a su tirer de la douleur sollicitée par des mouvements de rotation brusques et répétés. Tous les chirurgiens s'accordent à reconnaître que des pressions latérales sur les deux trochanters, des pressions verticales de bas en haut sur le genou, sur la plante du pied, ont souvent servi à rendre ce symptôme plus manifeste; l'exploration directe, la palpation de l'articulation au-dessous du pubis, comme le signale Samuel Cooper, audessus du trochanter et derrière cette apophyse, ne sont point non plus à négliger.

Il serait à désirer que nous eussions un moyen infaillible de distinguer la douleur sympathique du genou, de la douleur due à une altération réelle; mais jusqu'ici, la plupart des signes donnés par les auteurs ne remplissent qu'imparfaitement leur objet. Nous avons vu que le signe donné par Boyer, la non-exaspération par la pression, n'est pas exact; l'absence de gonflement, signe plus important, n'a pas non plus été observé dans tous les cas.

CHAPITRE II.

ALTÉRATION DANS LES MOUVEMENTS DE L'ARTICULATION.

Ce signe est peut-être le plus constant de ceux qu'on observe dans la coxalgie; il se manifeste dès le début de l'affection, avant même que l'attention du malade ait été éveillée par la douleur. Il n'est pas rare de voir des enfants qui, déjà sous l'influence d'une coxalgie commençante, n'en continuent pas moins de se livrer aux jeux et aux exercices propres à leur âge, sans accuser encore aucune douleur, et chez lesquels cependant l'œil perspicace d'une mère ou d'un médecin aperçoit déjà quelque incertitude dans la démarche.

A cette période, l'exploration, même la plus attentive, permet à peine de reconnaître quels sont les mouvements qui se trouvent gênés ou amoindris. Ce n'est qu'en voyant le malade marcher que l'on reconnaît cette altération.

Chez les petits enfants, qui n'offrent pas la ressource de la marche, la chose est plus difficile encore.

M. Guersant fils a bien voulu me communiquer un moyen de diagnostic qu'il emploie avec le plus grand avantage, depuis plusieurs années, à l'hôpital des Enfants. Ce signe consiste dans une certaine roideur qui existe dans les mouvements de rotation de la cuisse. Pour le percevoir, on explore successivement, en les comparant, les mouvements du membre sain et du membre malade; et, avec un peu d'habitude, on distingue dans ce dernier une roideur manifeste.

Plus tard, les mouvements se limitent de plus en plus; celui d'extension surtout et celui de latéralité paraissent évidemment plus bornés; et, pour marcher ou courir, les malades, obligés d'emprunter à l'articulation lombo-pelvienne ou coxo-fémorale de l'autre côté ce qui manque aux mouvements du côté malade, présentent dans leur démarche un aspect tout particulier, et qui souvent, à lui seul, peut faire présumer l'existence de la coxalgie.

Enfin, il arrive un moment où les mouvements sont limités dans des bornes si étroites, que la cuisse semble ankylosée sur le bassin.

Les causes qui peuvent amener ce résultat sont de plusieurs ordres: au premier rang se place la douleur. Nous avons établi précédemment que ce phénomène était généralement exagéré par la pression des surfaces articulaires l'une contre l'autre, par les mouvements spontanés ou communiqués; or, il est facile de comprendre que, pour se soustraire à cette sensation pénible, le malade devra limiter de lui-même et instinctivement les mouvements de l'articulation, et que cette limite, pour ainsi dire volontaire, sera soumise à l'intensité de la cause, par conséquent aussi au degré d'irritation dont les parties articulaires seront le siége. La douleur, comme on le comprend bien, n'agit ici que comme cause excitatrice, et c'est aux muscles que l'on doit véritablement rapporter la limitation des mouvements (obs.). Ces organes se contractent pour ainsi dire instinctivement, et comme leur intervention est à chaque instant sollicitée, bientôt ils prennent l'habitude de cette nouvelle fonction, et s'y accommodent, de sorte qu'on les voit, au bout d'un certain temps, affectés d'une véritable contracture. Cette contracture n'est pas la même chez tous les muscles groupés autour de l'articulation; elle n'affecte d'abord que ceux qui se trouvent dans la sphère des mouvements douloureux, et ce n'est que par l'extension graduelle de cette sphère qu'un plus grand nombre de muscles se trouvent ainsi contracturés. Le *tissu cellulaire* intermédiaire ne tarde pas à participer à l'altération: le défaut de mouvement lui permet de revenir sur lui même, lui fait perdre son extensibilité, sa souplesse, puis, comme nous le verrons plus bas, à cette cause primitive vient se joindre, dans une période plus avancée, l'influence de l'inflammation chronique qui a envahi tous les tissus, les muscles, les ligaments eux mêmes.

Il est une autre cause, moins connue des auteurs contemporains, et signalée récemment dans plusieurs mémoires remarquables, par M. Bonnet, de Lyon (1), et Parise (2) : c'est la distension de la capsule par un liquide.

Nous aurons occasion plus tard de revenir sur les expériences curieuses entreprises par ces observateurs; pour l'instant, il me suffit de dire que si, sur un cadavre, on injecte avec force un liquide dans

(1) Bonnet, *Gaz. méd.*, t. 8, p. 721 (*Mém. sur les positions des membres dans les maladies articulaires*).

(2) Parise, *Archiv. génér. de méd.*, 3e série, t. 15, p. 1.

la cavité coxo-fémorale, le fémur se porte dans la flexion, l'abduction et la rotation en dehors, et y reste fixé; toute tentative pour exécuter les mouvements opposés rompant la capsule, à moins que le liquide ne s'écoule. Ces expériences ont donné constamment les mêmes résultats à leur auteur. Pour ma part, je les ai répétées et me suis convaincu de leur exactitude.

Or, relativement à la diminution des mouvements, il est facile de voir que cette accumulation considérable de liquide peut les abolir d'une manière complète, et fixer le membre immobile dans une certaine position. Une quantité moins considérable entraînera seulement de la gêne; c'est, du reste, ce que mes expériences m'ont démontré: en répétant les injections par le procédé de M. Bonnet, j'ai vu que la mobilité diminuait graduellement en raison de la quantité de liquide que je faisais pénétrer.

A la rigueur, on peut concevoir, par cette explication, une gêne plus ou moins prononcée des mouvements, sans nullement faire intervenir la douleur.

Cependant, en réalité, ces deux causes doivent être le plus souvent réunies.

Ce n'est pas seulement une accumulation de liquide qui peut amener le résultat dont nous parlons; toute production, charnue ou autre, développée au fond de la cavité cotyloïde, me paraît apte à jouer le même rôle.

Les circonstances dont nous venons de parler agissent surtout au début de la maladie; mais plus tard, quand l'article est envahi par une désorganisation plus avancée, les muscles sont contracturés, le tissu cellulaire qui les enveloppe, transformé en un tissu lardacé par l'inflammation chronique; des brides fibreuses se sont développées dans les parties voisines, enfin les os eux-mêmes ont leurs surfaces articulaires détruites, leurs rapports sont altérés, ou bien ils ont contracté des adhérences anormales, soit entre eux, soit avec les parties voisines. C'est alors que l'immobilité est véritablement fixe et que les moyens résolutifs, antiphlogistiques et autres ne sont plus suffisants;

que les moyens chirurgicaux, au contraire, trouvent leur indication.

Nous avons parlé de la diminution dans les mouvements de l'article; il est des cas où les mouvements se trouvent pervertis: tel est le cas où le mouvement se fait de haut en bas et de bas en haut, de manière à produire alternativement l'allongement et le raccourcissement, ainsi qu'on l'a observé dans quelques cas rares de luxation spontanée dans la fosse iliaque.

Une remarque bien importante à faire à l'occasion de ce signe, c'est qu'il ne faut pas s'en laisser imposer par un examen superficiel. On voit des malades dont le membre, à peu près immobile dans son articulation coxo-fémorale, peut encore exécuter des mouvements assez étendus de flexion, d'extension, d'abduction et d'adduction; mais en examinant avec soin, on ne tarde pas à reconnaître que ces mouvements se passent dans l'articulation coxo-fémorale du côté opposé et dans l'articulation des dernières vertèbres lombaires: c'est le bassin qui se meut et non le fémur. Les moyens à l'aide desquels nous pouvons arriver à ce diagnostic sont fort simples, ils consistent à fixer solidement le bassin, pendant qu'on cherche à imprimer au membre des mouvements en sens divers.

Il n'est pas aussi facile de reconnaître à quelles lésions anatomiques est due l'altération de la mobilité; cependant, quand la douleur seule s'oppose aux mouvements, on peut, en agissant avec précaution, parvenir à faire mouvoir le membre. Lors, au contraire, qu'il s'y joint une cause mécanique située dans les muscles, dans les tissus fibreux et cellulaire ou dans la capsule synoviale, on se sent arrêté d'une manière immuable, à moins d'efforts qu'il ne faut jamais employer dans une simple exploration.

Nous indiquerons en passant un symptôme assez rare, que l'on n'observe guère que dans certains cas exceptionnels de coxalgie; je veux parler de la crépitation développée dans l'article par les mouvements de la cuisse : ce phénomène a été noté dans les observations n^{os} . Il semble avoir été le résultat du frottement des parties cariées ou dépouillées de leurs cartilages.

CHAPITRE III.

DÉFORMATION DU MEMBRE.

Sous cette dénomination, nous ferons rentrer l'augmentation ou la diminution de volume; l'augmentation, la diminution de longueur; les déviations diverses.

ARTICLE PREMIER.

Altérations dans le volume.

§ Ier.

Augmentation.

Elle consiste, dans la première période de la maladie, en un engorgement lent et chronique du tissu cellulaire ; ce n'est pas au début qu'on l'observe, mais bien à une époque plus avancée. Il indique toujours la propagation du mal aux parties antérieures : en général, le gonflement commence par l'aine, dont le pli s'efface; il envahit ensuite le pourtour du fémur à sa partie supérieure.

Ce gonflement n'est pas ordinairement aussi considérable qu'il paraît au premier coup d'œil, parce qu'il coïncide avec un certain degré d'amaigrissement de la partie inférieure du membre.

D'autres fois même, ainsi que l'a signalé Brodie (1), « la forme de la fesse change d'une manière notable; elle dépérit, est moins bombée : elle n'a plus alors sa convexité ordinaire; elle ne présente qu'une surface aplatie; elle est flasque au toucher; sa consistance mollasse l'entraîne vers le bord inférieur, et l'aspect qu'elle présente ferait croire

(1) Brodie, p. 108; notes, p. 109.

qu'elle est plus grande que celle du côté opposé. Dans très-peu de cas, ajoute le même auteur, à une période avancée de la maladie, la fesse est réellement plus étendue, et si on la mesure attentivement, il ne doit pas y avoir de différence entre celle d'un côté et celle du côté opposé. L'altération dans sa forme peut dépendre ici de la position que le malade a l'habitude de garder étant debout; mais la cause principale doit être attribuée à l'appauvrissement des muscles fessiers par faute d'exercice. »

« Cette altération dans la forme et le volume de la fesse, ajoute M. Marchant, est un symptôme; mais, en lui-même, il ne doit pas être considéré comme un signe certain de diagnostic dans la maladie de la hanche, attendu qu'il s'observe dans d'autres cas où, n'importe la cause, les muscles fessiers ont été dans un état d'inaction pendant longtemps. Ainsi, les enfants sont sujets à un état paralytique des muscles du membre inférieur; et, dans cette maladie, si les muscles sont affectés jusqu'au bassin, la fesse offre la même apparence. La même remarque doit être faite lorsque le fémur est malade, et pour les cas où, quelle qu'en soit la cause, le mouvement de la hanche est douloureux et difficile. »

Dans une seconde période, celle de la suppuration, le relief formé par le pus accumulé vient augmenter encore le gonflement : c'est tantôt une tuméfaction diffuse, d'autres fois une saillie circonscrite sur l'un des points de la circonférence du membre. A cette période, et même avant que le pus soit venu se manifester à l'extérieur, le tissu cellulaire sous-cutané s'infiltre de sérosité, devient œdémateux. Cet œdème est le plus souvent limité à la partie supérieure du fémur, rarement il se propage tout le long de la cuisse.

Enfin, dans une troisième période, si les surfaces articulaires viennent à se déplacer en dehors, aux causes précédentes s'ajoute la saillie formée par la portion supérieure de l'os situé dans la fosse iliaque externe et le refoulement des muscles fessiers dont les attaches se trouvent aussi rapprochées.

On observe encore assez fréquemment une légère tuméfaction du genou, lorsqu'il existe dans cette partie une douleur dépendant de l'articulation de la hanche.

§ II.

Diminution de volume.

Elle porte principalement sur la partie inférieure de la cuisse, et contribue à faire ressortir le gonflement de la partie supérieure. Ce n'est que lentement qu'elle se manifeste : elle est due à l'atrophie des muscles, qui, condamnés à une inaction plus ou moins complète, n'ont plus dans leur nutrition le même degré d'activité. Ils se décolorent, deviennent les uns mous et flasques, les autres roides et contractés; en même temps le tissu cellulaire et toutes les autres portions du membre subissent la même influence; il n'est pas jusqu'aux os, surtout chez les enfants et les jeunes gens, qui ne finissent par présenter un moindre volume. Nous avons vu à l'article *Anatomie pathologique* comment les os étaient frappés d'un arrêt de développement, comment leur tissu se raréfiait, devenait plus léger et plus friable. On a vu des cas de ce genre où le fémur, considérablement atrophié, avait, sous l'influence de causes peu énergiques, subi plusieurs fractures à quelques années de distance.

ARTICLE DEUXIÈME.

Déviations dans la direction du membre.

Dans la coxalgie, le membre inférieur peut se dévier sur le bassin, de cinq manières différentes : il peut être porté dans la flexion, l'abduction, l'adduction, la rotation en dedans, la rotation en dehors.

Chacune de ces déviations entraîne, ainsi que l'ont parfaitement démontré MM. Bonnet et Parise, une déviation inverse du tronc sur le bassin. Ce phénomène rentre dans la loi d'équilibration, de laquelle résulte qu'une des parties du squelette ne peut éprouver, dans sa direction, de changement transitoire ou permanent, sans que toute la tige osseuse n'éprouve elle-même de déviation harmonique, pour conserver toujours, perpendiculaire au sol, la ligne de gravitation.

Lorsqu'une déviation survient dans l'articulation coxo-fémorale, ces déviations harmoniques se remarquent au-dessus et au-dessous de la partie malade : au-dessus, c'est la tige vertébrale, la région lombaire surtout, qui en est le siége principal; au-dessous, c'est l'articulation du genou. De plus, il existe, par l'intermédiaire du bassin, une certaine solidarité entre le membre malade et le membre sain, d'où il résulte que ce dernier doit s'accommoder aussi à la déviation dont le premier est affecté.

§ I.

Flexion.

Quand la cuisse est fléchie sur le bassin, le malade étant debout, voici ce qui se passe : pour le besoin de la station et de la progression, les deux membres se placent d'abord dans une position verticale et parallèle, de sorte que c'est le bassin qui se trouve fléchi sur la cuisse. Mais cette position fléchie du bassin entraînerait le corps en avant, et porterait la ligne de gravitation au devant des pieds. Alors se produit le mouvement harmonique d'équilibration : le tronc, pour rester vertical, se porte en arrière, ou s'étend sur le bassin; ce mouvement se passe principalement dans les dernières vertèbres lombaires, de sorte qu'il existe en arrière une ensellure, en avant un écartement des épines iliaques d'avec les côtes. C'est ce que l'on désigne sous le nom d'*inclinaison antérieure du bassin.*

Si la flexion est considérable, l'extension harmonique du tronc en arrière n'est plus suffisante pour rétablir l'équilibre; alors le genou se porte en avant, la jambe se fléchit, et le malade n'appuie plus sur le sol que par la pointe des pieds.

Dans certains cas plus graves encore, la cuisse et la jambe, portés dans une flexion considérable, restent en l'air sans point d'appui; ce qui ne permet plus la station ou la progression sans béquilles. C'est probablement à ce phénomène que fait allusion Cœlius Aurelianus (1), quand il dit : « Tunc magis vehementem dolorem sentiunt ; et ambu-« lant quidam capitibus digitorum gradientes, alii extensi quidem, sed « sinuatis clunibus huc usque se pronos inclinare valeant; alii contracti « atque conducti, qui pejus omnibus habere noscuntur. »

§ II.

Abduction.

Nous avons vu comment, par le fait de la flexion de la cuisse sur le bassin, le tronc exécutait un mouvement en sens inverse, et se portait en arrière pour maintenir dans l'aire circonscrite par les pieds, la ligne générale de gravitation. La même chose a lieu quand la cuisse est portée dans l'abduction. « Dans cette position, en effet, dit M. Parise (2), le membre s'éloigne du plan moyen, d'autant plus que l'abduction est plus forte. Cela étant, si le malade veut marcher, ou bien il marchera les jambes écartées, ce qui sera fort difficile pour ne pas dire plus, ou bien il cherchera à rapprocher ses deux jambes. La jambe du côté malade étant immobile, il sera obligé de rapprocher l'autre, c'est-à-dire de la porter dans l'adduction; de sorte que l'axe des deux membres fera avec l'axe vertical du bassin et celui du tronc un angle plus ou moins prononcé, dont le sinus regardera du côté malade. Dans une telle attitude coudée la marche est impossible, il faut que la colonne lombaire s'infléchisse sur le côté sain, afin de reporter l'axe du tronc dans la direction des membres. De là, l'écar-

---

(1) Cœlius Aurelianus, t. 2, p. 353, édit. de Haller.

(2) Parise, *Archiv. génér. de méd.*, 4e série, t. 2, p. 435.

tement plus grand entre les côtes et la crête iliaque du côté malade : c'est ce que l'on appelle *inclinaison latérale du bassin.* » Il en résulte ensuite les courbures alternatives de la colonne rachidienne, l'élévation de l'épaule du même côté, etc. ; le plan médian n'est plus rectiligne, il est formé de brisures réunies à angles : ces brisures ou oscillations ont pour résultat de placer sur une même ligne le tronc et les membres.

§ III.

Adduction.

Je n'ai pas besoin d'insister sur cette position qui n'est que l'inverse de la précédente ; le même mécanisme s'y applique de tous points. La cuisse malade portée en dedans force la cuisse saine à se porter en dehors. Les membres, devenus alors parallèles, se placent dans la verticale ; d'où il résulte que c'est le bassin qui se trouve étendu latéralement sur le membre malade, ou, si l'on veut, fléchi latéralement sur le membre sain.

Mais cette position inclinée du bassin entraînerait le corps de son côté et porterait la ligne de gravitation en dehors de l'aire circonscrite par les pieds : alors se produit le mouvement harmonique d'équilibration ; le tronc, pour rester vertical, se porte du côté malade, ou s'étend sur le côté sain. Ce mouvement, qui se passe dans les dernières vertèbres lombaires, détermine le rapprochement des côtes et de l'épine iliaque du côté malade, et au contraire, un écartement du côté sain. C'est ce qu'on appelle *extension* ou *élévation latérale du bassin.* Comme l'*inclinaison* résultant de l'abduction de la cuisse, elle entraîne une série d'inflexions dans la partie supérieure de la tige rachidienne, l'abaissement de l'épaule, etc.

§ IV.

Rotation de la cuisse.

Lorsque la cuisse malade est portée dans la rotation en dehors ou en dedans, celle du côté sain, pour rester parallèle, se porte dans la rotation en dedans ou en dehors. Il en résulte que la face antérieure des cuisses ne correspond plus à la face antérieure du tronc. Celui-ci donc, pour conserver le parallélisme, est obligé d'exécuter un mouvement de rotation analogue à celui des membres inférieurs. Mais le bassin, fixé à la cuisse, malade ne peut suivre le mouvement du tronc; il en résulte une torsion dans la région lombaire, torsion par laquelle e plan antérieur du tronc est ramené sur le plan antérieur des cuisses; or, cela ne peut avoir lieu sans que le plan antérieur du ronc ne croise plus ou moins le plan antérieur du bassin; cela étant, comme l'on compare la position des épines iliaques au plan antérieur du tronc, on trouve celle du côté malade située plus en avant, si la cuisse malade est dans la rotation en dehors; on la trouve au contraire plus en arrière, si la cuisse malade est dans la rotation en dedans.

C'est à cette déviation que l'on a donné le nom de *rotation pelvienne.*

Pour nous résumer :

La flexion de la cuisse donne lieu à l'inclinaison antérieure du bassin;

L'abduction de la cuisse donne lieu à l'inclinaison latérale;

L'adduction de la cuisse donne lieu à l'élévation ou extension latérale.

La rotation en dedans ou en dehors, à la rotation en arrière ou en avant.

Il n'est pas généralement difficile de reconnaître ces déformations diverses; il suffit pour cela de comparer les deux membres entre eux, et d'examiner leurs rapports avec les différents axes du bassin.

1° *Flexion.* Le malade étant couché bien horizontalement en supination sur un plan solide; on fixe, avec les mains d'un aide, les deux épines iliaques antérieures et supérieures, et l'on allonge les membres parallèlement. Si la flexion est légère, les deux membres semblent, au premier coup d'œil, dans un parallélisme parfait, mais l'aide qui maintient le bassin sent l'épine iliaque du côté malade s'abaisser légèrement au moment de l'extension; la cambrure des reins s'exagère et reprend son état normal quand on rend au membre une légère flexion. Ce moyen suffit, dans tous les cas, pour apprécier l'existence de la flexion; mais quand on veut la préciser plus exactement, on peut s'aider de la mensuration. On commence par mesurer le membre sain placé dans l'extension complète, en prenant pour point fixe, en bas, la malléole externe; en haut, l'épine iliaque; supérieure et antérieure d'abord, puis supérieure et postérieure. On note les dimensions données. On procède ensuite à la mensuration du membre malade, et de la même manière on note encore le résultat. S'il y a flexion, le rapport de la mesure antérieure à la postérieure sera moindre que si le membre est dans la rectitude.

Ainsi, sur un membre qui donne dans la rectitude 103 pour la mesure postérieure, 99 pour l'antérieure, on trouve dans la flexion 107 . . . . 95.

2° *Abduction et adduction.* Elles sont rarement simples; le plus souvent on les trouve combinées avec la flexion; dans l'un et l'autre cas, leur appréciation est facile.

Le malade est placé comme ci-dessus, un fil est tendu entre les deux épines iliaques antérieures; sur ce fil on en place un second qui le croise à son milieu à angle droit, et d'une part remonte jusqu'à l'ombilic ou au delà, d'autre part descend jusqu'aux pieds: un coup d'œil suffit alors pour voir de combien chacun des membres s'éloigne de l'axe du bassin. On apprécie de même de combien le tronc s'est écarté du même axe pour s'harmoniser à la direction de la cuisse.

3° *Rotation.* Le même procédé sert encore pour apprécier la déviation rotatoire. Un fil est tendu entre les deux épines iliaques antéro-supérieures, une perpendiculaire est élevée sur ce fil à l'aide du fil à plomb : pour cela on tourne le malade jusqu'à ce qu'on soit arrivé à la perpendicularité, puis un coup d'œil suffit alors pour apprécier le sinus de l'angle formé entre le pied et la perpendiculaire du fil à plomb. On pourrait se servir du quart de cercle pour plus de précision.

Il nous resterait maintenant à rechercher les causes de ces déviations diverses ; mais comme ces causes sont en même temps celles qui produisent la plupart des altérations de longueur des membres, nous allons d'abord examiner ces dernières.

ARTICLE TROISIÈME.

Altérations de longueur du membre.

Ces altérations sont de deux ordres : 1° allongement ; 2° raccourcissement.

§ Ier.

Historique.

La question de l'allongement et du raccourcissement dans la coxalgie est certainement l'une des plus épineuses, des plus controversées de la chirurgie ; ce double phénomène était trop évident pour échapper à l'œil scrutateur des observateurs de l'antiquité : aussi le voyons-nous mentionné dans les monuments les plus anciens de l'art ; mais, chose remarquable, bien que depuis cette époque il ait servi de texte aux méditations des hommes les plus célèbres, c'est de nos jours seulement que date son explication véritable. A qui en appartient la gloire ? Il est toujours difficile de résoudre cette question : de nombreuses découvertes de détail en ont préparé la systématisation complète, et nous devons citer surtout celles de MM. Larrey et Malgaigne; mais c'est à M. Bonnet, et surtout à M. Parise, que l'élucidation complète de la question me paraît devoir être rapportée.

Le raccourcissement du membre dans les affections coxalgiques a été mentionné par tous les chirurgiens depuis Hippocrate; il n'en est pas de même de l'allongement, qui se trouve indiqué très-clairement dans un passage d'Albucasis (1). Cœlius Aurelianus (2) avait signalé non-seulement le raccourcissement dépendant de l'atrophie du membre, mais encore l'allongement, qu'il paraît rapporter à la paralysie des muscles, ou à la tuméfaction de la tête du fémur; il indique aussi l'inclinaison du bassin (3).

Ces notions, tout incomplètes qu'elles soient, s'altérèrent ou même se perdirent presque entièrement pendant le moyen âge; c'est seulement à J.-L. Petit qu'est due la nouvelle impulsion donnée à la science à ce sujet.

J.-L. Petit ne parle que du raccourcissement; il l'attribue à l'expulsion graduelle de la tête du fémur par l'accumulation de la synovie (4).

Depuis cette époque, de nombreux travaux ont paru sur le même sujet, et les phénomènes d'allongement et de raccourcissement ont été étudiés avec plus de soin.

Déjà Morgagni (5), après avoir rapporté deux observations dans lesquelles la claudication fut attribuée à la brièveté du col du fémur, exprime des doutes sur la valeur de cette explication, et fait observer que l'os iliaque peut être déplacé, les symphyses iliaques relâchées;

---

(1) Albucasis; voy. *Historique*.

(2) Cœlius Aurelianus; voy. *Histor.*

(3) Cœlius Aurelianus, lib. 5, cap. 1er, pag. 547 à 557; voy. *Archiv. gén. de méd.*, 4e série, t. 2, p. 284.

(4) J.-L. Petit; voy. *Histor.*

(5) Morgagni, *de Sedib. et caus.*, epist. 46, art. 22.

il recommande de s'assurer tout d'abord si les os iliaques sont placés à la même hauteur, et signale ainsi une cause fréquente d'erreur que la plupart de ses successeurs ont rarement évitée. Plus loin, Morgagni pense que l'état des muscles de la hanche peut influer sur les variations de longueur du membre malade; que, s'ils sont paralysés, le poids seul du membre peut étendre les ligaments et produire l'allongement, tandis que s'ils sont convulsivement contractés, ils appliquent fortement la tête fémorale contre la cavité, à tel point que le membre malade peut paraître plus court.

Paletta (1), qui avait observé l'allongement et le raccourcissement, attribue ces variations de longueur à l'action musculaire; ailleurs cependant, il attribue l'allongement qui précède la luxation à l'inflammation des cartilages et du ligament rond dont le gonflement repousse peu à peu la tête du fémur.

Sabatier (2), adoptant l'opinion de J.-L. Petit sur la cause de la luxation, soutient, contrairement à ce dernier, que ce n'est pas un raccourcissement, mais bien un allongement qui est produit par la sortie graduelle de la tête du fémur.

Larrey (3) a fait faire un grand pas à la question en démontrant que ni l'allongement, ni le raccourcissement, ne sont des signes certains de luxation, puisqu'on les observe sans qu'il y ait déplacement, et en attaquant le premier l'opinion fort accréditée alors que l'allongement était dû au gonflement inflammatoire des cartilages. Quant à l'explication de ces phénomènes, il rapporte le premier au gonflement du ligament rond, le second à la destruction des surfaces articulaires.

Selon Samuel Cooper (4), J. Hunter avait coutume d'expliquer l'é-

---

(1) Paletta, *Exercitat. pathologic.*, p. 66.

(2) Sabatier, *Mém. de l'Ac. de chir.*, t. 7, p. 585.

(3) Larrey, *Cliniq. chirurg.*, t. 3, p. 331.

(4) Sam. Cooper, *Dict. de chirurg.*, t. 1er, p. 219.

longation du membre par l'abaissement du bassin, observation déjà faite par Morgagni.

Mais c'est Brodie (1) qui a le plus fortement insisté sur l'inclinaison du bassin, comme cause productrice de l'allongement ou du raccourcissement.

Pour lui, les changements de longueur ne sont qu'apparents et dépendent de la déviation pelvienne. Brodie ne se bornait plus à l'inspection seule pour constater la longueur des membres, il mesurait avec un ruban tendu entre l'épine iliaque antéro-supérieure et la rotule.

Fricke (2), dont les opinions, appuyées sur des expériences qui paraissent concluantes, ont fait grand bruit dans le monde chirurgical, attribue l'allongement à la paralysie des muscles, le raccourcissement à leur contracture.

Plus tard, M. Malgaigne proclama une vérité importante, et qui certainement, plus qu'aucune autre, a, par sa forme paradoxale, fixé l'attention des observateurs : c'est elle qui a véritablement donné la clef du mécanisme par lequel se produisent les phénomènes si longtemps débattus de l'allongement et du raccourcissement. Cette vérité est que, dans un grand nombre de cas, par le fait de la déviation du bassin, le membre raccourci à la mesure est allongé à l'œil, et que le membre raccourci à l'œil est allongé à la mesure. « La conséquence la plus curieuse de mes expériences, dit M. Malgaigne (3), et la plus directement utile au praticien, est celle-ci : c'est qu'il n'y a pas seulement une longueur apparente du membre inférieur luxé ou fracturé, ou même à l'état sain, il y en a deux tout aussi trompeuses l'une que l'autre. Ainsi, quand le bassin est élevé d'un côté, le membre remonte avec lui, il y raccourcissement apparent. On croyait évi-

(1) Brodie, Samuel Cooper, *Dict. chirurg.*, t. Ier, p. 219; *Patholog. obs.*, p. 216.

(2) Fricke, *Arch. génér. de méd.*, 1834, p. 599.

(3) Malgaigne, *Gaz. des hôpit.*, 1838, p. 100.

ter l'erreur en mesurant entre deux points fixes et dans la même position, il y a allongement apparent. Chose bizarre, que le membre inférieur, dans une position donnée, puisse paraître raccourci ou allongé au choix de l'expérimentateur, et ne soit en réalité ni l'un ni l'autre ! »

Toutefois, M. Malgaigne n'avait pas dit le dernier mot de ce phénomène remarquable, et c'est, comme nous l'avons déjà dit, à MM. Parise et Bonnet, de Lyon, qu'appartient ce mérite.

Il y a, disent ces deux observateurs, deux variétés fondamentales dans l'allongement et le raccourcissement : un allongement et un raccourcissement apparents, un allongement et un raccourcissement réels. Le raccourcissement et l'allongement apparents sont dus toujours à la position que le membre inférieur affecte par rapport au bassin ; le raccourcissement et l'allongement réels tiennent à des causes diverses. Nous allons examiner en détail chacun de ces points intéressants.

§ II.

Allongement et raccourcissement apparents.

Nous avons déjà dit que dans l'allongement et le raccourcissement apparents, M. Malgaigne avait établi que le membre allongé à l'œil était raccourci à la mesure, et *vice versa*. Nous devons donc, en étudiant le raccourcissement et l'allongement apparents, considérer ces phénomènes sous deux points de vue : sous le point de vue de l'appréciation à l'œil, et sous celui de la mensuration.

1° *Allongement apparent à l'œil.* — Il dépend de l'inclinaison pelvienne *latérale*, ce qui correspond, ainsi que nous l'avons établi plus haut, à l'abduction du membre (nous ne parlons ici que des cas où les membres ont conservé leur longueur réelle).

« Voici l'explication qu'en donne M. Parise (1), et que j'adopte complétement.

Les membres pelviens représentent deux leviers égaux attachés par leur extrémité supérieure à une tige transversale. Si cette tige transversale s'abaisse à droite, il est clair que les deux leviers restant paralèles, le côté droit descendra, le côté gauche remontera, et que l'allongement sera proportionnel à l'inclinaison. Mais les extrémités de nos deux leviers sont fixées à une distance de 16 centimètres, distance invariable. Si on rapproche leurs extémités inférieures, ils ne sont plus parallèles. Si l'axe vertical du bassin tombe entre les malléoles rapprochées, comme chez un sujet sain, les angles que font les leviers avec la ligne supérieure transversale sont égaux, les extrémités inférieures se correspondant, le non-parallélisme peut être négligé; mais si le membre droit, par exemple, est dans l'abduction, le gauche, pour revenir au contact fait, avec la ligne transversale supérieure un angle beaucoup plus aigu. La malléole interne gauche se place au-dessus de la droite et d'autant plus haut que l'inclinaison sera plus grande. Les deux membres, en effet, se meuvent comme deux rayons partant de deux centres différents; le droit doit être coupé par la circonférence que décrit le gauche, à des hauteurs différentes et d'autant plus grandes qu'il sera plus écarté de la perpendiculaire à la ligne qui réunit les deux centres. On peut se faire une idée très-nette de ce mécanisme, en fixant par un clou deux règles parallèles, perpendiculairement aux deux bouts d'une traverse, et en le faisant mouvoir tantôt à droite, tantôt à gauche.

L'expérience sur le cadavre donne le même résultat. De plus, pour le même degré d'inclinaison des membres, la différence entre les malléoles n'est pas en rapport avec la différence que donne la mensuration de l'épine antéro-supérieure.

---

(1) *Arch. génér. de méd.*, 4e série, t. 2, p. 438.

Expérience.

Cadavre fixé d'une manière inamovible; les membres, rapprochés du plan médian, sont égaux et ont 880 millimètres de l'épine iliaque antéro-supérieure à la malléole externe. Si l'on portait les deux membres à droite de manière que la malléole interne droite fût écartée de 5 en 5 centimètres du plan médian, on obtenait dans les mêmes positions les différences suivantes : 1° par la mensuration de l'épine iliaque antéro-supérieure à la malléole externe; 2° par la comparaison des deux malléoles internes :

centim.			millim.			millim.
A 5	allong. à gauche	par la mensuration,	6	allong. à la vue,	à droite.	10
10	*id.*	*id.*	11	*id.*	*id.*	23
15	*id.*	*id.*	15	*id.*	*id.*	38
20	*id.*	*id.*	19	*id.*	*id.*	49
25	*id.*	*id.*	22	*id.*	*id.*	60
35	*id.*	*id.*	30	*id.*	*id.*	92

L'allongement à la vue suit une marche rapide, et il n'offre pas de rapport constant avec le raccourcissement que la mensuration donne pour le même côté. De là résulte que ces deux modes ne peuvent point être corrigés l'un par l'autre.

2° *Raccourcissement apparent à l'œil.* — De même que nous avons vu l'abduction du membre déterminer l'inclinaison pelvienne latérale, de même l'adduction détermine la déviation contraire, c'est-à-dire l'élévation du bassin qui produit tous les phénomènes de l'inclinaison latérale en sens inverse. Ainsi, le malade qui ne peut marcher les jambes croisées, ni garder cette position dans son lit, est obligé de porter la jambe saine parallèlement à l'autre, et, par conséquent, dans l'abduction; alors tout ce que nous avons dit de l'inclinaison latérale du bassin, qui n'est que le résultat de l'abduction, s'applique au membre sain, comme nous l'avons vu s'appliquer au membre malade, avec cette différence que dans un cas c'est l'abduction qui sollicite l'adduction du côté opposé, tandis que dans l'autre c'est l'adduction qui sollicite l'abduction. Mais le résultat est toujours le même, le membre porté en dehors paraît allongé, le membre porté en dedans paraît raccourci.

3° *Raccourcissement et allongement à la mesure.* — Il ne résulte pas exclusivement des conditions d'allongement et de raccourcissement apparents à la vue, c'est-à-dire de l'adduction et de l'abduction du membre. Sous ce rapport, la formule de M. Malgaigne n'est pas absolue, seulement elle est à peu près constamment exacte dans la pratique. L'allongement est bien le résultat d'une seule déviation : l'élévation du bassin, qui tient, comme nous le savons, à l'adduction du membre; mais le raccourcissement peut être déterminé à la fois par l'inclinaison pelvienne latérale due à l'abduction, et par l'inclinaison pelvienne antérieure due à la flexion.

M. Parise a fait à ce sujet des expériences tout à fait concluantes (1).

Première expérience.

Bassins appuyant sur la table par le coccyx et les deux ischions; membres inférieures légèrement fléchis sur les bassins, étendus sur la table et rapprochés de la ligne médiane.

De l'épine iliaque antéro-supérieure, point de départ de toutes les mensurations, à la malléole externe, 858 millimètres: 1 centimètre de moins dans toutes les positions pour la malléole interne.

a. Le membre porté dans les limites de l'abduction (55 centimètres sans tirailler la capsule), et mesurant de 5 en 5 centimètres d'écartement de la ligne médiane, on trouve une diminution progressive de 4 millimètres, de sorte qu'au dernier point d'abduction le membre

(1) *Archiv. génér. de méd.*, 4e série, t. 2, p. 295.

n'offre plus (les points de mensuration étant les mêmes) que 814 millimètres.

b. Dans l'adduction portée à ses limites (20 centimètres), allongement progressif, mais inégal, toujours en mesurant de 5 en 5 centimètres; il augmente d'abord de 3 millimètres, puis il tombe à 2, à 1, à 20 centimètres, ou à un allongement de 7 millimètres, c'est-à-dire 865 millimètres.

Entre les extrêmes de l'adduction et de l'abduction la différence est de 51 millimètres.

Deuxième expérience.

Même que la précédente, si ce n'est que le membre a été mesuré dans un état de flexion sur le bassin beaucoup plus prononcé. Les malléoles sont élevées au-dessus de la table de 50 centimètres, et portées alternativement en dehors et en dedans, suivant un plan horizontal.

a. Les malléoles étant rapprochées du plan médian, la mensuration donne 807 millimètres. Cette longueur diminue progressivement de 3 millimètres environ par chaque écartement de 5 centimètres du plan médian; de sorte qu'à 55 centimètres de ce plan on ne trouve plus que 770 millimètres.

b. En portant le membre dans l'adduction au delà du plan médian, on obtient une augmentation d'abord de 3, puis de 2 millimètres jusqu'à 25 centimètres de ce plan, où la mensuration donne 820 millimètres.

Troisième expérience.

Le bassin fixé comme dans la première expérience, les deux malléoles rapprochées, les membres sont ramenés dans la flexion sur le bassin, en suivant le plan médian, et mesurés de 5 en 5 centimètres de distance des malléoles, au-dessus du plan de la table.

a. La distance de 858 millimètres obtenue entre l'épine antéro-supérieure et la malléole externe, les malléoles reposant sur la table, diminue progressivement de 5 millimètres à mesure que la flexion est augmentée de 5 centimètres. La diminution est même plus grande encore quand on arrive à un haut degré de flexion. On ne trouve plus que 755 millimètres à 95 centimètres d'élévation; dans cette position, le fémur, fortement fléchi, fait avec le plan du détroit supérieur du petit bassin un angle presque droit.

b. Si, au lieu d'élever les membres en les fléchissant, on les abaisse au-dessous du plan horizontal, toujours en suivant le plan médian, on trouve, en augmentant l'*extension du membre* de 5 en 5 centimètres, un allongement croissant d'une manière inégale, d'abord de 4 millimètres; il diminue progressivement, et devient à peine appréciable entre les deux dernières mensurations, c'est-à-dire de 45 à 50 centimètres au-dessous du plan horizontal sur lequel le bassin est fixé. Portée à ce degré, l'extension est limitée par la tension de la partie antérieure de la capsule iléo-fémorale. La mensuration donne alors 890 millimètres.

Entre la plus grande flexion et la plus grande extension, la mensuration donne une différence de 13 centimètres et demi. Il est à remarquer que pour chaque arc de cercle que parcourt le rayon fémoro-tibial, on ne trouve pas une différence égale entre chaque mensuration. Ainsi, dans l'extension complète, la différence de 5 millimètres est tombée à 2 et 1. La raison de ce fait est que, dans cette position, les trois points mobiles, épine iliaque, centre articulaire et malléole, sont sur une même ligne; nos deux rayons sont placés bout à bout.

On choisit quelquefois comme point de départ des mensurations, les épines iliaques supérieures et postérieures, assez faciles à reconnaître à travers les téguments. Ces épines, placées plus en arrière et sur un plan plus élevé que l'articulation, sont éloignées l'une de l'autre de 7 centimètres; chacune d'elles est donc de 4 centim. et demi plus rapprochée du plan médian que le centre des mouvements de la hanche. Le rayon qui de ce centre vient se terminer à l'épine iliaque supéro-postérieure, a environ 14 centimètres; il est oblique en haut, en arrière et en dedans; direction bien différente de celle que suit le rayon qui aboutit à l'épine iliaque antérieure et supérieure, et qui fait prévoir que la mensuration partant de ce point donnera des différences analogues, mais en sens inverse de ceux que fournit la mensuration partant de l'épine antéro-supérieure. C'est-à-dire que nous aurons un allongement dans la même position qui nous donnait un raccourcissement, et *vice versa;* et cela pour les mêmes raisons et par le même mécanisme. Les expériences qui suivent ne laissent aucun doute à cet égard.

Quatrième expérience.

Le même bassin qui a servi aux expériences qui précèdent est renversé, appuyant sur une table par les épines iliaques antérieures et supérieures et les pubis, et fixé comme il a été dit : les membres, dans l'extension, rapprochés du plan médian, sont mesurés de l'épine iliaque postéro-supérieure à la malléole externe, en les portant d'abord dans l'abduction, puis dans l'adduction, parallèlement au plan horizontal.

a. Les malléoles étant rapprochées, on trouve 913 millimètres; portant le membre dans l'abduction et le mesurant à chaque écartement de 5 centimètres du plan médian, on trouve d'abord 3, 2, puis 1 millimètre d'augmentation, de sorte que l'on obtient 927 millimètres à 40 centimètres de ce plan.

b. La longueur diminue, au contraire, plus rapidement, quand on porte le membre dans l'adduction en croisant le plan médian; à 15 centimètres de ce plan, elle tombe à 900 millimètres.

Ces variations dépendent ici, comme dans les premières expériences, de la position relative des trois points qui composent le triangle mobile dont on mesure l'un des côtés. Il en est de même dans celle qui suit.

Cinquième expérience.

Même position du bassin : les membres inférieurs rapprochés sont portés parallèlement au plan médian, dans l'extension, puis dans la flexion sur le bassin, et mesurés à chaque écartement de 5 centimètres du plan horizontal de la table.

a. Rapprochés et sur la table, 913 millimètres de l'épine postéro-supérieure à la malléole externe; portés dans l'*extension* à 25 centimètres au-dessus du plan, on trouve 890 : soit une diminution progressive de 4 millimètres par chaque mensuration.

b. En les portant dans la flexion jusqu'à 95 centimètres d'écartement du plan horizontal, on trouve entre les mêmes points une distance de 980 millimètres: soit une augmentation de 3 millimètres environ par chaque mensuration. Il convient de remarquer que la flexion étant portée à un certain degré, il devient difficile d'employer ce mode de mensuration; car le ruban passe tantôt sur le grand trochanter, sur lequel il se réfléchit, tantôt il s'enfonce dans l'espace qui sépare cette éminence de la tubérosité sciatique. Ce qui doit, sur le vivant, donner des résultats différents, selon l'état de tuméfaction ou d'affaissement des parties molles.

De ces recherches il résulte:

1° Que la position qu'occupe le membre au moment de l'examen influe sur le résultat de la mensuration;

2° Que si l'on mesure de l'épine iliaque antéro-supérieure aux condyles fémoraux, à la rotule, ou aux malléoles, on trouvera une longueur qui croîtra avec le mouvement d'*adduction,* qui diminuera dans le mouvement d'*abduction,* qui croîtra dans l'*extension,* et diminuera à mesure que la flexion sera augmentée;

3° Que dans ce mode de mensuration, la plus grande longueur est donnée par une position combinée d'*adduction* et d'*extension;* que la plus courte est donnée par l'*abduction* jointe à la *flexion;*

4° Que la mensuration de l'épine iliaque postéro-supérieure, aux mêmes parties, donne aussi des longueurs différentes, selon les positions du membre, et cela en sens inverse des longueurs obtenues par la mensuration partant de l'épine antéro-supérieure.

5° Que, par conséquent, la position qui donne la plus grande longueur dans un mode de mensuration donnera la plus faible dans l'autre.

M. Bonnet (1), qui, du reste, est loin d'avoir mis dans ses recherches la précision de M. Parise, n'a point décomposé d'une manière aussi nette les déviations qui peuvent entraîner dans le membre des changements de longueur. C'est ainsi que pour expliquer l'allongement apparent, il invoque: 1° l'abaissement de l'épine iliaque; 2° sa position antérieure; 3° l'abduction du membre. Or, qu'est-ce que l'abaissement de l'épine iliaque? Est-ce l'inclinaison latérale provenant de l'abduction? Est-ce l'inclinaison antérieure provenant de la flexion? Dans le premier cas, il y a double emploi, puisque plus loin il est encore question de l'abduction du membre; dans le second, il y a erreur, la flexion du membre produit le raccourcissement à la mesure, mais non pas l'allongement à la vue. Quant à la position antérieure ou rotation antérieure produite par la rotation du pied en dehors, elle ne peut être non plus admise comme cause d'allongement ou de raccourcissement. Voici l'explication que donne M. Bonnet : « Remarquez toutefois que lorsqu'on est assis, on ne peut porter une épine iliaque en avant, sans que le genou correspondant ne dépasse celui du côté opposé de la même étendue que l'épine iliaque la plus antérieure dépasse celle qui est restée en arrière. Il en est de même lorsque la cuisse est fléchie. Or, comme tous les malades affectés de coxalgie, dont la cuisse est allongée, ont cette cuisse fléchie sur le bassin, on voit qu'ils se trouvent précisément dans le cas où la position plus antérieure de l'épine iliaque devient la cause d'un allongement apparent. » Le fait est vrai; mais c'est encore l'abduction du membre qui détermine l'allongement qu'il signale. Si, quand on est assis, on essaye de porter en avant une épine iliaque, on produit précisément l'abduction du membre dont l'épine iliaque est portée en avant, et l'adduction du membre opposé.

(1) *Journal de chirurg.*, 1843, p. 74.

J'ai dû m'arrêter un instant sur les explications de M. Bonnet, parce qu'elles sont erronées, et que, vu la haute position scientifique de l'auteur, elles étaient de nature à jeter de l'obscurité sur cette question déjà si difficile à élucider.

Pour nous résumer, nous considérons donc comme parfaitement établi :

1° Que l'allongement apparent à la vue dépend de l'inclinaison latérale du bassin, due elle-même à l'abduction du membre;

2° Que le raccourcissement apparent à la vue dépend de l'élévation du bassin, due elle-même à l'adduction;

3° Que l'allongement apparent à la mesure résulte de l'élévation du bassin, due elle-même à l'adduction;

4° Enfin, que le raccourcissement apparent à la mesure peut-être produit par deux causes : l'inclinaison latérale du bassin, due à l'abduction, et l'inclinaison antérieure, due à la flexion.

Quels sont maintenant les moyens de reconnaître ces modifications apparentes de longueur ?

Puisque les modifications apparentes sont le résultat de la position différente des deux membres inférieurs, relativement au bassin, elles devront disparaître quand ces deux membres seront ramenés à une position semblable.

Si, par des tractions bien dirigées, il était possible de ramener le membre malade à sa position naturelle, le diagnostic des modifications apparentes ne souffrirait aucune difficulté; tout se réduirait à placer les membres parrallèlement entre eux, et à les examiner à l'œil et à la mesure dans cette position; mais il n'en est point ainsi: le membre malade est le plus souvent fixé dans la position vicieuse, soit par la douleur, soit par des altérations organiques que le chirurgien est obligé de respecter, au moins en grande partie.

C'est alors sur le membre sain que doit se diriger notre attention : celui-ci pourra être porté dans toutes les directions, attendu que son articulation est libre. On cherchera donc à lui donner une position semblable à celle du membre malade, et l'on contrôlera l'apparence fournie par l'inspection simple, au résultat donné par la mensuration. Si la modification de longueur n'était véritablement qu'apparente, on devra trouver une identité parfaite de longueur à l'œil et à la mesure. Toute la difficulté consiste donc à donner aux deux membres une position identique.

1° *Diagnostic de l'allongement apparent à la vue.* — C'est à l'abduction du membre malade, avons-nous dit, qu'est dû ce phénomène; il suffira donc de placer le membre sain dans une abduction semblable, pour voir si l'œil et la mesure s'accordent à reconnaître une longueur identique. Mais, chez la plupart des malades, l'abduction se trouve liée à la flexion, c'est-à-dire que le membre qui paraît allongé à l'œil est à la fois fléchi et porté en dehors; il importe donc aussi de placer le membre sain dans une flexion semblable.

Comme l'exactitude du résultat dépend essentiellement de la similitude complète de position donnée aux deux membres, il importe de prendre à ce sujet les plus grandes précautions; c'est ici que le petit instrument proposé par M. Parise (1) pourrait être employé utilement. Il consiste en deux règles de bois, larges d'environ $0^m,015$; la première, longue de $0^m,30$, est graduée à partir de son milieu, où se trouve le zéro. C'est à ce point qu'est fixée perpendiculairement, et maintenue par deux tiges obliques, la seconde règle, longue de $0^m,90$. Rien n'est plus facile que d'appliquer cette sorte de T; la branche transversale graduée est appliquée sur les épines qui doivent correspondre aux mêmes chiffres; on peut l'appliquer soit au-dessus, soit au-dessous. Un aide la maintient fixe. La tige perpendiculaire indique le plan pelvien et est prolongée entre les malléoles.

2° *Raccourcissement apparent à la vue.* — Ce phénomène n'est pas aussi facile à reconnaître que le précédent, d'abord parce qu'il est

(1) Parise, *Arch. génér. de méd.*, 4e série, t. 2, livr. 4.

plus complexe, qu'il dépend à la fois de l'adduction et de la flexion du membre, ensuite parce que le membre malade, devié vers la ligne médiane, s'oppose à ce que l'on puisse placer le membre sain dans une position semblable. Aussi ne peut-on arriver qu'à des résultats approximatifs, suffisants, du reste, pour la pratique.

Voici comment on procède : le malade est couché en supination, comme dans le cas précédent; les épines iliaques placées bien horizontalement, le membre sain est alors porté dans la flexion, puis dans l'adduction, de manière qu'il croise en avant le membre malade et se trouve dans une adduction semblable : ce qu'il est facile de constater par le moyen qui nous a servi à reconnaître le degré d'abduction. On mesure les deux membres dans cette position. Alors le membre sain, étant dans une adduction semblable et dans une flexion plus forte, doit paraître plus court à la mesure. S'il était plus long ou égal, c'est qu'il y aurait du côté malade un certain degré de raccourcissement réel. Pour plus de précision, on pourrait mesurer une seconde fois le membre sain, en le portant en arrière du membre malade, et toujours dans le même degré d'adduction; alors on obtiendrait, à la mesure, une longueur plus grande, qui, combinée avec la brièveté obtenue par la première mensuration, donnerait un résultat bien rapproché de la réalité.

Nous n'avons rien à dire du raccourcissement et de l'allongement apparent à la mesure, tout ce qui précède s'y applique entièrement.

Il nous reste maintenant à examiner les circonstances qui produisent les déviations diverses, flexion, abduction, adduction et rotation, et par contre-coup, les modifications apparentes de longueur du membre.

A cet égard encore, il existe des explications nombreuses; Fricke (1), qui parle de l'inclinaison au niveau du bassin, se contente de dire

---

(1) Fricke, *Arch. génér. de méd.*, 4e série, t. 2, p. 288.

qu'elle est due à un besoin instinctif du malade; Brodie (1) l'attribue *à la prédominance qu'acquiert l'action de certains muscles, et à l'habitude qu'a eue pendant longtemps le malade de se tenir dans une position vicieuse.* Voici comment il développe cette idée : « Il est aisé (2), dit-il, de comprendre comment se produit cet effet (l'allongement apparent), en observant la position que le malade tient lorsqu'il est debout : il supporte le poids de son corps sur le membre sain, conséquemment la hanche et le genou sont dans l'extension; en même temps le membre opposé est incliné en devant, et le pied du côté malade est posé à terre, bien en avant de l'autre, non point tant pour supporter le poids du corps que pour affermir la base de sustentation, et maintenir l'équilibre. Ordinairement cela ne peut avoir lieu sans que le bassin soit déprimé. L'inclinaison du bassin est naturellement accompagnée de la courbure latérale de l'épine, et alors il arrive que l'une des épaules est plus élevée que l'autre, et que toute l'habitude du corps est un peu contournée. Tous ces symptômes peuvent disparaître au bout de quelques semaines, si le malade, dans cette circonstance, garde le lit et la position horizontale; excepté dans le cas où, la maladie étant survenue à l'époque de l'accroissement et ayant déjà existé depuis longtemps, la forme de ces parties a dû contracter ce nouvel état, et alors cette difformité peut durer toute la vie. »

M. Bonnet (3) repousse cette explication comme trop obscure; « elle a de plus, dit ce chirurgien, l'inconvénient de ne s'appliquer qu'aux malades qui marchent. Or, la plupart de ceux qui présentent cette déviation gardent le lit dès le début de leur mal (en cela M. Bonnet est, je crois, dans l'erreur). D'autre part, si ces malades s'appuient sur le membre inférieur du côté sain, ils transportent le cen-

(1) Brodie, *Gaz. méd.*, 1837, p. 179.

(2) Brodie, *Traité des mal. art.*, p. 110.

(3) Bonnet, Journ. de M. Malgaigne, t. 1, p. 76.

tre de gravité sur la base de la sustentation que ce membre leur fournit. Dès lors le côté du bassin qui est articulé avec la cuisse saine s'abaisse, et celui du côté opposé, c'est-à-dire du côté malade, s'élève proportionnellement. »

M. Jules Guérin (1) explique le phénomène de l'abaissement du bassin, et par conséquent tout ce qui en découle, par la douleur qu'éprouve le malade et qu'il cherche à soulager en relâchant les muscles.

Quant à M. Bonnet (2), voici l'explication qu'il propose : « Toutes les fois, dit-il, que l'on trouve un malade dont le membre inférieur est allongé dans une coxalgie, la cuisse de ce malade est portée dans la flexion et l'abduction. Cette position coincide toujours avec l'habitude qu'a contractée le malade de se coucher sur le côté souffrant. Que l'on essaye soi-même, dit cet observateur, de se coucher sur un côté, et l'on verra qu'instinctivement on plie la jambe sur la cuisse et la cuisse sur le bassin, et que la cuisse se porte plus ou moins dans l'abduction. » Relativement au raccourcissement apparent, c'est encore une explication analogue : « Les malades affectés de raccourcissement sont tous couchés sur le côté sain, leur cuisse malade est pliée sur le bassin, et portée dans l'adduction et la rotation en dedans.

« La différence qui sépare la position des malades affectés de coxalgie de celle que l'on peut simuler dans l'état de santé, ajoute M. Bonnet, tient uniquement à ce que, dans le premier cas, la cuisse est maintenue avec plus ou moins de fixité dans la position qu'elle a prise, tandis que dans le second l'on peut à son gré faire cesser cette position.

« Quant aux circonstances qui, dans la coxalgie, maintiennent plus ou moins fixement le membre inférieur dans une position déterminée, elles sont nombreuses : ce sont les formations accidentelles de tissu

---

(1) Bonnet, Journ. de M. Malgaigne, t. 1, p. 77.

(2) Ibid., p. 75.

fibreux ou lardacé autour de la capsule articulaire ; ce sont les inégalités que l'ulcération donne aux surfaces articulaires, les adhérences que celles-ci peuvent contracter entre elles. »

Enfin, M. Parise (1), se fondant sur les expériences curieuses de M. Bonnet (2), qu'il a répétées en les variant de mille manières, et dont j'ai moi-même vérifié la parfaite exactitude, attribue la flexion et la rotation de la cuisse en dehors, qui se remarquent dans la première période de la maladie, à la réplétion de la cavité articulaire par du liquide ou un corps quelconque. Quant à la rotation en dedans et à la flexion qui surviennent dans la dernière période, il l'attribue à ce que la capsule articulaire ramollie ou détruite n'opposant plus d'obstacle mécanique à l'action musculaire, celle-ci ramène peu à peu le membre dans le sens où sa puissance prédomine, c'est-à-dire dans l'adduction et la flexion.

Voici, du reste, le résumé de ces expériences : on place un cadavre bien horizontalement en supination sur une table, on fixe le bassin de manière qu'il ne puisse exécuter aucun mouvement, on perfore la cavité cotyloïde au niveau de la branche horizontale du pubis, ou mieux, au niveau du bourrelet cotyloïdien. Pour que celui-ci fasse l'effet d'une soupape qui s'oppose à la sortie du liquide injecté, on dépouille la cuisse d'une partie de ses muscles, et on en sépare la jambe afin de la rendre moins lourde, puis on injecte un liquide. A mesure que le liquide pénètre et distend la capsule, on voit le fémur se fléchir sur le bassin, jusqu'à ce que la capsule étant fortement distendue, le fémur soit invariablement ramené et fixé dans une position telle que son corps forme avec le plan du détroit supérieur du bassin un angle aigu de 30 degrés environ, et avec le plan horizontal sur lequel le bassin est fixé un angle de 30 à 35 degrés. Le condyle interne est élevé de 25 centimètres au-dessus de ce plan, en même

---

(1) Parise, *Arch. gén. de méd.*, 3e série, t. 14, p. 20.

(2) Bonnet, *Gaz. méd.*, 1840, p. 722.

temps il s'éloigne de 20 centimètres du médian avec lequel le corps du fémur forme un angle de 22 degrés environ. La rotation en dehors est peu prononcée, cependant elle a lieu.

1° Le grand trochanter est porté en dehors et écarté de l'épine iliaque antéro-supérieure et de la symphyse pubienne de 1 centimètre et demi. Il est en même temps porté en bas, par conséquent le membre est allongé de 12 à 14 millim. Quoiqu'en ait dit J.-L. Petit, cet allongement résulte d'une double cause, comme nous le démontrerons plus tard.

2° La capsule remplie par l'injection n'est pas uniformément distendue; sa plus grande circonférence près de ses attaches iliaques a de 20 à 23 centimètres sur les adultes. Plus en dehors, elle offre un rétrécissement circulaire correspondant à un faisceaux fibreux décrit par Weber. Dans ce point, la circonférence n'est que de 15 centim. et demi à 16 centimètres. Entre ce point et le grand trochanter se voit un bombement circulaire peu marqué en avant et en haut, mais très-saillant en arrière et en bas.

3° *Position de la tête du fémur.* — Quand une injection solidifiable a fortement rempli la capsule, on trouve la tête et le col du fémur enveloppés d'une couche continue, mais d'épaisseur fort inégale. Le fond de la cavité est occupé par une sorte de ménisque dont l'épaisseur la plus grande correspond au milieu, et n'a pas moins de 16 à 18 millimètres (la profondeur de la cavité avec le bourrelet étant de 3 centimètres); tandis qu'elle diminue progressivement à mesure qu'on l'examine plus près du bord libre du bourrelet cotyloïdien. Sa coupe à la forme d'un croissant, dont les deux extrémités tronquées se continuent avec la matière à injection qui environne la tête au dehors du bourrelet cotyloïdien; c'est à ce point que le moule obtenu par l'injection offre son grand diamètre, lequel est de 6 centim. et demi sur 7 centim.

La tête du fémur, ainsi chassée presque complètement de sa cavité, est séparée de la capsule articulaire par une couche très-mince de liquide injecté au niveau de son plus grand diamètre. Souvent elle la touche immédiatement en avant et en haut; mais ce qui est le plus important à noter, c'est que dans les injections même médiocres, la tête n'appuie nulle part sur le bourrelet cotyloïdien, dont elle est éloignée en bas et en dedans de 1 centimètre; en arrière et en haut vers l'échancrure postéro-supérieure de 5 millimètres; en haut et en avant vers l'épine iliaque antérieure et inférieure de 2 à 3 millimètres seulement. Si après avoir coupé la capsule et détaché le fémur on enlève tout ce qui dépasse le niveau du bourrelet cotyloïdien, la cavité se trouvera presque remplie par le ménisque; cependant il présentera encore une dépression circulaire ayant de 12 à 13 millim. de profondeur, ce qui prouve que la tête du fémur n'est pas complétement chassée de sa cavité.

Cette tête se trouve donc suspendue pour ainsi dire au milieu du fluide qui distend la capsule : le ligament rond nous a paru quelquefois tendu entre ses attaches, ce qui aurait pu contribuer à donner à la tête la position qu'elle occupe, et par suite modifier celle du membre; mais sur cinq sujets, ce ligament ayant été coupé par une perforation de la cavité cotyloïde, l'injection a donné les mêmes résultats. Bien plus, nous avons enlevé la tête du fémur et son col jusqu'à l'insertion de la capsule, par une large ouverture pratiquée aux dépens du fond de la cavité cotyloïde; nous avons fermé cette ouverture au moyen d'une planchette collée avec la poix de Bourgogne, et l'injection nous a donné les mêmes résultats, quant à la forme de le capsule et à la position du membre.

Si maintenant, au milieu de toutes ces opinions diverses, nous cherchons où peut être la vérité ou au moins la probabilité, nous arrivons aux résultats suivants :

1° La flexion de la cuisse, son abduction, sa rotation en dehors que l'on observe dans la première période de la coxalgie, et qui entraînent comme conséquence l'inclinaison en avant, l'inclinaison latérale et la rotation antérieure du bassin, sont déterminées : 1° mécaniquement, par la distension de la capsule articulaire; 2° physiologiquement, par la douleur qui résulte du tiraillement exercé sur la capsule dans les mouvements contraires d'extension, d'adduction, de rotation en dedans, lorsque celle-ci contient du liquide, ou de la pression des surfaces articulaires malades l'une contre l'autre, quand il n'y a pas de liquide : cette douleur agit en forçant le malade à chercher la position la moins pénible; 3° par l'effet mécanique du décubitus sur le côté malade.

2° La flexion de la cuisse, son adduction, sa rotation en dedans, que l'on observe dans la deuxième période de la maladie, et qui entraînent comme conséquence l'inclinaison antérieure, l'élévation latérale et la rotation en arrière du bassin, sont déterminées : 1° par la cessation des conditions mécaniques de la capsule, qui produisaient les déviations opposées, cessation qui résulte de son ramollissement, de sa rupture ou de sa destruction; 2° par la prédominance d'action des muscles adducteurs; 3° par l'effet mécanique du décubitus sur le côté sain.

Quant aux causes qui maintiennent ces diverses déviations, nous les avons exposées à l'occasion de ces déviations elles-mêmes.

§ III.

Allongement et raccourcissement réels.

Sans que la tête du fémur ait quitté le centre de la cavité cotyloïde, sans que la longueur des os du membre ait changée, et par le seul fait de la position différente des membres par rapport au bassin, nous avons vu se produire des changements de longueur apparents à la vue et à la mensuration. Leur caractère essentiel est qu'ils sont liés comme l'effet à la cause, à la position vicieuse du membre malade; les changements réels, au contraire, en sont complétement indépendants.

Dans l'état normal, la ligne transversale qui passe par le centre des têtes fémorales est parallèle à celle qui réunit les deux épines iliaques antéro-supérieures, et perpendiculaire au plan médian du corps. Elle se confond en outre avec une ligne (ligne cotyloïdienne) qui passe par les deux centres cotyloïdiens. Or, quelle que soit la cause qui déplace le fémur, il y aura allongement réel toutes les fois que le centre de la tête descend au-dessous de la ligne cotyloïdienne; raccourcissement réel toutes les fois que ce même centre montera au-dessus de cette même ligne. Si le centre de la tête fémorale se déplace en suivant cette ligne, il n'y aura ni allongement ni raccourcissement.

Tel est le caractère essentiel de tout changement provenant mécaniquement de l'état maladif de la jointure.

Mais des affections siégant dans les os placés au-dessous de l'article peuvent donner lieu, en dehors des altérations articulaires, à des modifications réelles dans la longueur.

De là deux genres de variations réelles de longueur dans la coxalgie : 1° celles qui sont un résultat mécanique immédiat de l'affection articulaire qui a déplacé le centre de la tête fémorale, soit au-dessous (allongement), soit au-dessus (raccourcissement) de la ligne bi-cotyloïdienne; 2° celles qui dépendent de la longueur absolue des os du membre.

1° *Allongement réel.* — Il est peu d'auteurs qui n'aient pas remarqué l'allongement du membre à la première période de la coxalgie; mais la plupart ont regardé comme réel un allongement apparent. Ceux, au contraire, qui ont fixé leur attention sur l'inclinaison du bassin, frappés de la fréquence de ce symptôme, ont nié l'allongement réel dont ils ne se rendaient pas compte. Les idées de J.-L. Petit, admises par beaucoup de chirurgiens, et soutenues dans ces derniers temps par un observateur aussi sévère que M. Nétalon, ont aussi contribué à faire rejeter l'allongement réel.

Sabatier, Boyer, Desault, disent, au contraire, qu'il doit y avoir allongement; mais ils n'en donnent aucune preuve. Le fait est qu'il y a allongement; les expériences de M. Bonnet et de M. Parise ne laissent aucune doute à ce sujet.

Expérience.

Bassin solidement fixé sur une table par les ischions et le coccyx.

A. Malléoles rapprochées du plan médian; capsule incisée à sa partie supérieure; cavité cotyloïde perforée. La tête du fémur est portée en dehors fortement pressée contre la paroi supérieure du cotyle; la tête éloignée du fond de la cavité de 5 à 6 millimètres. Les malléoles sont descendues de 3 millimètres, et de 4 quand l'écartement de la tête était porté jusqu'à 8 millimètres.

B. Le même allongement de 4 millimètres s'obtient dans les divers degrés d'abduction et de flexion.

C. Section complète de la capsule; conservation du ligament rond; écartement de la tête de 10 millimètres. On obtient un allongement de 5 millimètres.

D. Mêmes expériences répétées après l'ablation du cartilage de la tête, du cartilage de la cavité, et abstraction faite du raccourcissement réel dû à l'enlèvement de ces cartilages; la malléole est toujours descendue de 2 à 3 millimètres. Donc, on ne peut faire sortir la tête de la cavité sans que les malléoles s'abaissent, c'est-à-dire sans qu'il y ait allongement. J'ai répété ces expériences avec le même résultat.

Ce fait bien établi par les expériences, la disposition anatomique de l'article en donne une explication facile. La cavité cotyloïde regarde en dehors, en avant, en bas. Deux règles placées sur l'ouverture de ces cavités se rencontreront devant les pubis suivant un angle aigu se rapprochant de l'angle droit, disposition qui déjà ferait présumer l'existence d'une voûte formée par la partie supérieure de la cavité, lors même que celle-ci ne serait qu'hémisphérique; or, elle offre presque les deux tiers d'une sphère, lorsqu'elle est munie de son bourrelet cartilagineux. L'existence de cette voûte se démontre d'ailleurs directement par une coupe transversale parallèle à la ligne cotyloïdienne passant par les deux éminences iléo-pectinées et tombant immédiatement en arrière des tubérosités sciatiques. Une règle étant placée sur la surface de cette coupe, si on mesure la perpendiculaire entre cette règle et la paroi supérieure de l'une et l'autre cavité, on voit que cette paroi supérieure forme une voûte, dont la profondeur est de 5 à 6 millimètres au niveau de la partie antérieure de l'échancrure postérieure, et un peu moindre vers la partie postérieure de la même échancrure. Après avoir enlevé les cartilages et le bourrelet cotyloïdien, la profondeur de cette calotte sphérique était encore de 4 millimètres.

L'existence de cette voûte empêche les déplacements de la tête du fémur et favorise la station bipède. Son point le plus élevé correspond au-dessus du centre de la tête fémorale, celle-ci remplit la cavité dont elle ne pourra sortir qu'en s'abaissant de 5 millimètres environ.

Donc, toute cause capable de repousser le fémur en dehors (comme le gonflement du tissu adipeux cotyloïdien, du ligament rond, les productions osseuses ou autres, développées dans le fond du cotyle) produira nécessairement une élongation réelle, si la paroi supérieure du cotyle est intacte ; en effet, un petit tampon mis au fond de la cavité produit un allongement.

Or, la synovie ou tout autre liquide refoule le fémur en dehors; de là, et par le fait seul de l'écartement de la tête, allongement de 1 millimètre; de plus, l'injection d'un liquide dans l'article porte la tête du fémur en dehors et en bas. La tête du fémur se trouve suspendue dans le liquide et écartée de 17 à 18 millimètres du fond du cotyle; elle est éloignée de 5 à 6 millimètres du bourrelet cotyloïdien vers le côté externe et supérieur, ce qui porte l'allongement réel à 10, 12 et même 14 millimètres.

J'ai constaté un pareil allongement, en mesurant comparativement le membre dans la même position avant et après l'injection. Dans cette expérience, pour que le poids du fémur et de la jambe ne gênât en rien les mouvements que devait exécuter le fémur sous l'influence des injections, j'avais soin de couper cet os vers son milieu et de le remettre en place après l'injection, ou bien, ce qui est encore plus simple, de le remplacer par une baguette légère dont il est plus facile d'apprécier l'élongation. J'ai obtenu ainsi jusqu'à 15 millim. d'allongement réel.

Si on injecte l'article en laissant la jambe sur la table, on voit le membre s'allonger de 8 à 9 millim., si l'on empêche les malléoles de s'écarter du plan médian; le membre abandonné à lui-même, si l'injection est poussée plus vigoureusement, la malléole externe se porte en dehors jusqu'à 35 centimètres du plan médian, malgré le poids du membre et le frottement.

L'allongement réel arrive alors jusqu'à 12 millimètres; il irait plus loin si la capsule était élastique et dilatable comme chez le vivant.

Cet allongement de 0,012 à 0,015 obtenu sur le cadavre est-il possible chez le vivant? S'il est vrai que, lorsqu'un liquide s'amasse dans la cavité de l'article, il agisse en vertu des lois physiques, repousse le fémur et donne à la capsule une forme déterminée, celle qui lui permet de contenir le plus de liquide, s'il est vrai que cette forme ne puisse changer sans devenir une cause de douleurs, dues à la distension brusque de la capsule par un liquide incompressible; s'il est vrai que les muscles s'accommodent instinctivement à la position qui est la moins douloureuse, il est fort probable que cet allongement existe dans certains cas.

Ainsi, qu'une accumulation rapide de liquide se fasse dans la jointure enflammée et douloureuse, la crainte d'aggraver la douleur modérant la contraction musculaire, le membre se placera dans une position telle que la capsule soit le moins possible distendue par le liquide. Cette position est celle que donne l'injection de l'article au fémur, qui se porte en dehors et se fléchit sur le bassin à un certain degré, en même temps que sa tête est suspendue au milieu du fluide. Il y aurait, dans ce cas, suspension de la tête fémorale dans le liquide, et allongement de 12 à 15 millimètres, sans compter l'allongement apparent à la vue résultant de l'abduction du membre. Mais quand la douleur a diminué, quand la capsule s'est dilatée, la seule action tonique des puissants muscles pelvi-cruraux doit suffire pour appliquer la tête fémorale contre la paroi supérieure du cotyle, il n'y aurait alors qu'un allongement de 4 à 5 millim., selon le degré de son écartement.

La connaissance de ces faits n'en est pas moins importante, au point de vue du diagnostic de certaines lésions de la hanche. On voit souvent des individus qui, ayant fait une chute sur le trochanter ou sur le genou, éprouvent des douleurs dans la hanche, et plus ou moins de difficulté dans la marche, en même temps que le membre du côté malade s'allonge. N'est-il pas vraisemblable que la chute a causé une inflammation légère de la jointure, que l'augmentation de synovie, qui en est le résultat, en distendant la capsule, repousse la tête du fémur en dehors, en même temps qu'elle porte le membre dans l'abduction, produisant à la fois l'allongement réel et l'allongement à la vue? c'est exactement ce qui arrive dans la première période de la coxalgie.

Quant à l'augmentation de volume de la tête de l'os, je doute qu'elle puisse être considérée comme une cause d'allongement dans la coxalgie : il faudrait, si l'on voulait, avec Rust, admettre que cette cause a pu donner lieu à un allongement de 4 pouces, supposer, ainsi que le fait remarquer M. Parise (1), que cette tête ait acquis un volume de 9 pouces de diamètre, c'est-à-dire deux fois environ le volume d'une tête d'adulte.

Dans les cas, du reste assez rares, où l'on a constaté une augmentation de volume de cette tête, la cavité cotyloïde avait subi une ampliation proportionnée: tel est le cas cité par M. Bérard, tels sont les cas nombreux cités dans le recueil du musée Dupuytren (2).

Je ne connais pas non plus d'exemple qui prouve que l'hypertrophie en longueur du corps du fémur, en tant que lésion dépendante de la coxalgie, puisse produire ce phénomène. J'en dirai autant du redres-

---

(1) *Archives génér. de méd.*, 4e série, t. 2, p. 452.

(2) Pag. 823 et suivantes.

sement du corps de cet os : ces deux causes peuvent être des causes d'allongement, je l'admets ; mais comme elles ne dépendent pas de la maladie qui nous occupe, je n'en parlerai qu'à l'article *Diagnostic.* Il en est une que je ne vois point mentionnée à l'occasion de la coxalgie, et qui cependant est connue de tout le monde : c'est le déplacement de la tête du fémur en dedans sur la fosse obturatrice, ou en bas sur l'os ischion ; il existe dans la science plusieurs observations de ce genre.

2° *Raccourcissement réel.* — Toute lésion articulaire qui aura pour effet d'élever le centre de la tête fémorale au-dessus de la ligne bicotyloïdienne, produira nécessairement un raccourcissement réel du membre. Presque tous les auteurs ont parlé de ce raccourcissement, et l'ont attribué à la destruction des cartilages diarthrodiaux, à la carie de la tête ou de la cavité, et enfin à la luxation en haut et en dehors. Quelques-uns ont cru, avec J.-L. Petit, à un raccourcissement progressif, croissant à mesure que la tête de l'os s'éloigne du fond du cotyle ; nous avons vu qu'il y a au contraire allongement, jusqu'à ce que la partie la plus élevée de la tête osseuse ait dépassé le bord libre de la cavité. Passé ce point, la luxation se complète et le membre se raccourcit. D'autres soutiennent que la contraction musculaire est capable de produire un raccourcissement considérable.

Morgagni (1) et Paletta (2) avaient pensé que l'état de relâchement ou de contraction des muscles de la hanche pouvait influer sur la longueur des membres abdominaux. M. Fricke (3) s'empare de cette idée et la généralise : de même qu'il ne trouve d'allongement réel que celui qui résulte de la paralysie, de même il n'admet d'autre raccourcissement que celui qui est produit par la contraction musculaire.

(1) Morgagni, *de Sed. et causis*, epist. 46, art. 22.

(2) Paletta, *Exercitationes pathologicæ*, in-4° ; 1820.

(3) Fricke, *Arch. génér. de méd.*, 2e série, t. 5.

C'est, pour le dire en passant, une singulière opinion pour un homme qui professe qu'une augmentation de la tête du fémur de plus de 6 lignes ne produit aucun allongement.

Toutes ces opinions tombent devant des expériences précises : la pression la plus forte de la tête du fémur contre la cavité cotyloïde ne produit pas une ligne de raccourcissement.

Il n'en est pas de même du raccourcissement par la destruction des cartilages et des surfaces osseuses.

Tous les chirurgiens, à l'exception peut-être de M. Fricke (1), admettent ce genre de raccourcissement : il est presque inutile de nous y arrêter. M. Parise a cru devoir soumettre encore cette question à l'expérience, et il est arrivé à ce résultat que, en diminuant la tête du fémur de plus en plus, on obtient un raccourcissement croissant.

Il en est de même si l'on creuse la paroi supérieure de la cavité cotyloïde.

En détruisant seulement le bord supérieur et externe de la cavité, on obtient un raccourcissement croissant à mesure qu'on porte le fémur en dehors.

Si, après avoir diminué de moitié la tête du fémur, on la pousse dans le bassin, par une large perforation du fond du cotyle, il y aura un raccourcissement considérable, variable suivant la grandeur de l'ouverture.

En luxant le fémur en haut et en dehors, le raccourcissement est beaucoup plus manifeste; il varie suivant le degré du déplacement. Lorsque la luxation est incomplète, sans qu'il y ait destruction des os, la tête du fémur, appuyant sur le bord de la cavité cotyloïde vers le milieu de l'échancrure postérieure, par la dépression qui donne attache au ligament rond, le raccourcissement est égal à la hauteur du rayon fémoral, c'est-à-dire environ 25 millimètres. Lorsque la luxation est complète, le raccourcissement augmente à mesure que l'os déplacé s'élève dans la fosse iliaque.

---

(1) Fricke, *Arch. génér. de méd.*, 2e série, t. 5, p. 602.

Indépendamment de ces causes principales de raccourcissement, il en est d'autres, moins fréquentes, il est vrai, mais qui, cependant, méritent d'être notées.

1° *Inclinaison du col du fémur.* — Dzondi (1) rapporte qu'il a observé plusieurs fois l'abaissement de la tête du fémur et du col, porté au point que ces parties formaient un angle droit ou même un angle aigu avec le corps de l'os.

2° *Brièveté du col.* — C'est un fait très-commun dans les luxations congénitales ; mais dans la coxalgie proprement dite, c'est un fait rare.

3° *Atrophie du fémur.* — Ce fait, signalé par Hippocrate (2), a été de nouveau rappelé à l'attention des observateurs par M. Nélaton (3). Cette atrophie est liée à celle de tous le membre: elle résulte comme elle de l'inaction de la partie, et sans doute aussi du trouble qu'a apporté à la nutrition le travail pathologique de la jointure. Elle est d'autant plus prononcée que l'affection est plus ancienne, et qu'elle atteint un sujet plus jeune.

Je ne parle pas des courbures rachitiques, qui ne me paraissent pas essentiellement liées à la coxalgie.

---

(1) Dzondi, *Arch. génér. de méd.*, 2ᵉ série, t. 4, p. 320.

(2) Hippocrate, *de Articulis*.

(3) Nélaton, *Bulletin de la Société anatomique*.

CHAPITRE IV.

SYMPTOMES GÉNÉRAUX.

Les phénomènes généraux qui surviennent dans les différentes périodes de coxalgie n'ont rien de particulier à cette affection. Quand la maladie débute brusquement, qu'elle revêt un caractère aigu, la fièvre peut se déclarer avec une intensité variable : elle peut être portée jusqu'à produire dans tout l'organisme des troubles considérables (1). Le plus souvent la maladie ne provoque aucune réaction jusqu'au moment où la suppuration s'empare de l'article. Alors paraissent des frissons irréguliers suivis de chaleur et de sueur partielles, phénomènes communs aux grandes suppurations. Le malade maigrit, ses forces diminuent, son visage s'altère, ses fonctions s'exécutent avec moins de régularité ; mais c'est principalement lorsque les abcès développés autour de l'articulation viennent à se faire jour au dehors, que les accidents de fièvre hectique se déclarent avec tout le cortége des symptômes qu'on lui connaît, alors qu'elle est le résultat d'une sorte d'intoxication permanente par suite de la résorption des matières purulentes en putréfaction.

---

(1) Observ.

CINQUIÈME PARTIE.

DURÉE, MARCHE ET TERMINAISONS.

La plupart des chirurgiens ont admis dans la coxalgie plusieurs périodes. Dzondi (1) en reconnaît trois : l'une d'inflammation, la deuxième de suppuration, la troisième de fusement du pus. Avant lui, Boyer en reconnaissait deux : la première, étendue depuis le début jusqu'au moment où la tête de l'os abandonnait la cavité cotyloïde ; la seconde, depuis le moment de la luxation, jusqu'à la fin de la maladie. Mais Larrey (2) fait observer, avec juste raison, que la luxation, non-seulement n'est point un phénomène nécessaire de la coxalgie, mais qu'elle ne survient presque jamais spontanément ; que, par conséquent, il est impossible de baser sur elle la distinction de ses périodes ; il fait remarquer, et cette remarque est d'une haute importance, par la consécration pratique qu'elle donne aux expériences de M. Parise ; il fait remarquer, dis-je, que le raccourcissement du membre dans la deuxième période est dû, non pas comme on le croyait généralement, à la luxation du fémur, mais à la carie ou au *passage subit hors de la cavité articulaire du fluide qui y était contenu.* Je m'étonne que cette idée ait échappé à l'attention d'un savant aussi distingué que M. Bonnet ; je m'étonne surtout qu'un observateur de cet ordre ait pu imprimer qu'il n'avait jamais vu le raccourcissement succéder à l'allongement (il s'agit de modifications apparentes).

Quant à nous, nous reconnaîtrons à la coxalgie deux périodes : l'une qui s'étendra depuis le début jusqu'à la destruction ou la rupture de la cavité articulaire ; la seconde, qui comprendra tous les phénomènes compris entre ce moment et la terminaison de la maladie.

---

(1) Dzondi, *Arch. gén. de méd.*, t. 4, p. 302, 2e série.

(2) Larrey, *Cliniq. chirur.*, p. 333.

CHAPITRE Ier.

PREMIÈRE PÉRIODE.

§ I.

Marche.

La coxalgie s'annonce ordinairement par une douleur vive, si elle succède à un coup, une chute, ou à une entorse; obscure, profonde et comme latente, si elle survient spontanément. Au début, intermittente et vague comme les douleurs rhumatismales, avec lesquelles on la confond souvent, augmentant plus tard et devenant fixe; se faisant alors sentir soit au niveau même de l'articulation, soit dans le pli de l'aine, s'accroissant moins par la pression que par les mouvements spontanés ou communiqués, souvent plus sensible au genou et dans l'articulation tibio-tarsienne que dans la hanche elle-même. Cette douleur est quelquefois accompagnée d'un gonflement plus ou moins marqué de la cuisse, presque toujours d'une roideur étendue à tout le membre inférieur, ou de la rétention des muscles fléchisseurs de la jambe; elle s'accompagne d'une claudication plus ou moins prononcée: en même temps se remarquent les déviations diverses du membre inférieur et du bassin, ainsi que les altérations dans la longueur réelle ou apparente. Presque toujours le membre malade est légèrement fléchi, porté dans l'abduction et la rotation en dehors, et par conséquent le bassin paraît affecté d'une triple déviation, inclinaison antérieure, inclinaison latérale, rotation en avant, par conséquent; aussi, le membre paraît allongé à l'œil, et raccourci à la mesure, et, somme toute, n'est allongé que de quelques millimètres. Ordinairement, le début de l'affection et son développement ne sont accompagnés d'aucun trouble général; d'autres fois, au contraire, un mouvement fébrile intense annonce le début de la maladie, et une fièvre continue plus ou moins vive en accompagne le développement. Ces phénomènes présentent quelques variétés, suivant que la maladie a son point de départ dans les os ou dans la membrane synoviale. Dans le premier cas, dit Brodie (1), les premiers phénomènes sont la douleur et un léger degré de claudication du membre affecté; la douleur d'abord est peu de chose, et seulement passagère, ensuite elle devient grave et constante, elle ressemble à une forte attaque de rhumatisme; elle répond à différentes parties du membre dans divers individus, et même, chez tel individu, elle revient à différentes périodes. A mesure que la maladie progresse, la douleur devient excessivement grave, particulièrement pendant la nuit, et le patient est continuellement éveillé en sursaut par des élancements douloureux du membre; quelquefois, il obtient un peu de soulagement dans une position particulière, qu'il ne trouve point dans un autre.

LXVIIe OBSERVATION.

Un malade à l'hôpital Saint-Georges ne pouvait goûter quelque repos que placé sur le bord du bois du lit, le pied appuyé à terre et le reste de corps adossé à un oreiller, dans une position intermédiaire.

A mesure que la douleur s'exaspère, elle devient plus fixe; dans le plus grand nombre des cas, elle répond à la hanche, ainsi qu'au genou; et dans le genou, elle est généralement plus intense qu'à l'autre articulation; d'autres fois il n'y a douleur que dans le genou, la hanche en est exceptée.

LXVIIIe OBSERVATION.

Un garçon à l'hôpital Saint-Georges se plaignait d'une douleur dans l'intérieur de la cuisse, vers son milieu. Un autre malade (c'était une petite fille) rapportait la douleur qu'elle éprouvait à la plante du pied.

---

(1) Brodie, p. 106.

Quel que soit son siége, la douleur s'aggrave; mais elle est aggravée bien davantage lorsqu'une pression est exercée; de telle sorte que les surfaces articulaires ulcérées agissent l'une sur l'autre. Alors le malade est incapable de supporter le poids du corps sur le membre affecté; et même, étant placé dans une position horizontale, il éprouve une violente douleur, si le chirurgien, appliquant la main contre le talon, pousse la tête du fémur contre la cavité cotyloïde.

A peine l'invasion de la maladie a eu lieu que l'articulation de la cuisse est sensible; toutes les fois qu'on la presse par devant ou par derrière, les glandes inguinales s'engorgent et donnent lieu à une légère inflammation générale de l'aine.

Lorsque la maladie, dit Brodie, dure depuis quelque temps, la forme de la fesse change d'une manière remarquable: elle dépérit et est moins bombée; elle n'a plus alors sa convexité ordinaire, elle ne présente qu'une surface aplatie; elle est flasque au toucher; sa consistance molle l'entraîne vers le bord inférieur, et l'aspect qu'elle offre ferait croire qu'elle est plus grande que celle du côté opposé. Dans très-peu de cas, à une période avancée de la maladie, la fesse est réellement plus étendue, parce que la cavité cotyloïde s'est remplie de lymphe coagulable et de matière, et que la tête du fémur a été chassée de sa situation naturelle.

Lorsque la maladie débute par la synoviale, on voit d'abord une tuméfaction dans l'aine et dans la fesse; mais lorsque la maladie dure depuis quelque temps, la fesse prend une apparence aplatie, à raison du dépérissement des muscles. Ordinairement la douleur se borne à la hanche, mais quelquefois elle se prolonge jusqu'au genou.

Les symptômes de ces deux variétés, dit Brodie, présentent beaucoup d'analogie; cependant, avec de l'attention, on peut y apercevoir des différences: lorsque la membrane synoviale de la hanche est enflammée, la douleur est moins intense au commencement que dans la période avancée de la maladie, et elle ne va jamais jusqu'à une sensation martyrisante, épuisant les forces et le courage du malade, qui a déjà bien de la peine à supporter l'autre affection; la douleur s'aggrave par le mouvement, mais non en faisant agir les surfaces cartilagineuses l'une sur l'autre, puisque la pesanteur du corps peut sans inconvénient être supportée sur le membre malade. Le dépérissement des muscles fessiers est précédé de l'apparence tuméfiée de la fesse. Ces phénomènes peuvent rester stationnaires pendant des mois et des années, si l'on en croit Dzondi (1), ou bien amener, en quelques semaines, la désorganisation de l'article. Cela, dit M. Bérard (2), dépend de beaucoup de circonstances, dont un grand nombre même n'ont pu encore être suffisamment appréciées, telles que l'âge du sujet, sa constitution, et très-probablement la nature même de l'affection à son début.

§ II.

Durée.

La durée de cette première période est, en général, d'autant plus courte, que l'affection est survenue par suite d'une violence extérieure plus considérable, qu'elle s'accompagne de plus de douleur et d'irritation, que le sujet est plus vigoureux ou pléthorique. Elle varie de quelques semaines à plusieurs années. Rien ne prouve que cette marche soit plus rapide chez l'enfant que chez l'adulte : le peu de profondeur de la cavité cotyloïde, à cet âge, me paraît être une raison peu concluante en faveur de cette opinion; et d'ailleurs, M. Guersant fils m'a dit que, dans son service à l'hôpital des Enfants, la maladie se prolongeait souvent pendant plusieurs années.

Il est très-fréquent de voir la marche de cette affection s'arrêter, retrograder même, pour reprendre une nouvelle activité, et cela sans qu'on puisse invoquer aucune circonstance appréciable; il y a sous ce rapport une certaine analogie entre la coxalgie et les affections

---

(1) Dzondi, *Arch. gén. de méd.*, 2e série, t. 4, p. 311.

(2) Bérard, Diction. en 30 vol., t. 15, p. 28.

diverses de cause rhumatismale ou scrofuleuse, qui semblent se développer comme de véritables éruptions, à époques variées.

§ III.

Terminaison.

A cette période, la coxalgie peut se terminer par résolution, par luxation, par ankylose, par hypertrophie de la tête et agrandissement de la cavité, ou passer à la deuxième période.

1° *Par résolution.* — C'est la terminaison la plus fréquente, au moins pour la variété qui débute par la capsule articulaire : M. Vicherat (1), dans sa thèse inaugurale, en a rapporté de nombreux exemples ; M. Lesauvage (2) a même pu observer anatomiquement l'articulation coxo-fémorale peu de temps après la guérison, et se convaincre qu'elle était complétement revenue à son état normal.

Quand cette terminaison doit arriver, on voit peu à peu l'allongement apparent et réel disparaître, ainsi que la douleur; en même temps le bassin reprend sa position, les mouvements du membre se rétablissent, et le sujet reprend toutes les fonctions de son membre inférieur. Néanmoins il reste, en général, une rotation plus ou moins prononcée du membre en dehors : ce qu'on a essayé d'expliquer par la force des muscles rotateurs en dehors plus grande que celle de leurs antagonistes. Souvent il reste encore longtemps de l'enflure, de l'engourdissement; mais c'est qu'alors la maladie n'est pas complétement terminée, et peut être exaspérée par le moindre froid, la moindre imprudence.

L'examen du membre, fait longtemps après la guérison, ne montre

(1) Vicherat, thèse; Paris, 1840.

(2) Lesauvage, *Arch. génér. de méd.*

quelquefois aucune lésion ; d'autres fois, le cartilage diarthrodrial est remplacé par une véritable éburnation des surfaces osseuses. Pendant la vie, cette éburnation s'annonce par un choc que le malade et les personnes étrangères même perçoivent pendant les mouvements du membre.

2° *Terminaison par luxation.* — Il est excessivement rare que la luxation du fémur survienne pendant la première période de la coxalgie, c'est-à-dire avant que la capsule fibreuse, ou la cavité cotyloïde soit désorganisée. Il en existe cependant quelques exemples : la tête du fémur, repoussée par un épanchement de liquide ou bien par le développement de fongosités au fond du cotyle, se dirige peu à peu en bas et en dehors et vient se placer sur le bord de la cavité. Il se forme alors une fausse articulation, et le membre guérit en conservant un raccourcissement, si la luxation a lieu dans la fosse iliaque externe ou sur le pubis; plus rarement un allongement, si la luxation a lieu dans le trou ovale ou sur l'ischion.

M. Parise, qui considère les luxations congénitales comme des luxations spontanées dues à une coxalgie développée pendant la vie fœtale, reconnaît comme assez fréquente dans le premier âge, la luxation sans rupture ou sans désorganisation de la capsule fibreuse.

3° *Terminaison par ankylose.* — C'est encore une terminaison assez rare à cette période : elle ne peut guère survenir que dans la variété de coxalgie qui débute par l'ostéite superficielle. Nous verrons qu'à la deuxième période, cette terminaison est plus fréquente.

4° *Terminaison par hypertrophie de la tête et agrandissement de la cavité cotyloïde.* — Nous ne possédons à cet égard que des faits peu détaillés; cependant l'observation remarquable rapportée par M. Bérard semble donner la clef des altérations pathologiques que l'on observe sur certaines pièces du musée Dupuytren; pièces où l'on voit la tête du fémur hypertrophiée reçue dans une cavité largement agrandie.

5° Enfin, la maladie peut continuer ses progrès, et passer à la deuxième période.

CHAPITRE II.

DEUXIÈME PÉRIODE.

§ Ier.

Marche et durée.

Le phénomène le plus remarquable de cette deuxième période est le changement qui s'opère dans la déformation du membre. Pendant toute la première période, il était resté dans la flexion, l'abduction, la rotation en dehors; le bassin avait paru incliné en avant et latéralement; l'épine iliaque était sur un plan plus antérieur du côté malade que du côté sain; le membre était allongé à la vue, raccourci à la mesure; le patient était couché sur le membre malade. Dans la deuxième période, au contraire, tout cet appareil de phénomènes se transforme : la cuisse se fléchit davantage, elle se porte dans l'adduction ou la rotation en dedans; le bassin paraît incliné en arrière et en haut; l'épine iliaque se place sur un plan postérieur à celle du côté sain; le membre est raccourci à la vue, allongé à la mesure; le patient se couche sur le côté sain. C'est à l'ensemble de ces phénomènes que la plupart des chirurgiens ont cru reconnaître la luxation spontanée, d'autant mieux que, parfois, cette modification remarquable des symptômes s'opère brusquement du jour au lendemain. Je me rappelle avoir vu à l'Hôtel-Dieu, dans les salles de M. Blandin, un jeune homme affecté de coxalgie, qui présenta ce fait d'une manière remarquable : j'avais pris avec attention les diverses dimensions du membre, et le lendemain, curieux de faire voir aux élèves que l'allongement n'était qu'apparent, je me disposais à renouveler mon exploration, lorsque je trouvai le membre raccourci et dans une position tellement différente de ce qu'il était la veille, que je crus un instant m'être trompé de malade. Il n'en est pas toujours ainsi : le plus souvent même ces changements s'opèrent avec lenteur, les premiers symptômes disparaissent peu à peu, et font place insensiblement à ceux de la deuxième période.

Nous ne reviendrons pas sur l'explication que nous avons donnée de ce phénomène : nous rappellerons seulement que le passage subit hors de la cavité articulaire du fluide qui y était contenu, suivant la remarque profondément judicieuse de M. Larrey, rend parfaitement compte du changement qui s'opère tout d'un coup ; que d'autre part, on peut très-bien aussi comprendre la modification lente des symptômes, en considérant que la capsule fibreuse peut ne céder que graduellement, que les indurations, les brides, etc., peuvent opposer pendant quelque temps une certaine résistance à la transformation des déviations premières.

Avec M. Larrey, je ne pense pas que la luxation se produise alors ; je crois seulement qu'elle est favorisée par cette position nouvelle du membre. A cette époque, les douleurs de la hanche et du genon persistent, bien que leur intensité soit moindre ; celle du genou disparaît ensuite, et quelquefois même celle de la hanche disparaît aussi.

C'est dans cette période que se manifestent les abcès : les uns, développés seulement dans le tissu cellulaire engorgé sous l'influence du travail pathologique de l'articulation, n'ont avec cette dernière aucun rapport direct : ce sont les abcès appelés *circonvoisins* par M. Gerdy ; les autres, qui procèdent directement de l'articulation malade, constituent les abcès migrateurs ou par congestion. Nous avons vu, à l'anatomie pathologique, que ces abcès peuvent se présenter avec toutes les modifications possibles de forme, de volume, de trajet ; que les uns remontent dans le bassin par une perforation de la cavité cotyloïde, par le trou sous-pubien, par une perforation de la fosse iliaque, par la gaîne du muscle psoas ; que quelquefois ils peuvent s'ouvrir dans un organe creux de cette région : d'autres fois, et le plus souvent, ils se portent vers la cuisse, tantôt en dedans, au devant des adducteurs, tantôt, et c'est le cas le plus commun, en arrière et en dehors sous le muscle grand fessier, ou bien encore dans la fosse iliaque externe. Comme tous les abcès par congestion, ils peuvent rester longtemps stationnaires, indolents, sans déterminer de phénomènes généraux; cependant, il survient souvent alors de petits frissons irréguliers suivis de chaleur et de sueurs partielles : le malade maigrit, la peau de son visage perd de sa coloration naturelle, revêt une teinte blafarde, enfin la fièvre hectique commence; mais c'est principalement quand ces foyers purulents viennent à se faire jour à l'extérieur que ces accidents se développent.

§ II.

Terminaison.

1° *Mort.* — Le plus souvent il arrive que les ouvertures restent fistuleuses, qu'elles continuent à fournir une grande quantité de pus, qui, d'abord épais et inodore, devient ensuite séreux, âcre et fétide. Résorbés et portés dans les voies circulatoires, ces éléments putrides donnent lieu à une fièvre continue; le malade tombe dans le marasme; épuisé par les sueurs et la diarrhée colliquative, il succombe au bout d'un temps plus ou moins long.

Cette terminaison funeste, malheureusement trop fréquente, n'est cependant pas la seule.

2° *Guérison.* — Larrey (1) a cité l'exemple d'une coxalgie au deuxième degré, avec suppuration et perforation de la cavité cotyloïde, où la nature, malgré la coexistence d'une autre affection plus grave des vertèbres, avait commencé un travail réparateur : d'autres faits analogues existent dans la science. Il arrive alors que les fistules,

---

(1) *Clin. chirurg.*

après avoir versé une grande quantité de pus, n'en fournissent que très-peu; en même temps les douleurs s'apaisent, la fièvre cesse, tous les symptômes diminuent par degrés, les fonctions se rétablissent, et au bout de plusieurs années le malade a le bonheur de guérir. La science possède des faits de guérison obtenue dans les circonstances les plus graves, après issue de la tête du fémur ou sa destruction complète; à plus forte raison quand les désordres ne sont point arrivés à leur dernier point, quand la suppuration ne s'est point fait jour à l'extérieur ou peut-être ne s'est même pas formée, ou bien enfin quand un traitement convenable a pu en débarrasser l'organisme.

Cette guérison peut être obtenue de plusieurs manières : 1° par résolution avec conservation plus ou moins complète des mouvements de l'article; 2° par ankylose; 3° par luxation et formation d'une articulation nouvelle.

1° *Résolution avec conservation plus ou moins complète des mouvements de l'article.* — Lorsque les os n'ont participé que secondairement à la désorganisation, ou bien quand, affectés primitivement, ils n'ont offert qu'une carie superficielle et n'ont point subi dans leur parenchyme de destruction profonde, la maladie peut encore se résoudre.

Les désordres qu'on observe dans cette circonstance se rapportent à plusieurs variétés, parfaitement exposées par M. Lacroix dans la description du musée Dupuytren.

1° Dans une première variété, la tête du fémur et la cavité cotyloïde ont conservé leurs dimensions normales, et l'on trouve seulement les cartilages détruits, les surfaces osseuses éburnées; quelques productions osseuses nouvelles se sont formées soit dans le fond du cotyle, soit autour du col fémoral.

2° Dans une deuxième variété, la tête du fémur a augmenté de volume par le dépôt de nouvelles couches osseuses à son extérieur, ou par une hyperostose interstitielle, et le plus souvent elle a subi en même temps quelque déformation; la cavité cotyloïde s'est agrandie, et s'est accommodée au volume de la tête qu'elle renferme.

3° Dans une troisième variété, la cavité cotyloïde a subi une augmentation considérable de profondeur, des dépôts osseux se sont formés à son pourtour; il en résulte un enclavement de la tête du fémur, qui cependant peut encore exécuter des mouvements en sens divers; cette tête a participé aux désordres, et présente presque toujours une forme conique assez prononcée.

4° Enfin, dans une quatrième variété, la tête s'est aplatie, a diminué de volume dans un ou plusieurs de ses diamètres, et la cavité cotyloïde est plus ou moins déformée.

Malheureusement, les pièces pathologiques d'après lesquelles ont été établies ces variétés ne sont accompagnées d'aucun renseignement sur les symptômes offerts pendant la vie des malades, et nous ne pouvons à cet égard émettre que des conjectures.

Cependant ces pièces prouvent qu'après avoir été le siége de désordres graves, l'articulation coxo-fémorale peut recouvrer en partie ses fonctions par divers mécanismes; et si l'on rapproche de ces faits l'histoire du fils de Condorcet, rapportée par M. Bérard, et chez lequel une altération analogue a évidemment été la suite d'une coxalgie, on pourra en tirer des enseignements utiles sur les terminaisons de cette affection.

Les malades chez lesquels la coxalgie offre cette terminaison voient peu à peu les symptômes disparaître; mais au lieu de recouvrer l'usage complet de leur membre, il leur reste pour toute la vie une gêne plus ou moins prononcée dans le mouvement de la cuisse. Je vois à Bicêtre beaucoup de vieillards qui, dans leur jeunesse, ont eu, disent-ils, des affections rhumatismales, et chez lesquels les mouvements de la cuisse sont notablement altérés. Il est probable qu'ils portent quelque altération du genre de celles dont nous venons de parler. Chez les uns, il existe un frottement rude des surfaces; chez d'autres, des limites très-étroites pour les mouvements du membre.

2° *Ankylose.* — Cette terminaison est encore assez fréquente : elle peut avoir lieu, dit M. Lacroix (1), de plusieurs manières : tantôt elle a lieu par l'ossification des ligaments, tantôt par la diminution de la cavité cotyloïde, ou augmentation du volume de la tête; enfin par soudure des os directement.

1° Par l'ossification du ligament ou des tissus fibreux qui avoisinent l'articulation. Elle ne se rencontre guère comme conséquence de la coxalgie; je n'en parlerai pas davantage.

2° Par l'augmentation du volume de la tête fémorale, ou diminution de l'étendue de la cavité. Ce cas se rapproche de ceux que nous avons étudiés plus haut sous le titre de *Déformation des surfaces articulaires*. M. Lacroix dit l'avoir observé chez un individu assez jeune : « Même dans le cas, dit-il, où il y a seulement immobilité des os, et pas encore réunion, on observe des altérations qui sont tout à fait en rapport avec celles que l'on remarque dans le cas de soudure complète. Ainsi, on remarque un accroissement dans l'épaisseur de la lame compacte sous-cartilagineuse, et elle est beaucoup plus marquée au niveau de la partie antérieure et interne, soit de la tête ou de la cavité cotyloïde qui correspond directement, pour la position, aux parties que l'on rencontre hypertrophiées dans une articulation soudée.

Enfin, la réunion a lieu directement de la tête à la cavité cotyloïde par un tissu spongieux, de nouvelle formation, qui toujours se réunit plutôt avec la tête qu'avec la cavité cotyloïde; et lorsque l'adhésion de ce tissu spongieux accidentel a lieu, soit avec la tête, soit avec la cavité cotyloïde, on remarque, si toutefois les cartilages ont été conservés, une ligne régulière, extrêmement mince, qui est le débris des lames sous-cartilagineuses, soit de la tête, soit de la cavité cotyloïde.

« Mais quand une altération des os a précédé cette réunion directe, on voit à la fois la tête et la cavité cotyloïde céder; la cavité cède comme une anse osseuse qui serait entraînée en haut et en arrière par

(1) Lacroix, *Annales de l'anatomie pathologie*, t. 1, p. 269.

la tête du fémur, et cette tête se soude comme en éparpillant ses fibres osseuses au milieu de la cavité cotyloïde. »

Quelle que soit la cause qui ait donné lieu à l'ankylose, comme conséquence nécessaire de cette maladie, il résulte des altérations particulières pour les os au niveau de l'articulation, et dans leurs parties même les plus éloignées de l'articulation. Ainsi, dans la concavité du coude représentée par le bassin et le col du fémur, la substance compacte se dépose en très-grande quantité, tandis que dans la convexité, la substance compacte se résorbe et la spongieuse se raréfie, comme on le voit sur une pièce du musée Dupuytren, n° 689. Mais cette raréfaction ne se borne pas à la tête, elle s'étend jusque dans l'intérieur du col, et même, d'une manière plus marquée encore, au grand et au petit tronchanter, qui sont le plus souvent réduits à une coque osseuse formée par les couches de substance osseuse les plus antérieures. Quelquefois cette résorption ne se borne pas à l'intérieur de ces apophyses, elles sont aussi atrophiées extérieurement, et par suite, considérablement diminuées de volume; le fémur lui-même, quand il se soude, est souvent déplacé : ainsi il éprouve, par exemple, une espèce de rotation en dedans, qui amène le condyle externe en avant; outre cette rotation, il éprouve même une déformation qui résulte de ce qu'il ne peut plus recevoir de chocs, de mouvements que dans un sens de la part du tibia; et alors il augmente dans son diamètre antéro-postérieur.

Les os du bassin éprouvent aussi des altérations très-notables : ainsi, les actions se transmettant directement du fémur à la colonne vertébrale, ou de cette dernière au fémur, toute la partie postérieure du bassin paraît s'hypertrophier; tandis que l'antérieure, formée par l'os pectiné et l'ischion, s'atrophie considérablement, au point de présenter à peine la moitié de leur volume dans certains cas.

Nous avons vu l'immobilité de l'articulation coxo-fémorale entraîner l'atrophie des saillies d'insertion des muscles rotateurs. Les parties molles éprouvent aussi une dégénérescence graisseuse, fibreuse, et quelquefois osseuse, comme sur la pièce 689 où on voit les fessiers, les obturateurs et même le psoas ossifiés.

L'ankylose du fémur peut s'effectuer dans toutes les positions, depuis l'extension complète, jusqu'à la flexion la plus prononcée; elle peut avoir lieu aussi dans le cas de luxation, quand la tête du fémur a quitté sa cavité; nous en parlerons plus bas. Cette terminaison survient principalement dans la deuxième période de la maladie; il est fort rare de l'observer dans la première. On reconnaît qu'elle se produit, à la diminution des douleurs, jointe à la fixité de plus en plus prononcée de la cuisse; enfin elle est produite quand aucun mouvement ne peut plus être obtenu.

LXIXe OBSERVATION.

Ankyloses de l'articulation coxo-fémorale.

PREMIÈRE ESPÈCE.

N° 683. Le fémur est soudé avec la cavité cotyloïde, de manière que le corps du fémur forme, avec le diamètre transverse du bassin, un angle droit. La tête du fémur est exactement embrassée par le sourcil cotyloïdien, avec lequel elle se continue. La tête du fémur est seulement libre au niveau de la grande échancrure de la cavité cotyloïde. La soudure paraît avoir commencé par l'ossification de l'appareil ligamenteux, car la tête du fémur est réunie presque passé la partie moyenne de la tête. Le tissu de la tête du fémur et du col est raréfié; le premier plus que le deuxième; le grand et le petit trochanter sont atrophiés.

PREMIÈRE ESPÈCE. — *Première variété.*

N° 685. Membre droit; l'os iléon est un fémur entier ankylosé.

Le fémur est soudé avec la cavité cotyloïde, de manière à former un angle très-aigu avec le diamètre transverse du bassin, d'une manière telle qu'il y a rotation très-prononcée en dedans.

Plusieurs muscles, devenus immobiles, de musculaires sont passés à l'état fibreux, puis osseux. Le grand et le petit trochanter, en un mot toutes les éminences qui entourent l'articulation, sont atrophiés.

Le fémur n'ayant plus à transmettre que des mouvements du dehors en dedans, et *vice versa*, s'est hypertrophié dans ce sens. Mais par rapport au fémur lui-même, qui a une position anormale, c'est son diamètre antéro-postérieur, et non son diamètre transversal, qui s'est hypertrophié. Toutes les parties de l'iléon situées en dehors du cercle de transmission des mouvements sont atrophiées ou raréfiées.

PREMIÈRE ESPÈCE. — *Deuxième variété.*

N° 686. Membre droit; ankylose de l'articulation coxo-fémorale avec fracture du col du fémur.

La tête du fémur est soudée avec la cavité cotyloïde. La branche ascendante, l'ischion et l'épine iliaque antérieure et supérieure sont atrophiées. La fracture n'est pas consolidée. Il s'est formé une fausse articulation entre le col et la tête, qui semble avoir été le siége de mouvements pendant la vie.

N° 687. Ankylose coxo-fémorale avec fracture du corps du fémur et nécrose tuberculeuse.

Ankyloses coxo-fémorales, avec complications.

PREMIÈRE ESPÈCE. — *Première variété.*

Membre droit; l'os iléon et l'extrémité supérieure du fémur.

Le fémur s'est soudé avec la cavité cotyloïde, en formant un angle aigu à sinus en dedans, avec la ligne du diamètre transverse du bassin. La tête est exactement embrassée par la cavité du sourcil cotyloïdien, qui n'a pas très-notablement augmenté de volume. Les os ne paraissent pas avoir appartenu à un individu très-âgé, comme on est en droit de le supposer à l'épaisseur considérable des os. Des ossifications développées en dehors de l'os iliaque, au niveau des insertions aponévrotiques des muscles fessiers, de semblables déposées en dedans, au niveau de la fosse iliaque, donnent à penser que l'affection a encore débuté dans le tissu fibreux de l'articulation, quoique l'organisation avancée de l'ankylose ne permette plus d'apprécier, comme sur la pièce précédente, les diverses phases qu'elle a parcourues par une section parallèle à l'axe du fémur.

On voit qu'il y a une fusion intime entre le fémur et l'iléon ; il serait impossible d'établir les limites de ces deux os. Les colonnes osseuses parties du col du fémur ont pu, sans interruption, se stratifier dans l'iléon, et *vice versa*. Malgré tout, l'os a conservé les caractères généraux des ankyloses; aux parties correspondantes à la cavité du coude que forment les os, correspondent les parties les plus denses de l'os, qui ont même acquis une épaisseur considérable. Le tissu intérieur s'est raréfié; au lieu d'un tissu fin et serré, spongieux, ce sont de vastes lames épaisses, qui vont de plus en plus en s'écartant au niveau du col. Le grand trochanter ainsi que le petit sont remarquables par leur atrophie; le premier, parce que, bien qu'ayant conservé son volume, son tissu intérieur s'est résorbé, et il est réduit à une espèce de coque osseuse; l'autre, parce qu'il a diminué à la fois dans son volume et probablement dans sa densité.

DEUXIÈME ESPÈCE. — *Première variété.*

N° 688. Ankylose dépendant de la déformation de la cavité cotyloïde, membre gauche.

Il semble que la cavité cotyloïde soit revenue sur elle-même, et qu'elle ait comprimé la tête du fémur, qui elle-même est moins volumineuse que d'ordinaire. Ce n'est que sur ses bords que la cavité paraît être un peu augmentée aux dépens de l'ossification d'une partie du bourrelet cotyloïdien. Ce qu'il y a de plus remarquable dans cette pièce, c'est son mode particulier d'ankylose, qui n'a pas lieu par ossification des ligaments, ou par un établissement de continuité entre la substance osseuse de la tête et de la cavité; ce n'est, en quelque sorte, que par compression de la tête dans la cavité. Une ligne de démarcation très-notable existe entre la tête et la cavité, maintenues séparées par une ligne de matière organique qui paraît être le vestige des cartilages inter-articulaires. Un fait assez remarquable, c'est que, par suite de cela, il ne s'est pas établi de continuité d'un tissu spongieux à l'autre, et la lame de substance compacte sous-cartilagineuse est hypertrophiée de part et d'autre, surtout en bas, partie qui correspond à la partie inférieure et concave du coude, représentée par la soudure de ces deux os.

Du reste, le grand et le petit trochanter sont atrophiés. Cet état, sur le grand trochanter, se dénote par une vacuole établie dans son intérieur, quoique l'individu soit très-jeune, comme on peut le voir d'après le volume des os; et sur le petit trochanter, on observe une diminution notable en volume. L'inertie a déterminé sur la branche ascendante les mêmes effets: aussi est-elle à peine développée.

Quelques irrégularités qui se trouvent au niveau de la cavité cotyloïde, dans le bassin, pourraient donner à penser que peut-être la maladie a débuté par une coxalgie.

DEUXIÈME ESPÈCE. — *Première variété.*

N° 689. Ankylose dépendant à la fois de la déformation de la cavité cotyloïde et de la tête du fémur; membre gauche.

Par suite d'une espèce de ramollissement des os, comme nous l'avons vu, la tête et la cavité ont pris une forme particulière, par suite de laquelle la cavité a diminué de profondeur, comme la tête de hauteur, en augmentant tous deux de surface. Ces os cédant irrégulièrement dans les points où ils rencontrent le moins de résistance, la tête, en s'aplatissant sur le col, s'est engrenée dans l'échancrure de la cavité cotyloïde, et la perte des mouvements a bientôt amené l'ankylose. La maladie, dans ce cas, a débuté par les os, et non par les ligaments.

DEUXIÈME ESPÈCE. — *Deuxième variété.*

N° 690. Ankylose dépendant d'une luxation en dehors et en haut : pièce donnée à la Faculté par Lassus ; membre gauche.

La tête est remontée dans la fosse iliaque externe, et cela s'est opéré sans que l'on rencontre cette déformation de la fosse iliaque, par suite de laquelle l'épine iliaque antérieure et supérieure est remontée et rapprochée de la ligne médiane, la fosse iliaque interne augmentant de profondeur aux dépens de l'externe, qui diminue. La tubérosité est à peine changée de direction, pas plus que la petite épine sciatique. Cette luxation manque donc du caractère des luxations congénitales; de plus, la cavité cotyloïde ancienne n'a pas les caractères de la cavité articulaire après les luxations congénitales.

Nous sommes donc porté à penser que c'est une luxation d'une nature toute particulière, dépendant d'une arthrocace sénile dans laquelle la cavité cotyloïde, ramollie, a été entraînée en haut par la tête, qui, plus tard, s'est déformée et s'est ankylosée avec la cavité.

A l'extérieur, on voit, surtout bien en arrière, la cavité comme allongée et embrassant, en forme d'anse osseuse, la tête. Le ligament capsulaire en partie, et le bourrelet cotyloïdien se sont ossifiés en bas et en dedans; l'on voit que les fibres du col se sont comme éparpillées, comme les racines d'une plante pivotante, pour s'irradier en plongeant dans la cavité cotyloïde, avec laquelle elles se continuent. Toute la cavité en haut, au niveau du pubis, en bas, à la tubérosité de l'ischion, s'est atrophiée, n'éprouvant plus d'action de la part de la tête; l'échancrure cotyloïde s'est aussi considérablement élargie, en même temps que le plancher de la cavité articulaire est très-mince dans ce point.

Intérieurement, on voit une ligne de substance compacte, indiquant l'aplatissement qu'a subi la cavité pour laisser glisser la tête en haut. Une partie de substance spongieuse, placée au-dessus du col du fémur, indique la partie de la cavité et des ligaments qui ont été entraînés.

Du reste, comme dans toutes les ankyloses, c'est au niveau du coude et dans la concavité que le dépôt de substance a le plus d'épaisseur; ainsi il n'a pas moins de 18 millimètres de hauteur.

3° *Luxation.* — Cette lésion, essentiellement due à la coxalgie, dont elle n'est qu'un épiphénomène, a de tous temps fixé l'attention des observateurs; elle mérite de nous arrêter un instant.

On appelle *luxation coxalgique ou spontanée du fémur*, celle qui survient sous l'influence d'une maladie organique de la hanche.

Variétés. — Cette luxation a présenté aux observateurs toutes les variétés imaginables : il en est de complètes, et c'est le plus grand nombre; il en est d'incomplètes; que la cavité cotyloïde soit déformée ou intacte, il en est dans lesquelles la capsule articulaire est encore entière : c'est à cette variété même que M. Parise rapporte certaines luxations congénitales; il explique l'absence de suppuration et de destruction des parties, en disant que chez le fœtus et les enfants très-jeunes, la tête du fémur n'étant point ossifiée, n'est susceptible d'aucun travail pathologique.

D'autres fois, la capsule est rompue ou détruite par la suppuration. Quant à la position de la tête, on l'a trouvée : 1° dans le bassin à travers la cavité cotyloïde (ce n'est véritablement pas là une luxation); 2° dans la fosse iliaque externe; 3° dans la fosse ovale; 4° sur le pubis; 5° dans l'échancrure sciatique; 6° sur presque tous les points du bord cotyloïdien.

L'anatomie pathologique de cette lésion, qui, vu sa fréquence et la facilité d'en recueillir les preuves anatomiques, semblerait devoir être connue dans tous ses détails, laisse encore beaucoup à désirer. Les collections périodiques, nos musées, les ouvrages classiques, ne contiennent presque rien à ce sujet. La luxation dans la fosse iliaque est presque la seule dont on ait donné une description satisfaisante.

La tête du fémur, dit M. Humbert, remontée vers la fosse iliaque, se trouve quelquefois comme coiffée par le petit fessier, qui lui donne alors une position plus fixe. Plus souvent elle est placée entre l'os des iles, le petit fessier et le moyen fessier qui la recouvrent; on conçoit alors qu'elle a moins de fixité, et que la longueur du membre est variable. Là où le point de contact a lieu entre la tête du fémur et l'os iléon, ce dernier présente un enfoncement plus ou moins marqué, résultat de la pression longtemps exercée sur lui; d'un autre côté, la tête du fémur a diminué de volume et s'est aplatie pour toucher à l'iléon, par une surface plus étendue; les fibres musculaires environnantes se sont durcies, ont pris l'aspect d'un tissu blanchâtre et fibreux qui affermit les nouveaux rapports des os. L'ancienne cavité cotyloïde a diminué de profondeur et d'étendue; quelques observateurs l'ont même trouvée oblitérée et remplie par une matière tantôt osseuse, tantôt d'apparence charnue.

Causes et mécanisme.—Nous avons vu déjà, dans le cours de ce travail, combien étaient diverses les opinions relatives au mécanisme de la luxation spontanée du fémur; nous n'y reviendrons pas: seulement nous ferons remarquer qu'on peut les rattacher à cinq théories principales :

1° Dans l'une, la luxation est due à l'accumulation d'un liquide qui, repoussant le fémur, le livre à l'action musculaire: c'est la théorie de J.-L. Petit, que l'on trouve dans les anciens, Hippocrate, Galien, Paul d'Égine, les Arabes, Fabrice d'Aquapendante, qu'ont admise Heister, Morgagni, Van Swieten, Platner, Brodie, Lesauvage, M. A. Bérard, etc.

2° La seconde, aussi fort ancienne, puisqu'elle remonte à Asclépiade le Bithynien, attribue la luxation au développement d'une tumeur qui, remplissant la cavité cotyloïde, en chasse le fémur; quant au siége et à la nature de cette tumeur, il y a dissidence. *A.* Les uns, avec Gorter, Andry, en font une exostose, un cal, ce qui n'a pas été démontré. *B.* Pour d'autres, Bichat, Lobstein, Dzondi, etc., c'est un gonflement inflammatoire des cartilages, que l'anatomie pathologique n'admet pas. *C.* D'autres, avec Valsalva, Portal, Fallope, Morgagni, Boyer, l'attribuent au gonflement du tissu adipeux du fond de la cavité cotyloïde. Quelques faits viennent à l'appui de cette théorie, qui nous paraît vraie pour certains cas. *D.* Enfin, pour M. Rust, c'est la tête fémorale elle-même qui, se développant outre mesure, ne peut plus être contenue dans le cotyle.

3° La troisième théorie, plus moderne, soutenue par Sabatier, par Paletta, admise par Boyer, M. Fricke, M. Bégin, et presque tous les chirurgiens, ne voit dans la luxation que le résultat de la carie des os, soit des bords de la cavité, soit de la tête du fémur, soit enfin de l'une ou de l'autre: cette doctrine est fondée sur des observations d'anatomie pathologique nombreuses;

4° La quatrième appartient à M. Larrey : ce chirurgien célèbre, qui considérait la luxation coxalgique comme un phénomène extrêmement rare, faisait toujours intervenir quelque cause traumatique dans sa production;

5° Enfin, M. Parise, dont nous avons cité si souvent les recherches intéressantes, laissant de côté toutes ces théories exclusives, pose les conclusions suivantes :

1° Une collection de liquide peut se former dans l'article, et s'accroître sous l'influence d'une irritation, soit primitive, soit consécutive de la synoviale.

2° Le liquide répandu autour de la tête et du col du fémur, étant incompressible, agit comme s'il était contenu dans une cavité ostéo-fibreuse irrégulièrement arrondie, formée d'une part par la capsule, d'autre part par le cotyle et le col du fémur, supposé coupé au point d'insertion du ligament capsulaire.

3° Le liquide pressant également dans tous les sens et cherchant sa condition d'équilibre, fait continuellement effort pour donner à la cavité ostéo-fibreuse, la forme qui lui permet de contenir le plus de liquide, c'est-à-dire la forme sphérique : tous les diamètres de cette poche s'accroissent ensemble; et comme le diamètre ilio-fémoral ne peut s'agrandir que par l'écartement des os, le fémur est éloigné de l'os iliaque : à mesure que le liquide s'accroît, l'écartement augmente.

4° Le sommet de la tête fémorale ne pouvant être amené au bord du cotyle par la réplétion simple de la cavité de l'article, il faut que cette cavité s'agrandisse par la dilatation, l'élongation de la capsule.

5° Cette dilatation se fait plus rapidement en haut et en arrière qu'en dedans et en avant; de là, résulte un mouvement de bascule du fémur autour de la partie inférieure de son col, fixé par le faisceau antérieur et interne de la capsule.

6° Par ce mouvement de bascule, qui s'exécute sous l'influence de la dilatation inégale de la capsule, de l'action prédominante des adducteurs et du poids du membre, le genou est ramené en dedans, et la tête du fémur portée en dehors et en haut, vers l'échancrure postéro-supérieure.

7° Pendant ce temps, le ligament rond est allongé par l'action des muscles qui attirent le fémur en haut: lorsque la dilatation de la poche ostéo-fibreuse est assez grande pour que son diamètre ilio-fémoral soit agrandi de la profondeur du cotyle, ces muscles entraînent en haut la tête du fémur et la luxent d'abord incomplétement, puis complétement, sur l'échancrure postéro-supérieure.

8° Il faut deux conditions essentielles pour que la luxation se produise : 1° qu'une collection suffisante de liquide se forme; 2° que la cavité ostéo-fibreuse ne soit pas perforée; une de ces conditions manquant, la luxation n a pas lieu. Lorsqu'elles existent, la carie des bords de l'acetabulum et de la tête du fémur rend la luxation plus facile et plus prompte, mais ne peut la produire seule, à moins de destruction osseuse très-étendue.

Quant à nous, nous pensons que le déplacement de la tête peut avoir lieu, 1° par le fait d'une accumulation de liquide dans la cavité, liquide qui repousse la tête du fémur; 2° par le fait du gonflement des parties molles du fond du cotyle; 3° par suite de la destruction des bords de cette cavité; 4° par suite de ramollissement et de la destruction plus ou moins complète de la capsule, combinée avec quelque effort du malade lui-même, quelque violence extérieure. Ces deux dernières me paraissent les plus fréquentes : nous avons vu, en effet, que la luxation n'arrivait presque jamais que dans la deuxième période de la maladie; à l'époque, par conséquent, où le membre est fléchi, porté dans l'adduction forcée et la rotation en dedans. Or, dans cette position, la tête de l'os tend à s'écarter du fond de la cavité, et presse sur son bord postérieur. On conçoit alors, surtout si le bord est en partie désorganisé, que le moindre effort exercé sur le fémur, qui représente un bras de levier considérable, suffit pour changer les rapports des surfaces. Les deux premières causes, au contraire, rendent parfaitement compte des luxations qui surviennent à la première période.

Les symptômes auxquels donnent lieu ces déplacements, diffèrent à quelques égards de ceux fournis par les luxations accidentelles ordinaires; nous n'avons plus ici les mêmes conditions anatomiques.

1° *Luxation dans la fosse iliaque; luxation iliaque de M. Gerdy.* — Elle est caractérisée, 1° par un raccourcissement plus ou moins considérable : ce n'est plus ici une déformation apparente, mais bien un raccourcissement réel, qui tient à ce que la tête du fémur est remontée au-dessus de la ligne bicotyloïdienne; 2° par une flexion plus ou moins prononcée de la cuisse; 3° par une rotation en dedans. Ce dernier symptôme, si constant dans la luxation traumatique, où il est déterminé par la résistance énorme du faisceau antérieur de la capsule articulaire, manque quelquefois dans la luxation coxalgique, lorsque ce faisceau n'existe plus, et le pied est tourné en dehors comme dans la fracture du col du fémur.

Quant au fémur, ou il se forme une place fixe qui tient lieu d'articulation nouvelle; ou bien, mobile sur la face extérieure de l'os des iles, il monte et descend selon les mouvements, selon le poids qui charge l'extrémité malade, de manière que cette extrémité présente quelquefois dans sa longueur une différence qui peut aller jusqu'à 4 pouces et au delà, surtout vers la fin de la journée ou après une longue course (1).

2° *Luxation dans la fosse ovale; sous-pubienne de M. Gerdy.* — Celle-ci est caractérisée par la présence d'une tumeur arrondie, dure,

(1) Humbert, de Morlaix, p. 175.

formée par la tête du fémur au-dessous de l'arcade crurale; le membre est allongé de quelques lignes, ou, selon M. Goyrand, allongé à l'œil et raccourci à la preuve; les genoux et les pieds sont tournés en dehors, la jambe est légèrement fléchie, la fesse tendue, aplatie ou creuse; son pli abaissé, les muscles adducteurs soulevés et formant une corde tendue. L'adduction et la rotation en dedans sont impossibles; le malade marche en fauchant.

3° *Luxation sur le pubis; sus-pubienne de M. Gerdy.* — Le membre est un peu raccourci, tourné en dehors; la tête du fémur, placée sur le pubis, fait à l'aine une tumeur arrondie sur le côté interne de laquelle on sent les vaisseaux cruraux; la fesse est aplatie.

4° *Luxation dans l'échancrure sciatique; sacro-iliaque de M. Gerdy.* — Le membre est un peu plus court, le pied tourné en dedans, la cuisse très-légèrement fléchie, la tête du fémur peut être sentie quelquefois derrière le grand trochanter.

5° *Luxation ischiatique.* — Je n'en connais pas d'exemples, et je ne sache pas que les symptômes en aient été tracés; je parle de luxation spontanée.

LXXe OBSERVATION.

Suppuration dans l'énarthrose du fémur, et luxation dans la fosse ovale. Guéri.

(Aurran, *Journal de méd.*, p. 258; 1772.)

Un homme de vingt-deux ans ayant reçu un coup de pied, armé d'un sabot, sur le grand trochanter, il lui survint, deux mois après, un dépôt symptomatique, quatre travers de doigt au-dessous de cette apophyse; quelque temps après, il en parut deux autres, et sa cuisse devint plus longue: ces dépôts s'étant ouverts, ils furent remplacés par *trois fistules*. J'ai vu ce malade dans la deuxième année du choc; je lui trouvai le fémur luxé et logé dans le trou ovalaire; il marchait assez librement, quoiqu'il fût boiteux.

LXXIe OBSERVATION.

Coxalgie; luxation produite par de mauvaises manœuvres; guérison avec claudication.

(La Motte, t. 2, p. 367.)

Au mois de mai 1686, une dame m'envoya prier de venir voir son fils, qui se plaignait d'une légère douleur au gros de la fesse qui répondait vers l'aine; ce jeune homme boitait un peu depuis quatre jours, qu'étant assis sur l'herbe, on l'avait tiré par la jambe pendant trois à quatre pas. Aussitôt il ressent une légère douleur en cet endroit, qui avait toujours continué depuis, sans augmenter, même par la marche. J'examinai la partie de tous côtés, sans m'apercevoir d'aucun changement dans sa forme, à la vue ni au toucher. Je trempai un linge plié en quatre dans l'eau-de-vie, que j'appliquai sur l'endroit de la douleur.

Mais la bonne dame voyant que je n'avais employé que des paroles et un remède très-commun, envoya incessamment chercher un remetteur, qui commença par prendre ce pauvre jeune homme sur ses bras, mettant l'un sous ses aisselles et l'autre sous ses jarrets, et il lui mit la tête entre les genoux, ou plutôt les jambes et la tête ensemble, dont il ressentit des douleurs si cruelles, que, depuis ce temps-là, il n'eut plus de repos ni de patience.

Ce remetteur d'os ne s'en tint pas là, il augmenta encore ce tourment par le long tiraillement de deux forts hommes, auxquels il se joignit, qui achevèrent de lui causer une dislocation complète qui l'a rendu boiteux pour toujours.

Comme ses douleurs augmentaient sans cesse, il me fit redemander; je luis fis appliquer tous les remèdes pour apaiser les extrêmes douleurs que les violents tiraillements avaient causées, depuis la hanche jusqu'au milieu de la cuisse, et même jusqu'au jarret.

Ses douleurs étant apaisées, et la cuisse désenflée et presque dans son état naturel, je commençai pour lors à m'apercevoir que l'os était sorti de sa place; duquel la tête inclinait vers le dedans de la cuisse, sans néanmoins causer d'autres incommodités. Ce jeune homme avait la jambe blessée plus longue de deux pouces que la saine; il recommença à marcher, mais en boitant beaucoup. Je l'envoyai à Paris, et l'adressai à MM. Bienaise, Bessière et Tribouleau, qui reconnurent les mêmes signes et lui conseillèrent les bains de Bourbonne; ces bains réveillèrent et même augmentèrent la douleur. Alors il retourna à Paris, où on lui conseilla l'air natal et le retour dans son pays. Lorsqu'il fut arrivé, j'examinai l'endroit douloureux qui était considérablement tuméfié, et j'y trouvai une ondulation fort sensible. Je fis apporter ce malade à Valognes, et deux ou trois jours après, j'ouvris cet abcès; il en sortit une quantité surprenante d'humeurs glaireuses, crues et sans consistance. Cette ouverture donna lieu à un gonflement très-considérable qui se répandit depuis la hanche jusqu'au doigt du pied.

Six semaines après la guérison de cet abcès, il s'en forma un second vers l'aine, qui se ferma promptement.

Depuis lors, il s'est toujours bien porté, et a grandi d'environ 4 pouces; la jambe resta plus courte que l'autre de 2 pouces. Il boitait, mais marchait sans fatigue.

LXXIIe OBSERVATION.

Coxalgie sans cause appréciable; première période : plusieurs recrudescences; seconde période : luxation dans la fosse iliaque. — Guérison avec claudication.

(Boyer, *Œuv. chir.*, t. 4, p. 337.)

La fille de M. F..., marchand à Paris, âgée de six ans, ayant en apparence une bonne constitution, la peau un peu brune, les cheveux et les sourcils noirs, sans aucune trace d'engorgement dans les glandes lymphatiques, éprouva dans la hanche gauche, sans avoir fait aucune chute, une douleur sourde qui la faisait boiter. Le médecin ordinaire de la maison, que l'on consulta, attribua cette douleur à la croissance, et ne conseilla aucun remède. Il s'était déjà écoulé six mois depuis l'invasion de la maladie, lorsque je fus appelé. L'examen attentif du membre malade me fit apercevoir qu'il était plus long que l'autre d'environ 6 lignes; je conseillai le repos dans le lit, l'application successive de plusieurs vésicatoires volants autour de l'articulation affectée, et l'usage des amers et des antiscorbutiques; quatre vésicatoires furent appliqués dans l'espace d'un mois. La douleur diminua considérablement; et le membre se rétablit dans sa longueur naturelle. L'application d'un cinquième vésicatoire fut suivie d'une augmentation si considérable des douleurs que, pour les calmer, il fallut avoir recours aux applications anodines et narcotiques, malgré lesquelles le membre s'allongea de nouveau. Sept ou huit mois se passèrent dans des alternatives d'augmentation et de diminution des douleurs; mais la cuisse resta constamment plus longue que l'autre, et sa longueur alla même en augmentant graduellement.

Enfin, la tête du fémur abandonna la cavité cotyloïde, et monta sur la face externe de l'os des iles; la cuisse malade devint alors plus courte de 1 pouce que celle qui était saine. Le genou et la pointe du pied se tournèrent un peu en dedans, et les douleurs cessèrent presque entièrement. Il ne survint point d'engorgement à la fesse, qui ne présentait d'autre tuméfaction que celle qui résultait du volume de la tête du fémur, par laquelle les muscles fessiers étaient soulevés. Dès lors, je conçus l'espoir d'une guérison à la faveur d'une articulation contre nature. L'enfant resta au lit pendant plus de huit mois, la cuisse étendue sur le bassin autant que possible. Au bout de ce temps, la malade ne souffrant plus, et la cuisse pouvant exécuter de légers mouvements sans douleur, je lui permis de se lever, et de marcher en se soutenant sur des béquilles; peu à peu le membre prit de la force; les mouvements de la cuisse devinrent par degrés plus étendus, et l'enfant se trouva guérie aussi bien que son état le permettait.

Dans le même temps, je fus consulté pour l'enfant d'un voisin de M. F...; c'était une petite fille de quatre ans, chez laquelle la maladie suivit la même marche, et eut la même terminaison heureuse.

LXXIIIe OBSERVATION.

Coxalgie survenue pendant une fièvre continue; luxation dans la fosse iliaque; guérison.

(Boyer, *Œuv. chir.*, t. 4, p. 317.)

Nous avons observé deux malades chez lesquels la douleur était excessive, et qui ont eu le fémur luxé dans le cours d'une fièvre essentielle. L'un était une dame âgée d'environ trente ans, qui éprouva une fièvre putride à la suite d'une couche; et l'autre, un jeune homme de quatorze ou quinze ans, qui fut attaqué d'une fièvre de mauvais caractère peu de temps après avoir fait une chute qui lui causa une douleur sourde dans la hanche gauche, et un peu de difficulté à marcher. Dans ces deux exemples, le fémur fut entraîné en haut et en dehors; mais la maladie se borna là, et les malades en furent quittes pour la claudication.

LXXIVe OBSERVATION.

Coxalgie; premier degré: récidive; second degré: luxation spontanée du fémur dans la fosse iliaque; guérison.

(Rémond, *Journ. de chir., méd., pharm.*, t. 15, p. 430; 1808.)

Un jeune homme, dix-neuf ans, constitution strumeuse, entre dans un hôpital pour une fièvre putride dont il guérit bien. Douleur vive dans la hanche droite, étendue à la cuisse et au genou; allongement; claudication; l'exercice, qui fut conseillé, aggrava le mal.

Entrée à la Charité: huit vésicatoires volants; repos absolu pendant trois mois; traitement amer; le malade guérit et sortit.

Au bout de deux ans, réapparition des douleurs combattues par les narcotiques. Dix vésicatoires volants; traitement amer et antiscorbutique. La guérison ne se fit pas attendre.

Troisième rechute au bout d'un an, après de nouvelles fatigues. Le traitement ordinaire resta impuissant. L'allongement vint à 1 pouce et demi, puis fut remplacé par un raccourcissement brusque.

Rotation en dedans du pied et du genou; saillie antérieure du grand trochanter et de la tête dans la fosse iliaque.

Émollients: les douleurs cessent. Repos absolu pendant plusieurs mois, au bout desquels le malade marche d'abord avec peine, mais mieux ensuite, lorsque le fémur se fut creusé une nouvelle cavité. Raccourcissement de 2 pouces; claudication sans gêne ni douleur.

LXXVe OBSERVATION.

Luxation dans la fosse iliaque, et suppuration dans l'énarthrose du fémur. Guéri.

(Aurran, *Journ. de méd.*, p. 259; 1772.)

Une fille de huit ans, étant tombée sur le grand trochanter, se donna un contre-coup dans la cavité cotyloïde. La douleur étant supportable, elle la fit augmenter en ne gardant point le repos. La luxation du fémur se forma d'elle-même deux mois après. Je n'ai vu la malade que dans le cinquième mois; et avec la luxation en arrière et en haut, je lui trouvai un dépôt symptomatique fort considérable dans la partie moyenne et postérieure de la cuisse. On évacua le pus par deux petites ouvertures, qui ont fait *autant de fistules*. Dix mois après, une des fistules était fermée; l'autre fournissait très-peu de matière: la malade avait repris l'embonpoint, et je ne l'ai plus revue.

LXXVIe OBSERVATION.

Coxalgie au premier degré passée au deuxième; luxation dans la fosse iliaque. Guéri avec claudication.

(Rust, *Journ. des progrès*, t. 13, p. 248.)

Anna Schleicher, âgée de treize ans, fut amenée à l'hôpital général de Vienne, le 5 septembre 1812, pour une maladie de l'articulation de la hanche à sa troisième période. L'os des iles du côté gauche était de 1 pouce plus haut que le droits; la fesse gauche, extraordinairement tuméfiée, sphérique, tendue, offrait une fluctuation sensible qui annonçait la présence d'une collection de liquide épanché. La tête du fémur paraissait s'être totalement retirée en haut et en dehors, car le membre gauche, très-amaigri, était raccourci de près de 5 pouces, et le pied tourné en dedans. La cuisse était fortement fléchie sur le bassin, et la jambe sur la cuisse. Si l'on essayait d'étendre cette extrémité, en employant toutefois les plus grandes précautions, on occasionnait les douleurs les plus violentes, surtout au genou. La malade ne pouvait ni marcher, ni se tenir droite; son corps formait, au contraire, un angle presque droit avec le membre sain. Outre cela, il existait chez elle tous les symptômes d'une fièvre hectique. Cette jeune personne, ainsi que sa mère, donnait pour cause à cette maladie une violence extérieure qui avait d'abord été suivie de douleurs à l'articulation de la hanche, puis d'une claudication continuelle, puis enfin de l'allongement du membre avec les douleurs les plus aiguës au genou. Pendant l'espace de trois ans, ce mal avait éprouvé des alternatives de mieux et de pire. On avait essayé beaucoup de remède; enfin, on avait eu recours à l'électricité. La malade croyait devoir éprouver à ce dernier essai le malheureux état où elle se trouvait actuellement; car elle assurait avoir remarqué que ses douleurs devenaient toujours plus vives après chaque séance, et que ce moyen avait provoqué le raccourcissement subit du membre, et les progrès journaliers de sa maladie.

Puisque, dans de telles circonstances, on ne pouvait espérer de guérison radicale, et que la fièvre, la faiblesse de constitution et les souffrances du sujet, faisaient craindre une terminaison funeste, il est aisé de voir que je proposai l'emploi du feu sous un pronostic fort douteux, et que je ne promis à la malade ni à ses parents une guérison complète de la maladie, mais seulement d'adoucir ses souffrances, et vraisemblablement de lui conserver la vie. Encouragée par la la vue de quelques malades guéris par le fer rouge, cette fille accepta ma proposition, et l'opération fut remise au lendemain.

Il était impossible d'amener le membre malade dans l'extension, et l'opération ne pouvait être exécutée de la manière ordinaire : il fallut placer la malade sur ses mains et sur le côté sain, et la faire maintenir par des aides dans cette pénible situation. Je lui traçai alors circulairement sur la fesse quatre raies de feu, de 5 à 6 pouces de long; puis, au voisinage de l'articulation, j'appliquai une des grandes faces du cautère que je laissai opérer assez de temps pour pouvoir établir une fontanelle, si je le jugeais nécessaire. Je n'avais pas encore achevé ma visite dans la salle voisine, que la malade me fit appeler pour me dire qu'elle pouvait déjà étendre et mouvoir son membre, ce qu'elle n'avait pu faire depuis cinq mois. Tous les médecins qui fréquentent ma section, ainsi que moi, nous pûmes nous assurer du fait; enfin, après avoir été témoin de ce que cette jeune et turbulente malade exécuta dans ce moment, il serait difficile de faire de l'emploi du fer rouge un panégyrique assez avantageux pour qu'il pût être en rapport avec la promptitude et l'efficacité de ses merveilleux effets en cette occasion. La malade resta dès lors dans un état très-supportable jusqu'à la fin de la cure, pendant la durée de laquelle on ne remarqua aucun retour de la douleur symptomatique du genou. Après la chute des eschares, la suppuration de toutes les surfaces cautérisées, non-seulement détermina l'absorption du liquide épanché, mais encore rétablit en quelque sorte l'intégrité relative des mouvements du membre au bout de deux mois. Les progrès de la maladie locale vers la guérison, la disparition des douleurs, contribuèrent puissamment au rétablissement de la santé. La fièvre hectique diminua peu à peu, et, par l'emploi alternatif du quinquina, du lichen d'Islande et des ferrugineux, la malade se rétablit complétement.

Je ménageai par précaution, derrière l'articulation, un cautère qui pût contenir six pois, et je laissai sortir la malade de l'hôpital, en lui recommandant de maintenir ce cautère ouvert, et de ne le laisser fermer que lorsqu'on le lui aurait conseillé. Elle suivit mes avis : je le lui fis supprimer quelques semaines après après. Elle marche actuellement tenant droit le corps, ayant pour point d'appui du côté malade les orteils, qui posent sur le sol.

SIXIÈME PARTIE.

DIAGNOSTIC.

CHAPITRE Ier.

Plusieurs maladies ont des symptômes assez semblables à ceux de la coxalgie pour qu'on ait pu les confondre avec elle; et réciproquement les symptômes de la coxalgie ont pu faire croire à l'existence d'autres affections. Ces erreurs de diagnostic ne sont pas rares, la science en possède de nombreux exemples, mais toutes n'ont pas le même titre à notre attention.

1° Les fractures du col du fémur, de la crête de l'os des iles, du rebord cotyloïdien, ainsi que la luxation accidentelle, en ont imposé quelquefois à des chirurgiens inattentifs ou peu expérimentés; les causes de cette erreur proviennent de ce que souvent la coxalgie peut être, comme ces lésions diverses, provoquée par une contusion violente, une chute sur le trochanter. Mais avec de l'attention, et une connaissance exacte des symptômes propres à chacune de ces affections, il sera toujours facile d'éviter une pareille méprise. Sabatier rapporte l'histoire d'un enfant qui, affecté d'une coxalgie, fut longtemps martyrisé par un rebouteur qui voulait absolument réduire ce qu'il regardait comme une luxation accidentelle.

2° *Douleurs rhumatismales.* — Quand la douleur rhumatismale se fixe dans les parties fibreuses ou musculaires de la hanche, il est souvent fort difficile de la distinguer de celle que provoque le début de la coxalgie. L'une et l'autre, en effet, peuvent affecter une marche erratique, et si nul autre symptôme ne se manifeste, on ne peut vraiment décider s'il s'agit d'une coxalgie commençante, ou bien d'une simple douleur de rhumatisme. Dans ces cas, on est obligé de rester dans le doute, jusqu'à ce que quelque symptôme nouveau se soit manifesté. Pour M. Bouillaud, M. Richet et autres, qui n'admettent pas de rhumatisme musculaire, cètte incertitude ne peut pas exister. Mais nous avons dit que cette opinion habilement soutenue n'avait point encore pris droit de domicile dans la science, à titre de vérité démontrée.

3° *Affections du genou.* — Tous les auteurs ont signalé cette douleur du genou qui, si fréquemment au début de la coxalgie, détourne l'attention du malade et du chirurgien vers cette région, et leur fait croire à une maladie qui n'existe pas. Il est beaucoup plus rare de rencontrer à la hanche une douleur symptomatique d'une affection du genou; pour ma part, je n'en connais pas d'exemple. Une autre cause qui contribue à favoriser l'erreur, c'est l'existence fréquente d'un certain degré de tuméfaction à la jointure sympathiquement douloureuse. Cependant, un chirurgien prévenu de cette cause d'erreur, parviendra presque toujours, au moyen d'une exploration attentive, à reconnaître la vérité. L'exploration des mouvements, surtout d'après le procédé de M. Guersant fils, sera dans tous ces cas d'un grand secours; il en sera de même des pressions directes sur le grand trochanter, et la palpation de l'articulation coxo-fémorale dans le pli de l'aine, un peu au côté externe de l'artère, ainsi que le conseille Samuel Cooper (1). — Boyer pensait que dans ces douleurs sympathiques, le genou n'était jamais gonflé, et que la pression n'augmentait pas le mal. Ces deux moyens de diagnostic sont souvent infidèles.

(1) Samuel Cooper, Dictionn., p. 219.

4° *Névralgie sciatique.* — M. Denonvilliers (1) a vu prendre une névralgie sciatique pour une coxalgie : l'abaissement de la hanche, la claudication, suite de douleurs névralgiques, peuvent devenir des causes d'erreur; d'un autre côté, le trajet de ces douleurs, leur caractère et leur marche intermittente, doivent éclairer le praticien, et lever les doutes sur la nature de la maladie. Quant à la méprise inverse, qui consiste à prendre une coxalgie pour une sciatique, elle n'est pas très-rare.

LXXVIIe OBSERVATION.

Coxalgie au deuxième degré; coxalgie prise dans les premiers temps pour une névralgie sciatique; altération profonde de l'articulation coxo-fémorale.

(Valleix, *Traité des névralgies*, 52e obs., p. 591.)

Une fille de vingt ans, journalière, d'une bonne constitution, ordinairement bien portante, bien réglée, est entrée à l'Hôtel-Dieu, dans les salles de clinique, le 27 octobre 1838. A Paris depuis cinq mois, elle a eu une bonne nourriture, et a toujours couché dans une chambre sèche et bien aérée; jamais elle n'avait eu de douleurs semblables à celles dont elle se plaint aujourd'hui. Celles-ci ont commencé à se faire sentir il y a environ deux mois, et, dès le début, elles ont occupé le membre inférieur gauche, depuis la hanche jusqu'au genou; augmentées dans les premiers temps par la chaleur du lit, elles étaient surtout vives dans les mouvements et dans la marche; depuis quelques jours, elles avaient lieu soit que la malade marchât, soit qu'elle restât assise et dans l'immobilité.

Les premiers jours, on put constater une douleur à la pression et pendant les mouvements, au niveau de l'épine iliaque antérieure et supérieure; un autre point semblable existait sur la fesse gauche, un peu en arrière du grand trochanter; et un troisième en dehors du genou, derrière la tête du péroné. La marche était impossible, à cause de la douleur qui se faisait sentir dans toute la cuisse. Les secousses de la toux retentissaient jusque dans le pied.

---

(1) *Dictionn. des études médicales*, p. 309.

Il était survenu, depuis le début de la maladie, de l'amaigrissement; l'appétit était perdu ; langue collante ; 100 pulsations ; en un mot, tous les symptômes d'une fièvre lente.

L'application de quelques ventouses scarifiées et de quatre vésicatoires à la hanche ou derrière la tête du péroné, et pansés avec l'hydrochlorate de morphine, amena, au bout de trois semaines, une amélioration notable.

Le 13 décembre, survint un érysipèle. Le 20, cet érysipèle étant sur son déclin, on constata l'absence de douleur à la pression dans le membre malade, et possibilité des mouvements. Quelques jours après, les douleurs reprirent leur ancienne acuité; elles se fixèrent dans l'articulation coxo-fémorale, où elles étaient telles qu'on ne pouvait imprimer au membre malade le plus léger mouvement. La pression, douloureuse derrière le grand trochanter, l'était encore plus quand on comprimait les parties profondes de l'articulation. — Insomnie; fièvre hectique; marasme.

Dès cet instant, toute incertitude sur le diagnostic cessa, et la coxalgie fut reconnue. — Une pneumonie emporta la malade deux mois après.

A l'autopsie, on trouva un pus grumeleux dans l'articulation de la hanche; la surface interne de la capsule était tapissée par une exsudation membraneuse. — Il y avait une destruction partielle du ligament rond; les cartilages étaient ramollis, et le fond de la cavité cotyloïde érodé.

5° *Inflammation des muscles abdominaux.* — Je ne sais que penser de l'observation rapportée par M. Michaud. Malgré l'autorité de ce chirurgien, j'avoue que je conserve, sur l'explication donnée aux faits qu'il rapporte, un doute profond dont je ne puis me défendre; je me contenterai de rapporter les observations.

LXXVIII° OBSERVATION.

Raccourcissement apparent du membre abdominal pris pour une fémoro-coxalgie. Inflammation des muscles abdominaux.

(Michaud, *Gaz. médicale*, 1837, p. 94.)

Un habitant de Montpellier chassa dans des étangs, et se mit à l'eau par un temps froid et humide; en retournant chez lui, il sentit des douleurs vives dans la région iliaque, et s'alita.

Un médecin appelé trouva un raccourcissement de deux pouces, et diagnostiqua une luxation spontanée du fémur. M. Lallemand trouva que l'épine iliaque antérieure et supérieure du côté malade était située deux pouces plus haut que celle du côté opposé. Les grands trochanters étaient également éloignés des épines iliaques. On reconnut alors une inflammation des muscles abdominaux qui s'insèrent à la crête iliaque; ces muscles étant irrités, le malade rapproche les points d'insertion pour diminuer la douleur : le bassin et le membre sont soulevés, ce qui simule le raccourcissement.

6° *Contraction spasmodique des muscles adducteurs.* — M. Lesauvage, dont les travaux sur les maladies articulaires sont justement estimés, rapporte deux cas fort singuliers, où, d'après lui, la contraction spasmodique des muscles adducteurs donnait lieu à une claudication semblable à celle que détermine la coxalgie. Ces faits ne me paraissent pas parfaitement positifs. Cependant, vu l'autorité de l'observateur, je crois utile de les rapporter.

LXXIXe OBSERVATION.

Contractions spasmodiques des adducteurs.

(Lesauvage, *Arch.*, 2e série, t. 9, p. 283.)

Une jeune femme, délicate et nerveuse, fit une chute sur un tas de pierre; elle ne put se relever, et fut portée chez elle dans un grand état de souffrance.

On trouva une forte contusion à la hanche droite, le membre raccourci et déjeté en dehors. Les douleurs empêchèrent qu'on ne donnât au membre sa longueur. On diagnostiqua avec indécision une fracture du col.

Dix jours après, le membre avait repris et conservait sa longueur; point de rotation au dehors: évidemment il n'y avait pas de fracture. Pourtant la marche s'accompagnait d'une claudication que ne pouvait expliquer l'examen comparatif des deux membres, ni dans la position horizontale, ni dans la position verticale, avant que la malade nait fait le premier pas.

C'est lorsque ce premier pas se faisait que le raccourcissement apparaissait. On reconnut, en prenant le haut de la cuisse entre les deux mains, au moment où la malade élevait le membre et le portait en avant, qu'il était dû à la contraction convulsive des adducteurs, qui restaient tendus comme des cordes, et ne se relâchaient que dans la position assise ou couchée.

On fit, avec succès, l'emploi longtemps continué de cataplasmes laudanisés.

LXXXe OBSERVATION.

Contractions spasmodiques des adducteurs.

(Lesauvage, *Arch.*, 2e série, t. 9, p. 283.)

Flayolle, vingt-quatre ans, grenadier. Lorsqu'il vint à quitter son lit, l'égalité de longueur entre les deux membres était parfaitement rétablie ; mais il gardait une claudication très-apparente et très-difficile à expliquer; elle était due à une contraction spasmodique des muscles adducteurs de la cuisse, qui se produisait brusquement au moment où le malade élevait le membre pour faire le premier pas.

6° *Affection hystérique de la hanche.* — On s'est beaucoup occupé, dit Brodie (1), du diagnostic des affections organiques ; peut-être, cependant, n'a-t-on pas apporté assez d'attention à l'étude de celles qui peuvent être confondues avec certaines névroses qui les simulent quelquefois d'une manière frappante.

L'articulation de la hanche est fréquemment le siége de la maladie dont nous parlons ; alors les symptômes ont une grande ressemblance avec ceux que déterminent les altérations des os et des cartilages ; mais, en examinant avec soin toutes les circonstances, il sera ordinairement facile d'arriver à un diagnostic assuré. Il y a une douleur dans la hanche et le genou, qui augmente par la pression et le mouvement du membre, et la malade reste ordinairement soit sur le sofa, soit sur le lit, dans la même position. Cependant cette douleur n'est pas fixée sur un point spécial; elle occupe ordinairement tout le membre. La malade se plaindra, ou même poussera des cris, si on

(1) Brodie, *Gaz. méd.*, p. 178 ; 1837.

presse sur la hanche, mais elle en fait autant si la pression est exercée sur l'iléon, et même sur les fausses côtes, ou bien sur la cuisse, et même sur la jambe, jusqu'à la cheville; et alors on reconnaît que c'est surtout dans les téguments que réside la sensibilité morbide. Si, en pinçant la peau entre deux doigts, on cherche à la soulever des parties sous-jacentes, la malade paraîtra souffrir bien plus que si on poussait avec force la tête du fémur contre le fond de la cavité cotyloïde. Si on fixe son attention sur l'examen, elle accusera de vives douleurs; mais si, au contraire, on détourne son attention par la conversation ou tout autre moyen, elle se plaindra à peine de ce qui, dans une autre circonstance, lui aurait causé une espèce de torture. En même temps, il n'y a ni amaigrissement des muscles fessiers, ni aplatissement des fesses; l'aspect de la malade diffère entièrement de celui qu'elle offrirait s'il y avait une lésion organique de l'articulation, et elle n'éprouve point, pendant la nuit, ces tressaillements douloureux du membre, qui sont souvent accompagnés de songes effrayants, et sont l'indice de l'ulcération des os ou des cartilages de l'articulation. La douleur empêche quelquefois la malade de dormir; mais quand une fois elle a commencé à dormir, elle le fait profondément et pendant plusieurs heures. Cet état de choses peut se prolonger pendant des semaines, des mois, et même des années, sans qu'il se forme d'abcès ni aucune altération organique. On peut soupçonner la formation d'un abcès, comme je l'ai vu faire un grand nombre de fois; mais jamais ce soupçon ne s'est réalisé. Quelquefois il y a un gonflement général de la cuisse et des fesses, qui est l'effet ou de la turgescence des petits vaisseaux, ou d'une infiltration du tissu cellulaire (mais plutôt de la turgescence, car les parties ne conservent pas les traces de la pression faite avec les doigts), mais il diffère entièrement de celui qui accompagne un abcès. Dans quelques cas rares, le gonflement est limité et circonscrit, et ne peut encore être confondu avec celui d'un abcès. Il n'y a pas de fluctuation perceptible, et je ne puis mieux le comparer qu'à une plaque d'urticaire d'une dimension extraordinaire. J'ai quelquefois, pour convaincre d'autres médecins, pratiqué la ponction avec un trocart très-fin, ou tout autre instrument, dont l'introduction aurait donné issue au pus, s'il en eût existé.

Si on n'observe ni amaigrissement des muscles fessiers, ni aplatissement des fesses, il n'est pas rare, cependant, de trouver dans la conformation des parties une altération d'une autre espèce. Le bassin est contourné en arrière, en même temps qu'il est élevé du côté malade, de manière à faire un angle aigu au lieu de faire un angle droit avec la colonne vertébrale. Aussi le membre paraît-il alors être raccourci; et, lorsque le malade se tient debout, le talon ne porte pas ordinairement sur le sol. Un observateur superficiel pourrait croire alors qu'il y a luxation de l'articulation coxo-fémorale; et, en effet, il faut un examen attentif pour que le médecin reconnaisse que cette étrange difformité n'est que le résultat de la prédominance qu'acquiert l'action de certains muscles, et de l'habitude qu'a eue longtemps la malade de se tenir dans une position vicieuse.

Quand les symptômes sont rapportés au genou, ils offrent une grande ressemblance avec ceux que nous venons de décrire: l'articulation est très-sensible; mais la malade souffre plus du pincement de la peau que de sa pression, et cette sensibilité morbide s'étend à quelque distance sur la cuisse ou la jambe, et même quelquefois jusqu'à la cheville et au pied. Les douleurs de la malade sont beaucoup moins vives lorsqu'on distrait son attention, que quand on l'appelle sur ses parties dont elle souffre; et, ordinairement, elle ne se plaint pas quand on appuie sur le talon, de manière à ce que les surfaces articulaires du tibia pressent sur celles du fémur, en ayant soin, pourtant, de n'imprimer aucun mouvement à l'articulation. Dans la plupart des cas, la jambe est tenue dans l'extension complète, tandis que, dans ceux où il y a une lésion organique, elle est un peu fléchie sur la cuisse. Ces symptômes peuvent exister pendant un temps très-long, sans aucun changement manifeste, l'articulation conservant pendant des mois, et même des années, son volume et sa force ordinaires; mais quelquefois il y a un peu de gonflement, surtout à la partie antérieure et de chaque côté du ligament rotulien. Ce gonflement ne doit pas être confondu avec un développement général de l'articulation, qui a plus d'une fois trompé le chirurgien, et est l'effet, non de la maladie, mais des moyens employés : je veux parler des cas qui, pris pour des lésions organiques de l'articulation, ont été traités par l'application des vésicatoires, des cautères et l'emploi successif d'une foule de contre-irritants.

Les développements dans lesquels nous venons d'entrer suffisent pour faire comprendre la nature des symptômes que l'on rencontrerait, dans les cas où la maladie occuperait d'autres articulations. Les observations suivantes sont également applicables à tous les cas, et me semblent nécessaires pour compléter l'histoire de la maladie et établir un diagnostic correct.

Les malades ont ordinairement dépassé, mais de peu, l'âge de la puberté. Dans beaucoup de cas, il y a quelque dérangement de menstruation, tandis que, dans d'autres, cette fonction ne diffère nullement de ce qu'elle est dans l'état de santé parfaite. Les femmes dont les mains sont habituellement fraîches, qui ont le pouls petit et faible, y sont plus exposées que les autres; cependant, il n'est pas rare d'observer ces symptômes chez des personnes d'un tempérament sanguin, et chez lesquelles la chaleur animale est très-developpée.

Dans quelques cas, l'articulation à laquelle on rapporte les symptômes, et même le membre tout entier, offrent une remarquable alternative de froid et de chaleur. Ainsi, le matin le membre peut être froid et d'une couleur livide, comme si la circulation s'y faisait avec peine; tandis que, dans l'après-midi, la chaleur y augmente graduellement, et que le soir la peau en est rouge et brûlante. Cet état alarme quelquefois beaucoup la malade et même le médecin, mais je ne l'ai jamais vu suivi d'accidents fâcheux.

Chez le plus grand nombre des malades qui offrent ces douleurs, on observe aussi d'autres symptômes d'hystérie. Quelquefois elles ont éprouvé des attaques d'hystérie qui ont cessé à l'époque de l'apparition des phénomènes locaux, qui, eux-mêmes, diminuent ou disparaissent complétement lorsque les attaques reviennent.

Dans beaucoup de cas, on peut rattacher l'origine de ces symptômes à quelque maladie grave qui avait laissé la malade dans une grande faiblesse. D'autres fois, il est impossible de ne pas reconnaître dans leur apparition l'action de quelque cause morale, qui aura profondément débilité l'organisme; de même que l'action de quelque cause morale, surtout de celles qui forcent les malades à prendre beaucoup d'exercice, peut être favorable à la guérison. Cependant, on ne doit point conclure de cette dernière circonstance que ces maladies n'existent que chez les femmes d'une disposition bizarre et mélancolique. Les jeunes femmes douées des qualités morales les plus précieuses et de l'intelligence la plus élevée n'en sont point à l'abri; mais il est juste de dire aussi que chez elles il est bien plus facile d'en obtenir la guérison que chez les autres.

Bien qu'on n'observe pas pendant le cours de ces maladies, les tremblements des membres qui sont si fréquents dans les cas de carie des surfaces articulaires, il n'est pas rare pourtant de voir chez les malades dont nous parlons des mouvements spasmodiques des muscles. Dans quelques cas, on produit ces mouvements en pinçant ou touchant même légèrement les téguments : ils offrent quelques ressemblances avec ceux de la chorée, et il est important de faire remarquer qu'ils cessent d'être produits si on dirige l'attention de la malade d'un autre côté. J'ai vu ausi ces mouvements involontaires se manifester sans aucune cause appréciable.

Dans ces sortes de cas, il y a toujours un sentiment de faiblesse dans le membre, qui, ainsi qu'il est facile de le concevoir, est d'autant plus prononcé que les membres sont restés plus longtemps dans l'inaction. Ce sentiment de faiblesse augmente et finit même par devenir le symptôme prédominant, pendant que la douleur et la sensibilité de l'articulation diminuent graduellement. Cette faiblesse musculaire n'est cependant pas la seule circonstance qui s'oppose à une prompte guérison. Les tuniques des capillaires sanguins semblent, lorsque le membre est resté longtemps dans la position horizontale, participer à l'état du muscle; et quand, pour la première fois, la malade pose le pied à terre, la peau prend aussitôt une couleur rouge foncé, ou même violet pourpre, aussi foncé que celui que l'on observe sur les points où la vésication va s'établir.

Les symptômes viennent, dans la plupart des cas, graduellement, et disparaissent de la même manière. Ils peuvent le faire aussi sans cause évidente. Par exemple, en 1834, je fus consulté pour une jeune femme qui avait une affection hystérique bien prononcée, simulant une maladie de l'articulation de la hanche. Comme elle ne demeurait pas à Londres, je n'ai pas suivi les progrès de sa maladie; mais j'ai appris dernièrement qu'après avoir souffert pendant près de deux ans, elle avait senti, pendant un mouvement qu'elle avait fait dans son lit, un craquement, et que, depuis, ses douleurs avaient complétement cessé.

LXXXIe OBSERVATION.

Une autre jeune dame me fut amenée en octobre 1833, affectée, disait-on, comme la précédente, d'une maladie de l'articulation coxo-fémorale. Après l'avoir examinée avec soin, je reconnus qu'elle avait une affection hystérique, et non point une maladie de la hanche. Je lui recommandai de quitter le lit, qu'elle avait été condamnée à garder, de prendre de l'exercice et surtout celui du cheval: elle suivit mon avis avec exactitude; mais, pendant près d'un mois, elle n'avait éprouvé que peu d'amélioration, quand, en tombant de cheval, elle sentit un craquement dans l'articulation avec une violente douleur qui disparut au bout de peu de jours; et, à sa grande surprise, la douleur qu'elle avait continuellement dans l'articulation avait également disparu; les attaques d'hystérie cessèrent aussi; mais j'ai appris que, trois mois après, les mêmes accidents se sont reproduits pendant un voyage qu'elle fit sur le continent.

Ces maladies, bien que très-fréquentes chez les femmes, s'observent cependant quelquefois, mais rarement, chez les hommes. Aussi, je n'attribue point l'hystérie à une maladie de l'utérus, mais à une maladie du système nerveux.

En regard de la description de cette maladie singulière, si propre à en imposer pour une coxalgie véritable, et à induire en erreur des praticiens moins expérimentés que l'illustre chirurgien de Londres, il ne sera pas sans intérêt de placer la relation d'une coxalgie non moins bizarre par ses symptômes généraux, et qui peut-être aurait trompé Brodie lui-même.

Le fait est tiré de la *Clinique chirurgicale* de Larrey.

LXXXIIe OBSERVATION.

Coxalgie au premier degré. Guérison.

(Larrey, *Clinique chirurgicale*, t. 3, p. 349.)

Mademoiselle de Saint-M..., âgée de vingt et un ans, était tourmentée depuis longtemps par des douleurs vives à la région iliaque gauche, vers l'articulation coxo-fémorale, ainsi qu'au genou du même côté; ces douleurs s'accompagnaient de névralgies singulières dont la cause avait été jusqu'alors méconnue. Appelé au moment où la malade était prête à périr des effets d'une constriction tétanique du pharynx et de l'œsophage, qui avait résisté à tous les moyens jusque-là employés, je forçai la voie avec la sonde œsophagienne, et trois jours après, les accidents inflammatoires avaient disparu.

L'observation attentive des accidents nerveux que la malade éprouvait fréquemment, et la recherche de leur cause, permirent de reconnaître qu'ils étaient dus à l'existence d'une fémoro-coxalgie rhumatismale héréditaire, portée au deuxième degré, et caractérisée par les symptômes qui servent à faire reconnaître la seconde période de cette maladie. Au-dessus de l'arcade crurale, et au-dessous de l'épine antérieure de l'os iliaque, se voyait une tumeur ovoïde, peu saillante, au fond de laquelle on percevait une fluctuation évidente.

L'inflammation qui existait encore, céda facilement à l'application des ventouses scarifiées, que suivit celle du moxa huit fois répétée d'abord avec un changement très-favorable; les douleurs vives qui continuaient à se manifester furent combattues au moyen d'un séton passé dans l'épaisseur des téguments, sous la crête de l'os coxal, et qui fut conservé pendant l'espace de quinze jours, après quoi de nouveaux moxas furent réappliqués sur tous les points du pourtour de l'articulation. Après le treizième, la tumeur avait entièrement disparu. Cette demoiselle avait eu, par les voies utérines, un écoulement purulent plus ou moins abondant, selon l'état de l'atmosphère. Après le vingtième moxa, la guérison eut lieu. L'extrémité malade, qui, dans les premiers moments, était plus longue que l'autre de plus de 1 pouce, s'était considérablement rétractée, et quoiqu'à demi fléchie, elle présenta un raccourcissement d'environ un demi-pouce.

7° *Sacro-coxalgie.* — Cette maladie se rapproche beaucoup plus que les précédentes de l'affection de la hanche. Toutes les deux, en effet, offrent plusieurs phénomènes communs; tels sont : la douleur sympathique du genou, la douleur de la hanche, le changement de longueur du membre. Cependant, un examen attentif fait découvrir entre les deux maladies des différences assez notables : dans la tumeur blanche sacro-iliaque, la tuméfaction et la douleur siégent plus particulièrement vers la partie postérieure du bassin; les mouvements de la cuisse sur le bassin peuvent être exempts de douleurs, tandis que ceux qu'on imprime à l'os iliaque sont très-pénibles; la distance du grand trochanter à la crête iliaque n'a point changé, le rapport des crêtes iliaques entre elles est seul sujet à des variations; enfin, les changements de longueur du membre sont alternatifs et non permanents.

LXXXIIIe OBSERVATION.

(Boyer, *Œuv. chir.*, t. 4, p. 147.)

Boyer rapporte, d'après Chaussier, l'observation d'un homme dont l'os innominé gauche avait été déplacé et porté vers la partie supérieure par le fait d'une sacro-coxalgie. L'état inflammatoire ne permit point de faire la réduction. Après quelques jours employés à des applications relâchantes et à un régime antiphlogistique, on tenta le replacement de l'os, qui fut contrarié par le retour des douleurs et qui renouvela les symptômes inflammatoires. On fit une nouvelle tentative quelques jours plus tard, qui eut le même résultat, et l'on y renonça entièrement. Enfin, après un repos prolongé, mais moins qu'on ne l'aurait désiré, le malade quitta son lit, et ayant commencé à marcher avec le secours de béquilles, le poids du membre opéra une partie de la réduction qu'on avait tentée inutilement auparavant. La guérison se confirma, et le malade put reprendre l'exercice de sa profession de couvreur.

LXXXIVe OBSERVATION.

(Boyer, *Œuv. chir.*, t. 4, p. 141.)

Boyer rapporte un autre fait plus curieux, qu'il emprunte à Lhéritier. Lorsque le malade avait passé une ou deux heures à cheval, le membre était plus long de 2 pouces que celui du côté opposé; quand il avait marché, l'extrémité inférieure était plus courte que l'autre de 1 pouce et demi. Il est remarquable qu'il survenait des douleurs très-vives quand le membre avait été allongé, et que, pour les faire cesser, le malade marchait et cherchait à reproduire le raccourcissement. Ces variations dans l'allongement du membre ne pouvaient être obtenues par tout autre procédé, et cependant les mouvements du membre correspondant à la maladie étaient accompagnés de crépitation dont le siége était l'articulation sacro-iliaque. Il est important encore de noter qu'il y avait en même temps maladie à l'articulation iléo-fémorale et ankylose presque complète de cette articulation.

LXXXVe OBSERVATION.

Sacro-coxalgie prise pour fémoro-coxalgie.

(Michaud, *Gazette médicale*, 1837.)

Un enfant fut présenté à Dupuytren pour être traité d'une claudication chronique. On avait cru à une coxalgie, et on avait appliqué en conséquence de nombreux cautères sur la hanche. Après un examen approfondi, on reconnut non pas une coxalgie, mais bien une fémoro-coxalgie.

8° La carie ou la nécrose, soit de l'extrémité supérieure du fémur, soit de l'os des iles, occasionne des abcès, des ouvertures fistuleuses qui paraissent autour de la hanche, entraînent quelquefois l'atrophie du membre, la rotation en dedans ou en dehors, et peuvent de la sorte simuler une coxalgie. Il est des cas de ce genre où l'on peut demeurer incertain; cependant, il faut remarquer qu'on n'observe pas alors ces douleurs si vives et circonscrites dans l'articulation, que déterminent les mouvements communiqués aux membres inférieurs d'un malade affecté de coxalgie.

LXXXVIe OBSERVATION.

Raccourcissement et atrophie du membre inférieur produits par un séquestre de l'ischion.

(*Bulletin de la Société anatomique*, septembre 1835, p. 18.)

M. Nélaton a vu un enfant de douze ans qui présentait tous les signes d'une luxation symptomatique du fémur : raccourcissement, rotation du pied en dedans, atrophie considérable, fistules nombreuses autour de l'articulation, impossibilité d'exécuter le moindre mouvement.

L'autopsie fit reconnaître que l'articulation et le fémur étaient parfaitement sains : un séquestre invaginé de la tubérosité ischiatique avait preduit tous les désordres. Le fémur du côté malade était plus court de 6 lignes que celui du côté sain.

9⁰ Les abcès par congestion qui succèdent au psoïtis ou à la carie vertébrale sont, dans le premier cas, précédés de douleurs vives dans la région iliaque, et les mouvements de flexion et d'extension de la cuisse sur le tronc sont impossibles ; dans le second cas, des douleurs sourdes dans la colonne vertébrale, étendues suivant le trajet des nerfs rachidiens, ont paru longtemps avant que les abcès se manifestent; une gibbosité s'est quelquefois établie : rarement l'articulation de la hanche est le siége de douleurs qui augmentent par les mouvements ou par la pression.

L'erreur est bien difficile à éviter dans les cas complexes où les deux maladies existent en même temps : ainsi, quand le pus fourni par une carie vertébrale n'arrive à l'extérieur qu'après avoir traversé l'articulation coxo-fémorale, soit qu'il ait perforé le fond de la cavité cotyloïde, soit qu'il ait pénétré par l'ouverture de communication qui existe quelquefois entre la gaîne du muscle psoas et la synoviale de l'articulation coxo-fémorale.

Comment alors analyser et deviner tous ces désordres? On ne reconnaît le plus souvent qu'une partie de ce qui existe, et on diagnostique seulement une coxalgie ou une carie vertébrale; on peut aussi se tromper complétement à cause du groupement inusité des symptômes, et croire à une sacro-coxalgie ou à une lésion de l'extrémité supérieure du fémur.

LXXXVIIe OBSERVATION.

Abcès symptomatique d'une lésion de la colonne lombaire. Lésions de l'articulation coxo-fémorale. Mort. (*Par M. Estevenet.*)

(Estevenet, *Bulletin de la Société anatomique*, 1836, p. 129.)

Le nommé Sudre, vingt-huit ans, porte-faix, grêle et maigre, aucune atteinte de syphilis, scrofules ou rhumatisme; vers le printemps de 1838, douleurs dans les lombes et le sacrum, s'irradiant d'abord dans toutes les parties du corps, puis se fixant aux articulations qu'elles ont presque toutes parcourues. En octobre, douleurs vers le trochanter; un mois après, à ce niveau, tumeur indolente. Santé générale bonne. On reconnaît un abcès par congestion, que M. Sanson attribue à une maladie de l'articulation sacro-iliaque, M. Velpeau à une altération du trochanter. Accidents de fièvre hectique, ponction de l'abcès, continuation des accidents. Mort.

Autopsie. — Voici quelles sont les altérations de la cuisse et de la partie inférieure du tronc. Le fibro-cartilage qui sépare la troisième vertèbre lombaire de la quatrième était entièrement détruit; la portion de substance spongieuse des surfaces correspondantes du corps des deux vertèbres voisines était convertie en substance compacte d'un blanc jaunâtre; la circonférence de ces faces était en partie détruite, et offrait tous les caractères de la carie; à travers le muscle grand psoas, le pus s'était créé un canal musculaire qui n'avait suivi le trajet d'aucun nerf. Le muscle, examiné à l'extérieur, ne semblait point malade. Au niveau de l'éminence iléo-pectinée, le canal cessait d'être creusé dans l'épaisseur du muscle, mais il existait entre son tendon et l'os; dans cette partie de son trajet, il communiquait largement avec l'articulation; il se continuait au devant du col du fémur; le liquide avait disséqué le muscle carré de la cuisse, s'était porté au-dessous des attaches fémorales du pectiné, et des premier et second adducteurs, avait séparé le muscle triceps fémoral de tous les autres muscles qui sont en rapport avec lui vers la partie supérieure et postérieure de la cuisse, s'était surtout porté en dehors, entre le vaste externe et l'aponévrose et son muscle tenseur, et là, s'était creusé une vaste poche qui comprenait presque tout le pourtour de la cuisse, remontait jusqu'au milieu de la fosse iliaque externe, entre le grand et le moyen fessier, et descendait jusqu'à 3 pouces du condyle externe du fémur. Partout où les parois du foyer étaient constituées par des os, ceux-ci étaient dénudés; il existait une dénudation sur le col du fémur, au-dessus et au-dessous du petit trochanter. Mais c'est l'articulation qui présentait l'altération la plus remarquable: la capsule était largement ouverte en avant, où elle communiquait avec le foyer; le cartilage qui revêt les deux surfaces osseuses était complétement détruit; le ligament rond n'existait plus; la cavité de l'articulation contenait une cuillerée d'un liquide noirâtre fétide.

J'ai décrit l'altération en suivant la marche que je présume avoir été suivie par la maladie; j'ai à ajouter que je considère la maladie du fibro-cartilage intervertébral comme le point de départ de toutes les autres lésions, même de celle des autres os. Je pense que le pus, après être arrivé au niveau du point de réflexion du psoas, s'est ouvert dans la bourse muqueuse qui facilite son glissement sur les os; que chez ce sujet, cette bourse communiquait, comme cela arrive assez souvent, avec l'articulation; que, par suite de cette disposition anatomique, le pus s'est trouvé en rapport avec les surfaces articulaires, et a produit sur elles les mêmes désordres que sur le fémur, c'est-à-dire la dénudation des os. Mais à quelle époque remonte cette altération? voilà une question importante. La destruction du cartilage articulaire et celle du ligament rond ont nécessité un temps assez long pour s'opérer. Mais ce n'est que cinq jours avant la mort que le foyer a été mis librement en contact avec l'air. Il est vrai que le 24 février, c'est-à-dire vingt-cinq jours avant la mort, une première ponction avait été pratiquée; mais de la première à la seconde, qui a été pratiquée douze jours après, le pus n'a point changé de nature; il n'a pas changé non plus jusqu'au moment où les grandes incisions ont été pratiquées. Jusqu'à ce moment, il n'est survenu aucun accident grave. Ainsi donc, il n'a pas été nécessaire que le pus ait changé de nature pour exercer son action délétère sur les os et les cartilages. Enfin, on ne peut pas dire que la dénudation se soit opérée depuis l'introduction de l'air dans le foyer, puisqu'au moment même où celui-ci a été largement ouvert, j'ai pu sentir avec le doigt une dénudation au-dessus et au-dessous du petit trochanter.

10° Enfin, je signalerai quelques déformations du bassin qui, se rencontrant avec quelques affections du genou, pourraient en imposer pour l'existence d'une coxalgie, vu la similitude de quelques symptômes : du raccourcissement ou de l'allongement, par exemple.

LXXXVIII° OBSERVATION.

Diagnostic ; cause de raccourcissement du membre inférieur.

(*Bulletin de la Société anatomique*, septembre 1835, p. 4.)

M. Cruveilhier fait connaître une nouvelle cause de raccourcissement de la jambe : c'est la dépression de la cavité cotyloïde dans le bassin.

Chez une femme qui présentait cette disposition, les fémurs, mesurés avec soin, ne présentaient pas la moindre différence.

LXXXIX° OBSERVATION.

Allongement apparent par déformation du bassin ; articulation coxo-fémorale saine.

(Samuel Cooper, *Dictionn.*)

Je me rappelle avoir vu, dit Samuel Cooper, dans une des salles de l'hôpital de Saint-Barthèlemy, une petite fille avec une affection du genou, dont le bassin était si déformé, que le membre de ce côté paraissait beaucoup plus long. L'articulation de la hanche était entièrement saine.

Il ne suffit pas d'avoir constaté l'existence d'une coxalgie, il serait à souhaiter que l'on pût déterminer quelle est son espèce, c'est-à-dire quels ont été les tissus primitivement affectés, et quelle est la nature des altérations qu'ils ont subies.

Si l'on se rappelle que les auteurs sont à peine fixés sur les lésions anatomiques, on concevra facilement qu'ils le soient moins encore sur leurs signes différentiels : aussi cette partie de l'histoire de la coxalgie réclame-t-elle encore de nouvelles recherches.

Nous avons vu que Brodie avait tenté quelques efforts pour caractériser les lésions élémentaires : ainsi, l'inflammation de la synoviale articulaire, qui entraîne la sécrétion d'une certaine quantité de liquide, offre pour signes une tuméfaction uniforme de la hanche et une douleur modérée; l'ulcération des cartilages, au contraire, s'annoncerait par une altération de formes dans la fesse, qui ne présenterait alors qu'une surface aplatie au lieu de sa convexité ordinaire, qui est flasque au toucher, et paraît, pour ces raisons, plus large que celle du côté opposé, quoiqu'elle soit en réalité de même largeur. Nous avons dit ce qu'il fallait penser de l'ulcération des cartilages : on doit entendre ici l'ostéite ou carie superficielle. Mais, dans ce cas même, ce signe précédent a-t-il une grande valeur ? Je ne le pense pas; j'attache plus de prix à un autre signe également noté par Brodie, savoir, la sensation douloureuse, martyrisante, que développent tous les mouvements dans lesquels les surfaces articulaires exercent l'une sur l'autre une pression réciproque, et qu'on fait naître en couchant un malade sur un lit, saisissant le membre inférieur préalablement étendu et le poussant brusquement en haut, ou bien en lui faisant exécuter un mouvement de rotation autour de son axe; ce signe semble se lier à l'existence d'une altération des surfaces articulaires.

Le début de la maladie par l'abduction du membre, la flexion et la rotation en dehors, avec tous les phénomènes qui en découlent, accompagnés d'une douleur sourde, n'empêchant pas la station et la progression, indiquent l'existence probable d'une hydarthrose simple ou compliquée.

Lors, au contraire, que la maladie débute par une douleur vive qui persiste avec ténacité, qui semble se prolonger dans la longueur du fémur, lorsque la progression est impossible, et que les phénomènes de déviation ne se manifestent que consécutivement, que la suppuration apparaît de bonne heure, il est présumable que la maladie a débuté par les os.

Mais si, comme il arrive souvent, les phénomènes que nous venons de rappeler sont peu prononcés ou confondus, le diagnostic est à peu près impossible.

Quant au diagnostic de la période à laquelle est arrivée l'affection, il est facile de l'établir en se rappelant que la première période est caractérisée par l'abduction, la flexion et la rotation en dehors; la seconde période par la flexion, l'adduction et la rotation en dedans.

Nous ne parlons point du diagnostic de la cause à laquelle la maladie peut devoir son développement, non pas que cette détermination ne soit d'un haut intérêt pour le traitement, mais parce que la coxalgie ne présente sous ce rapport rien qui ne se rencontre dans l'histoire de toutes les autres maladies.

Enfin, il importe de pouvoir reconnaître quelle est la tendance de la maladie à telle ou telle terminaison.

Nous avons déjà traité cette question en ce qui regarde la résolution et la mort, en parlant de la marche de la maladie; il nous reste à dire quelques mots de ce qui touche à l'ankylose, à la déformation des surfaces articulaires et à la luxation.

CHAPITRE II.

§ Ier.

Diagnostic de l'ankylose.

On reconnaît l'ankylose à l'impossibilité de faire exécuter des mouvements à l'articulation; mais il faut se garder de confondre avec l'ankylose l'immobilité qui est due à la contraction tétanique de tous les muscles qui environnent la jointure, et qui se remarque souvent dans les diverses périodes de l'affection.

Il ne faut pas non plus confondre cette maladie avec l'immobilité due à la réplétion considérable de la capsule articulaire par un liquide.

Dans ces deux circonstances, il est toujours possible, en variant les explorations, d'arriver à reconnaître quelques mouvements dans l'article.

Il n'est pas toujours facile de distinguer l'ankylose complète de celle qui ne l'est pas, distinction essentielle cependant, puisqu'elle sert de guide dans le traitement de la maladie. La plus légère mobilité suffit, il est vrai, pour établir que la maladie est incomplète, et, d'autre part, dans l'ankylose complète, le membre reste dans une immobilité parfaite au niveau de l'articulation soudée.

Néanmoins, il ne faut pas croire que l'ankylose soit complète, et par conséquent incurable, dans tous les cas où l'articulation a perdu tout mouvement. La rigidité des ligaments et des muscles suffisent, en effet, dans quelques cas, pour empêcher tout mouvement dans l'articulation. Ainsi, pour établir le diagnostic de ces diverses espèces d'ankylose, il faut s'aider de la connaissance exacte des maladies qui les ont produites, de l'ancienneté de l'affection, etc.

XC[e] OBSERVATION.

Contraction musculaire simulant une ankylose.

(Bérard, thèse sur le diagnostic dans les maladies chirurgicales, p. 167.)

La cuisse était maintenue fléchie sur le bassin avec une telle force, chez un enfant affecté de coxalgie, que des praticiens habiles crurent à l'existence d'une ankylose. On aurait soulevé tout le corps en appuyant sur le fessier plutôt que de changer les rapports de ces os avec la cavité cotyloïde. Des questions adressées au malade, et qui fixèrent son attention sur un objet étranger à son affection, permirent d'étendre la cuisse avec facilité, jusqu'au moment où, s'apercevant de ce mouvement, l'enfant reprit brusquement sa première position.

2° *Diagnostic des déformations articulaires.* — Lorsque dans l'articulation coxo-fémorale les surfaces osseuses ne sont ni soudées, ni séparées, il peut se faire, avons-nous dit, qu'elles soient déformées, éburnées, etc. Il est difficile, sur le vivant, de reconnaître les diverses nuances qu'elles peuvent offrir, mais on peut les soupçonner à la difficulté et au peu d'étendue des mouvements, lorsque déjà la maladie première est fort éloignée, à la crépitation rude que produisent les mouvements dans la profondeur de la cuisse.

3° *Diagnostic de la luxation.* — Avant que les chirurgiens connussent les moyens de distinguer les déformations réelles des déformations apparentes, la simple flexion du membre avec adduction et rotation en dedans, qui caractérise la seconde période de la maladie, était considérée comme un signe positif de la luxation. Aussi rien n'était-il plus commun que la luxation de la cuisse dans la coxalgie, à tel point même qu'on donnait à cette maladie le nom de luxation spontanée. C'est ainsi que nous voyons Boyer établir deux périodes dans la coxalgie: la première, étendue depuis l'origine de la maladie jusqu'à la luxation; la seconde, depuis le moment où la tête de l'os abandonne la cavité cotyloïde jusqu'à la terminaison.

Larrey s'est élevé fortement contre cette manière de voir, et son opinion est actuellement partagée par un grand nombre de chirurgiens. Quoi qu'il en soit, la mensuration exacte, d'après les préceptes que nous avons posés, nous permettant d'arriver à un diagnostic assez précis de l'allongement ou du raccourcissement réel, il nous sera presque toujours possible de spécifier l'existence ou la non-existence de la luxation. Il peut arriver que les luxations traumatiques, les fractures du col du fémur, longtemps après l'époque où elles ont eu lieu, en imposent aux chirurgiens pour une luxation spontanée; mais les renseignements fournis par le malade sur l'histoire de son affection, et l'examen du membre, sur lequel on ne remarque aucune trace de suppuration, permettront d'arriver le plus souvent à un diagnostic exact.

SEPTIÈME PARTIE.

PRONOSTIC.

La coxalgie est une maladie grave, souvent terminée par la mort; lorsqu'elle se termine heureusement, elle laisse fréquemment à sa suite une difformité plus ou moins considérable du membre inférieur, telles que l'atrophie, l'ankylose, diverses déformations résultant de la luxation du fémur, de la désorganisation de la cavité articulaire, etc. Elle peut cependant se terminer par une guérison complète.

L'issue de la maladie dépend d'ailleurs de plusieurs circonstances, telles que l'âge et la constitution du sujet, la cause, la nature, l'étendue des altérations organiques.

1° *Age.* — Je ne sais jusqu'à quel point est exacte la remarque de Boyer, que chez les enfants le déplacement de la tête a lieu plus aisément que chez l'adulte, à cause du peu de profondeur de la cavité cotyloïde. M. Guersant m'a dit n'avoir eu que de bien rares occasions d'observer la luxation au premier âge.

Je ne puis davantage me prononcer sur cette opinion de M. Parise, que, vu l'état cartilagineux de la tête du fémur chez les très-jeunes enfants, la coxalgie, fréquente à cet âge, ne se terminait jamais par suppuration.

Je ne ferai non plus que mentionner cette autre opinion du même auteur, que pendant la vie intra-utérine, la luxation congénitale qu'il rapporte à une coxalgie est favorisée par la position du fœtus dont les membres inférieurs sont dans une flexion exagérée et permanente.

Mais une remarque importante relativement à l'âge, c'est que, quelle que soit l'issue de la coxalgie chez les enfants, elle entraîne presque toujours un arrêt de développement ou une atrophie du membre, d'où résulte une claudication incurable.

2° *Constitution.* — La maladie marche, en général, avec rapidité chez les sujets robustes et pléthoriques; mais aussi elle est plus accessible à nos moyens thérapeutiques, et, somme toute, elle est plus souvent fatale chez des individus débiles, épuisés par de longues maladies, la mauvaise nourriture, l'habitude de la masturbation, des excès vénériens, etc.

3° *Cause de la maladie.* — La coxalgie de cause externe est, en général, moins grave que celle qui se lie à quelque vice de la constitution; celle qui résulte de l'irruption d'un abcès migrateur venant du rachis ou d'un tubercule dans l'article, est presque nécessairement mortelle. Celles qui se développent à la suite des fièvres graves se terminent rarement par la guérison; celles, au contraire, qui tiennent à la métastase blennorrhagique, ou bien à une irritation mécanique ou organique de l'urèthre, ont plus rarement une issue funeste.

Quand la cause est facile à éloigner ou à neutraliser, le pronostic devient plus favorable.

4° *Nature et étendue des altérations organiques.* — Toutes choses égales d'ailleurs, une coxalgie qui débute par les os est infiniment plus grave que celle qui commence par les parties molles, que l'hydarthrose par exemple; elle est grave surtout si elle a pour point de départ une ostéite profonde.

Puis, lorsque la maladie a fait déjà des progrès, elle est naturellement plus dangereuse que si elle ne fait que débuter.

Il est inutile de dire que les abcès par congestion, dirigés dans le bassin, dans la cuisse, sur l'os coxal, aggravent singulièrement le pronostic; il en est de même de la perforation de la cavité cotyloïde, de la nécrose du fémur; cependant, malgré tous ces désordres, il ne faut pas encore désespérer de la vie du malade.

Parmi les observations consignées dans le courant de notre travail, il en est un bon nombre qui se rapportent à des cas de ce genre, et qui prouvent que la guérison peut encore avoir lieu. Je dois même dire que les abcès par congestion n'ont point, dans la coxalgie, la même gravité que dans la carie du rachis. Ce fait peut tenir à plusieurs causes, mais certainement la différence des conditions anatomiques y contribue pour une bonne part. Dans la carie tuberculeuse ou autre du rachis, les abcès parcourent généralement un trajet considérable; les parois de ces abcès, formés lentement, acquièrent une résistance qui s'oppose à leur retrait facile, tandis que dans la coxalgie les abcès occupent de coutume des régions où les parties molles se laissent, il est vrai, facilement distendre, mais peuvent aussi plus facilement revenir sur elles-mêmes, pour mettre en contact les parois des kystes. D'autre part, les anfractuosités, bien que très-grandes et très-variées encore, le sont moins cependant, et surtout sont moins profondes que dans les abcès rachidiens; de sorte que le pus trouve moins de difficultés à s'écouler au dehors, sa stagnation est moins à craindre, et les accidents qu'elle entraîne moins fréquents.

Une autre cause encore peut contribuer à rendre moins fâcheux le pronostic de ces abcès: c'est la possibilité de maintenir en contact les surfaces malades.

M. Nélaton avait déjà noté la différence qui, sous le point de vue du pronostic, existe entre les tubercules enkystés et les tubercules infiltrés des vertèbres. Tandis que ces derniers donnent presque toujours lieu à une suppuration intarissable, les autres se terminent parfois par la guérison. M. Nélaton (1) explique cette différence en disant que, dans l'infiltration tuberculeuse, une plus grande étendue de la colonne épinière se trouve habituellement compromise, mais surtout que les séquestres, véritables corps étrangers, entretiennent

---

(1) Nélaton, *Tubercules des os*, p. 62.

une suppuration intarissable ; tandis que dans la forme enkystée, les choses se passent tout différemment.

Lorsqu'un tubercule enkysté se développe dans le corps d'une ou plusieurs vertèbres, il s'y creuse une cavité, et fait subir à l'os une perte de substance plus ou moins considérable : celui-ci, s'affaiblissant de jour en jour à mesure que la cavité tuberculeuse acquiert plus de capacité, il arrive un moment où le corps de la vertèbre, réduit à une coque osseuse, n'est plus capable de soutenir le poids des parties qu'il doit supporter, et s'affaisse subitement; quelques-unes des colonnes ou des cloisons qui soutenaient les parois, bien que conservant leur structure normale et leur densité, se rompent, et les parois opposées du foyer se trouvent sinon mises en contact, du moins sensiblement rapprochées. La partie de la colonne vertébrale placée au-dessus de l'excavation tuberculeuse s'incline angulairement sur la partie inférieure, et la gibbosité se trouve ainsi produite presque instantanément; on trouve dans les auteurs plusieurs exemples de ces gibbosités qui se sont montrées subitement. Les parois étant ainsi rapprochées, la matière tuberculeuse se trouve en partie expulsée; le kyste s'atrophie, comble les vides qui pourraient encore exister dans le foyer, et subit la transformation fibreuse; les parties osseuses des masses apophysaires se consolident, se soudent dans leurs nouveaux rapports, et la guérison est complète. — Cette explication ne s'applique pas de tous points à la maladie qui nous occupe. J'ai rapporté ces paroles de M. Nélaton, pour faire voir seulement que le rapprochement, le contact des surfaces malades, jouent un rôle important dans la guérison des affections osseuses. Or, dans la coxalgie, les surfaces articulaires malades pouvant rester en contact, ou du moins, si elles sont séparées comme dans la luxation, pouvant s'appliquer contre les parties molles, la cicatrisation trouve moyen de s'opérer. On conçoit alors que les abcès, n'étant plus entretenus par une secrétion incessante, puissent finir par se tarir complétement.

Relativement aux terminaisons que la coxalgie peut affecter, il est inutile de parler de la mort, et de la guérison complète; mais il reste encore les trois modes de guérison que nous avons désignés sous les noms de ankylose, déformation des surfaces articulaires, et luxation.

1° *Ankylose.* — Cette terminaison, quand la maladie est arrivée à sa deuxième période, que des abcès se sont ouverts à l'extérieur, que l'articulation est désorganisée, est un véritable bienfait, ainsi que l'a dit Boyer. En effet, la vie du malade est sauve, il ne reste plus qu'une infirmité. Mais cette infirmité présente elle-même dans sa gravité des nuances assez grandes, suivant diverses circonstances :

1° *Suivant que l'ankylose est complète ou incomplète.* — Dans le premier cas, l'infirmité peut être regardée comme à peu près incurable; nous devons dire cependant que Rhea Barton a pratiqué avec succès la section du col du fémur dans cette circonstance pour établir une fausse articulation; mais son exemple n'a eu qu'un bien petit nombre d'imitateurs, et son observation est encore presque unique dans la science.

Quand l'ankylose est incomplète, on peut, au contraire, espérer rompre les brides fibreuses, les adhérences qui gênent les mouvements, et rétablir, en partie au moins, les fonctions du membre.

2° *Suivant la direction du membre.* — La direction parallèle à l'axe du corps est celle qui présente le plus d'avantage pour la station et la marche; elle gêne un peu la position assise, sans l'empêcher complétement, vu la mobilité de la portion lombaire du rachis. La position fléchie avec adduction forcée prive le membre de ses fonctions, ou du moins le malade ne peut s'en servir qu'en s'aidant d'une mécanique. Il peut se faire même que, dans le cas où les deux membres inférieurs se trouvent ainsi ankylosés, le malade se trouve dans une impossibilité presque absolue de tenir aucune position autre que le décubitus en supination.

L'exemple le plus remarquable de ce genre a été rapporté par M. Velpeau (1).

L'ankylose peut encore amener dans la structure de la conformation du bassin des modifications qui, chez les jeunes filles impubères, peuvent devenir graves en détruisant la forme régulière de ce canal osseux, dont les dimensions importent à un si haut point à l'acte de la parturition.

2° *Déformations des surfaces articulaires.* — Nous avons peu de chose à en dire : leur pronostic est entièrement subordonné à l'étendue des mouvements que l'articulation a conservés, moins graves que l'ankylose, sous un rapport, celui des mouvements; elles présentent cependant un désavantage sur elle, c'est que l'articulation malade se trouve exposée encore à des douleurs, des inflammations.

3° *Luxation.* — La luxation est toujours une infirmité grave, non pas sous le point de vue de la vie ou de la santé générale, mais sous celui de la régularité des formes et de la progression.

1° *Sous le rapport de la régularité des formes.* — La luxation non réduite produit un raccourcissement du membre, une inclinaison du bassin, par contre, une déviation de la colonne rachidienne, une désharmonie dans la hauteur des épaules. Mais, ce qui est plus grave, c'est que plus souvent après la luxation qu'après l'ankylose, on observe la déformation du bassin, parce que la ligne de transmission du poids du corps au membre inférieur n'est plus la même.

2° *Sous le rapport de la progression.* — Cette fonction est singulièrement gênée; cela varie, du reste, suivant la disposition de l'articulation nouvelle.

---

(1) *Cliniq. chirurg.*, t. 2, p. 177.

Le pronostic de la luxation spontanée peut encore être considéré sous le point de vue thérapeutique.

Cette question est une des plus intéressantes de l'orthopédie; pour l'instant je n'en dirai qu'un mot, me réservant d'en parler un peu plus en détail à l'occasion du traitement.

Déjà Salmade, à la fin du siècle dernier, avait tenté la réduction des luxations spontanées du fémur. Tout récemment les orthopédistes ont repris cette question, et M. Humbert, de Morlaix, est venu proclamer plusieurs guérisons complètes. Je ne puis examiner ici la valeur des observations relatées par ce chirurgien, je ne puis non plus discuter les opinions nombreuses émises à cet égard; je me contenterai de dire que des travaux modernes ressort cette vérité que la luxation spontanée du fémur peut être réduite, principalement quand elle est de date récente, et quand la cavité cotyloïde n'a point encore subi de déformation profonde.

Quand la luxation spontanée se complique d'ankylose, on comprend que la gravité spéciale de ces deux affections doit s'accroître de leur fusion.

XCI^e OBSERVATION.

Coxalgie au premier degré; guérison.

(Lacroix, *Journ. de méd.*, t. 9, p. 154, 3e série.)

Fille, sept ans; lymphatique, délicate. Douleurs assez vives dans l'abdomen, à gauche, en octobre 1825. Liniment calmant, lavement émollient. La douleur se calme.

Janvier 1826. On reconnaît, sans qu'il y ait eu de nouvelles douleurs, allongement du membre gauche, 1 pouce environ; gonflement très-notable, douleurs assez fortes à la pression; chute antécédente avouée. Repos absolu, sangsues, cataplasme émollient, puis large vésicatoire; régime tonique, amélioration. Cautère à la potasse caustique, suppuration entretenue cinq à six mois. L'allongement diminua, disparut. Le cautère fut fermé, et la malade guérit complétement.

XCII[e] OBSERVATION.

Coxalgie au deuxième degré ; guérison.

(Salmade, *Journ. de méd., pharm., chirurg.*, t. II, p. 537, 9e année.)

Jeune enfant; bonne santé. Douleurs en descendant du lit; repos, sans amélioration pendant un mois. A cette époque, gonflement œdémateux très-étendu; douleurs très-vives. Cataplasmes émollients. Amaigrissement général, allongement sensible du membre gauche, abcès au-dessous du grand trochanter : il s'ouvre naturellement, suppure abondamment. L'état général devient des plus fâcheux; glandes du col et du mésentère gonflées, ainsi que les lèvres.

Quatre mois après l'invasion, toniques et amers, cataplasmes sur les plaies d'où sortent du pus et des matières granuleuses concrètes. Abcès à la partie interne et supérieure de la cuisse. Injections détersives; exfoliations de quelques parties osseuses et tendineuses.

Déplacement de la tête sur la face externe de l'os coxal; raccourcissement de quatre à cinq travers de doigt; rotation du pied et du genou en dedans. Diminution des douleurs; repos, traitement tonique et dépuratif; purgatifs de temps en temps. Ce traitement, continué pendant trois mois, eut un fort bon résultat, et ne fut interrompu que par des accidents dont on se rendit facilement maître. Peu à peu le malade se leva, la suppuration se tarit, les plaies se cicatrisèrent. On eut à craindre une ankylose du genou, mais le malade a commencé à marcher avec des béquilles, puis sur le bout des orteils, et enfin avec un soulier à talon. Il ne lui reste plus qu'un raccourcissement très-léger; la guérison reste parfaite.

XCIII[e] OBSERVATION.

Coxalgie au deuxième degré ; guérison.

(Barré, *Gaz. des hôp.*, p. 309; 1831.)

Luxation spontanée du fémur gauche; jeune homme de vingt-huit ans, lymphatico-sanguin. Luxation spontanée, arrivée à sept ans, avec décollement, abcès, fistules, guérie sans traitement et sans repos. Marche gênée, mais possible; fausse articulation, douleurs dans la saison froide.

Les douleurs devinrent permanentes et très-intenses, à cause de l'habitation près d'une rivière. Antiphlogistiques. Marche croissante de la maladie.

Vésicatoires, puis traitement émollient. Progrès de la maladie jusqu'au marasme; fortes suppurations. Depuis plus d'un an le malade est tenu au lit.

Traitement ioduré de six mois, entravé par deux rechutes apparentes; traitement tonique, exercice modéré, guérison complète.

XCIV[e] OBSERVATION.

Coxalgie au deuxième degré; luxation spontanée du fémur gauche; guérison.

(Ducros jeune, *Gaz. des hôp.*, p. 311; 1835.)

Jeune femme, vingt-sept ans; lymphatique. Raccourcissement de la jambe datant de trois mois; douleurs de genou très-intenses. Repos absolu, régime dépuratif et iodé. La malade se lève, elle tombe sur la hanche gauche.

Douleur du genou et raccourcissement considérablement augmenté; saillie de la tête sur la branche horizontale du pubis; rotation du pied en dehors.

Appareil de Brunel, modifié par Roche, ou à extension continue.

Le membre est ramené à sa longueur, la douleur du genou cesse; l'appareil reste cinquante jours. La malade est complétement guérie, sans aucune trace de sa maladie.

XCV[e] OBSERVATION.

Luxation spontanée du fémur, abcès carieux, détachement et expulsion de la tête fémorale; guérison.

(Harris, *Gaz. des hôp.*, p. 530; 1839.)

D...., quatorze ans, atteint depuis deux ans de coxalgie, suppurant depuis un an.

Luxation du fémur sur la hanche, raccourcissement de 2 pouces. Aux ouvertures, fistules rendant un pus de mauvaise nature; carie reconnue en sondant avec le stylet. Repos absolu, salsepareille, purgatifs, pansements simples et émollients. État stationnaire pendant trois mois, mais amélioration de la santé générale.

La tête du fémur se détache du col et sort par une des fistules.

Injections dans les trajets fistuleux, avec dissolution faible de sulfate de cuivre; cicatrisation des fistules; trois mois après, formation d'une nouvelle articulation, marche avec des béquilles.

Deux ans après, le membre a repris presque toute sa force et sa motilité; il marche sans béquilles et sans trop de fatigue.

Raccourcissement de 2 pouces, qu'on eût peut-être évité par l'extension, aussitôt après l'issue de la tête. Claudication.

XCVI^e OBSERVATION.

Luxation spontanée du fémur, abcès à la hanche, réduction; guérison.

(Harris, *Gaz. des hôp.*, p. 530; 1839.)

Enfant de quatre ans; coxalgie depuis quinze mois, suppurant depuis huit mois; cicatrisation, mais douleurs vives.

Luxation en haut et en dehors; raccourcissement de 2 pouces. Réduction par l'extension graduée; première extension très-douloureuse. Petit à petit les douleurs finissent par se dissiper. L'appareil en permanence reste pendant deux ans. Marche sans douleur, claudication faible; raccourcissement de quelques lignes Récidive de la coxalgie; même traitement. Guérison durable; très-peu de claudication; raccourcissement de 6 lignes.

XCVII^e OBSERVATION.

Coxalgie au premier degré; guérison. Autopsie.

(Lesauvage, *Arch. gén. de méd.*, t. 9, p. 267; 2e série.)

Une femme de chambre, vingt et un ans, entrée à la Charité au commencement de 1809, atteinte d'une maladie coxale du côté gauche.

L'allongement fut porté à 1 pouce, tout faisait craindre la luxation. On appliqua, en trois mois, au moins vingt vésicatoires.

On était bien loin de compter sur la réduction, quand tout à coup, en moins d'un mois, l'allongement disparut, les douleurs diminuèrent, puis cessèrent. La fille sortit bientôt guérie.

Deux ans après, elle mourut d'une maladie étrangère. Les deux articulations coxo-fémorales, examinées, ne présentent pas la moindre différence.

XCVIIIe OBSERVATION.

Coxalgie, pas d'allongement; guérie. Il reste un frottement rude.

(Lesauvage, *Arch. gén. de méd.*, t. 9, p. 277; 2e série.)

Berthelot, âgé de soixante ans, ancien militaire et porte-faix, éprouva, en 1839, tous les signes d'une inflammation de l'articulation coxo-fémorale; pourtant il continua ses travaux. Ne pouvant plus ni marcher ni faire aucun effort, il entra à l'hôpital de Caen en juillet 1833. Douleur vive et exaspérée par les mouvements spontanés du membre, que le malade ne pouvait retenir. La percussion sur la plante du pied ou sur le talon était vivement sentie dans l'articulation; jamais il n'y eut élongation bien sensible du membre.

La maladie, déjà très-chronique, ne fut point influencée par l'emploi des antiphlogistiques locaux et généraux, des vésicatoires, des moxas, etc. Cependant le malade finit par sortir de son lit. Les mouvements devinrent moins pénibles; mais, à mesure que l'amélioration augmentait, le malade reconnut dans l'articulation que le frottement des surfaces avait lieu avec une rudesse et un bruit de plus en plus perceptible, et dont le caractère fut bien saisi par les médecins, qui purent constater ce mode avantageux de terminaison.

XCIXe OBSERVATION.

Coxalgie à la deuxième période; plan incliné; guérison.

(Lesauvage, *Arch. gén. de méd.*, t. 2, p. 312; 1837.)

Une fille grande et forte, atteinte par récidive d'une hydarthrose de l'articulation coxo-fémorale gauche, entre à l'hôpital. Malgré un traitement énergique, les douleurs persistent et font craindre que la résolution ne soit pas complète.

La cuisse était restée fléchie sur le tronc, et la saillie du grand trochanter annonçait que la tête devait avoir en partie quitté la cavité cotyloïde.

L'appareil à extension continue, d'une application trop difficile chez une fille de grande taille, fut remplacé par le plan incliné. Dès le premier moment, les douleurs furent diminuées, et à peine elles furent perçues au bout de quelques jours.

Cette position augmenta d'abord la douleur du genou, qui, bientôt après, disparut entièrement. La guérison aura lieu et promptement.

HUITIÈME PARTIE.

TRAITEMENT.

ARTICLE PREMIER.

Historique.

Si nous jetons encore un coup d'œil sur l'histoire de la science, nous voyons que les médications les plus variées, les plus opposées même, ont été conseillées contre la coxalgie, suivant la théorie que chacun s'était faite sur sa nature, ses causes et son siége.

Les anciens avaient une confiance illimitée dans l'action du cautère actuel; c'est presque le seul moyen qu'ils préconisent. « Quibuscumque « a coxendicum morbo diuturno vexatis coxa excidit his crus tabescit « et claudicant, si non usti fuerint, » disait Hippocrate (1).

Celse (2) conseille les bains, les cataplasmes, les topiques de toutes sortes, et enfin, pour dernière ressource, le feu appliqué en trois ou quatre endroits autour de la hanche, à l'aide du fer rougi à blanc.

Galien (3), qui faisait jouer un grand rôle au sec et à l'humide dans les maladies et leur traitement, disait avoir eu deux fois l'occasion de traiter cette affection et d'en empêcher à jamais la récidive; mais il faut pour cela, dit-il, faire un usage longtemps soutenu des médicaments siccatifs employés autour de l'articulation.

---

(1) Hippocrate, aphorisme 60.

(2) Aur. Corn. Celse, lib. 4. cap. 1, sect. 8, p. 216.

(3) Galien, comment. 4, n° 42, in Hippocrat., *de Articulis*.

Avicenne (1), Albucasis (2), ne parlent que de la cautérisation, et consacrent un chapitre entier à l'exposition du mode le plus convenable pour l'exécuter.

Jusqu'à J.-L. Petit (3), le traitement, comme du reste nos autres connaissances sur la coxalgie, furent à peu près stationnaires; mais ce grand praticien comprit qu'il fallait combiner plusieurs moyens thérapeutiques pour remplir les indications diverses que présentent cette affection. Le repos est pour lui le premier remède : « Je place, dit-il, commodément le malade dans son lit, et lui fais éviter tous les mouvements capables d'exciter la douleur. » Puis il insiste sur les antiphlogistiques au début; il répète la saignée deux ou trois fois le premier jour pour y revenir encore les jours suivants, selon les forces du malade. A cela, il joint un régime humectant et rafraîchissant, et l'emploi de topiques résolutifs; celui auquel il donne la préférence est un défensif fait avec les blancs d'œuf, l'alun en poudre, de l'eau-de-vie aromatique, dont il imbibe des compresses, lesquelles lui servent à envelopper l'articulation de la cuisse.

Sabatier (4) adopte à peu près la même médication, principalement l'emploi des émissions sanguines.

Boyer, dont l'immortel ouvrage est encore le code chirurgical de nos jours, admet plusieurs indications. 1° Suivant l'époque de la maladie : au début, le repos, les antiphlogistiques, les révulsifs, comme J.-L. Petit. 2° Suivant la cause : si quelque vice interne entretient la maladie, c'est aux vésicatoires qu'il a recours pour opérer à l'extérieur une puissante révulsion du principe morbifique fixé sur l'articulation; il préfère ce moyen aux moxas, au fer rouge, aux sétons, et

---

(1) Avicenne, *de Dislocatione anchæ;* édit. de Venise, lib. 2 (1608), fen 5, tractat. 1, cap. 24.

(2) Albucasis, *de Cauterisatione dislocationis anchæ.*

(3) J.-L. Petit, *Mal. des os,* t. 1, p. 315.

(4) Sabatier, *Mém. de l'Acad. de chirurg.,* t. 7.

décrit avec complaisance la manière de l'employer. Ce moyen, toutefois, doit être combiné avec le repos absolu, qui est la base du traitement, avec le régime, les médicaments internes appropriés à la nature du vice général; c'est ainsi qu'il recommande les amers, les antiscorbutiques, les toniques, les mercuriaux, les martiaux, suivant l'exigence des cas.

Il indique encore la marche à suivre quand les abcès se manifestent, les précautions à prendre dans la convalescence, les moyens de favoriser la formation d'une articulation contre nature, ou, si l'on ne peut faire mieux, la formation d'une ankylose. Quand à la possibilité de réduire la luxation, il ne la soupçonne même pas.

Rust (1), de Berlin, qui distingue quatre périodes à la coxalgie, et qui ne reconnaît qu'une forme primitive à cette affection, l'inflammation du périoste interne, recommande dans la première (celle d'ostéite commençante), les frictions mercurielles quand les sangsues et les bains tièdes ont calmé les douleurs; dans la deuxième période (celle d'allongement du membre), il cherche à produire une révulsion puissante par l'ustion métallique; dans la troisième et la quatrième (celle de suppuration), il n'admet plus de cure radicale possible; tous les efforts de l'art doivent se borner à favoriser les efforts de la nature pour cicatriser les surfaces ulcérées. C'est encore à la cautérisation actuelle qu'il donne la préférence; bien plus, il l'emploie souvent pour ouvrir les abcès qui résultent de l'altération des parties articulaires.

Les instruments dont il se sert pour cette opération ont l'extrémité cautérisante épaisse de 9 lignes et longue de 3 pouces; leur forme est celle d'un prisme renversé, dont l'angle, destiné à brûler, est émoussé.

Il fait rougir à blanc autant de cautères qu'il doit faire de sillons. Il pratique ordinairement trois raies de feu, si le sujet est jeune, et

---

(1) Rust, *Arthrokakologie*, in-4°; Vienne, 1817.

jusqu'à cinq, si c'est un adulte vigoureux. Ces sillons sont convergents de haut en bas, et placés à 1 pouce au moins de distance l'un de l'autre. Le premier parcourt la fesse presque dans son milieu, dans une étendue de 5 à 6 pouces et selon la direction du nerf sciatique. Le second est moins long; il doit suivre la dépression que le grand trochanter laisse derrière lui, et, arrivé en cet endroit, il tourne le cautère sur une de ses faces, et il le laisse séjourner pendant quelques secondes, toutes les fois qu'il a l'intention d'obtenir un ulcère d'une certaine étendue après la chute de l'eschare. Le troisième passe sur le grand tronchanter même.

Lorsque des abcès se sont formés autour de l'articulation, s'ils sont considérables, l'auteur les ouvre. Il blâme les petites incisions faites sous le prétexte que le contact de l'air dénature le pus, parce que ce n'est pas ce contact, mais bien l'état atonique des organes malades qui en altère les qualités. Grande ou petite, l'ouverture livre passage à la même quantité d'air, et petite, elle a le désavantage de favoriser la formation d'une poche, dans laquelle l'air pénétre et s'altère, faute de pouvoir se renouveler.

Pour éviter les effets prétendus de l'air, qu'il dénie, il veut qu'avant d'ouvrir l'abcès on irrite fortement la peau qui le recouvre, ainsi que les parties adjacentes, par quelques lignes tracées sur la tumeur avec le fer rouge; et quand la tension et la douleur causées par la brûlure sont passées, on fend une des eschares dans toute sa longueur, pour évacuer tout le liquide contenu dans le foyer. Quelquefois, il emploie le cautère actuel seulement comme objectif.

De cette manière, il provoque un état inflammatoire analogue à celui par lequel la nature prélude toujours lors de l'ouverture spontanée des dépôts symptomatiques, qui a pour effet de favoriser le rapprochement des parois du foyer, quand le pus en est sorti, en ranimant leur vitalité, et en les mettant dans les conditions les plus favorables à l'adhésion. Telle est au moins l'intention que l'auteur se propose de remplir.

Il ne s'écarte de cette méthode que quand le foyer est très-grand et le sujet affaibli : alors, il traverse la tumeur de part en part avec un trois-quarts rougi au feu, au lieu de la fendre ; mais ce n'est jamais qu'après avoir préalablement provoqué l'inflammation des parois par une cautérisation superficielle. Il passe ensuite par les deux ouvertures un séton qu'on retire au bout de trente-six heures, et fait usage des fomentations aromatiques.

La seconde partie de cet intéressant opuscule se compose de vingt-cinq observations, dont seize appartiennent à la coxarthrocace et à des sujets âgés de dix ans au moins. Elles confirment l'heureux effet du traitement prescrit par l'auteur, et on remarque que le membre a repris tout à coup sa longueur naturelle, immédiatement après la cautérisation métallique.

Larrey (1) qui regarde la fémoro-coxalgie comme une inflammation chronique, et qui divise son cours en trois périodes, prescrit le repos à toutes les époques du mal ; il y ajoute, pendant la première, les saignées locales, principalement à l'aide de ventouses scarifiées.

Si les symptômes inflammatoires persistent, ou s'ils récidivent, il passe un séton dans le tissu cellulaire du pli de l'aine.

Il a recours ensuite à l'ustion métallique ou à la moxibustion. Quoique ses principes ne soient pas définitivement arrêtés sur la préférence que l'on doit accorder, en général, à l'un ou à l'autre de ces moyens, et tout en convenant que le cautère actuel agit avec plus d'énergie, et qu'il arrête plus promptement les progrès du mal que le moxa, comme il lui semble convenable d'opérer une brûlure peu profonde, il se sert plus volontiers de ce dernier moyen, qu'il conseille exclusivement chez les enfants. Dès qu'il a fait usage du fer rouge une première fois, il l'abandonne pour recourir à un certain nombre de moxas, afin de s'opposer au retour de l'élongation du membre et des autres symptômes de la fémoro-coxalgie, qui reparaît bientôt, si l'on se borne à une seule ustion avec le fer incandescent.

---

(1) Larrey, *Mém. de chirurgie militaire*, t. 4, p. 590 et suiv. ; *Clin. chir.*, t. 3, p. 331 ; 1830.

Dans la seconde période, lorsqu'il existe des dépôts plus ou moins rapprochés de l'articulation, le moxa est encore son moyen de prédilection, parce qu'il ne risque pas, comme avec le cautère actuel, d'entamer les parois de l'abcès. Il se rend raison de ses bons effets ainsi qu'il suit (1) :

« L'excitation violente, mais graduée, que les moxas communiquent aux parties malades, arrête le travail morbide, et paraît augmenter l'action des absorbants, de manière que les fluides, déjà accumulés dans les abcès du pourtour de l'articulation ou dans ceux qui en sont plus ou moins éloignés (pourvu qu'ils n'en soient pas trop distants), sont repompés et transmis dans le torrent de la circulation. »

Lorsque la maladie a atteint sa troisième période, que la carie est très-étendue, que les abcès sont volumineux et rapprochés du foyer du mal, la méthode de traitement est la même que dans la deuxième; et quoique l'art offre moins de ressources que jamais, Larrey compte cependant un assez grand nombre de succès, pour que nous soyons encouragé à imiter sa persévérance, et à continuer nos soins aux malades.

Il défend expressément de recourir à l'ouverture des dépôts, à moins qu'on ne soit convaincu qu'on ne peut en espérer la résolution, et que la source de la matière qui les forme est tarie, ce qui suppose que le travail de la carie est arrêté. On juge de cette disposition par la cessation de la douleur locale et par son absence, lorsqu'on fait exécuter des mouvements au membre affecté, dans le cas cependant où la nature ne serait pas disposée à l'ankylose, devenue nécessaire si la tête du fémur est détruite. On juge encore que la carie est arrêtée par le retour de la nutrition des forces et de l'embonpoint du sujet, et quand l'abcès, bien qu'il n'ait pas augmenté de volume, est prêt à s'ouvrir spontanément.

Si l'on a été assez heureux pour obtenir de tels résultats, par l'ap-

(1) Larrey, mémoires cités, p. 402; *Clinique*, 344.

plication réitérée des moxas, secondée par l'usage intérieur des antiscorbutiques et des toniques, ce qui suppose au moins de six à quinze mois de traitement, il permet de pratiquer l'ouverture du foyer purulent, et il emploie à cet effet un couteau étroit, rougi au feu, qu'il enfonce obliquement dans la tumeur; puis il fait évacuer au même instant, à l'aide de ventouses sèches, toute la matière purulente accumulée dans le foyer, et termine le pansement par l'application d'un bandage légèrement compressif.

M. Brodie (1), qui distingue à la maladie deux formes principales, l'inflammation synoviale et l'ulcération des cartilages, recommande pour la première: 1° de combattre la cause générale, mercurielle, rhumatismale; les moyens qui lui paraissent utiles alors sont la salsepareille, l'opium combiné aux diaphorétiques; 2° d'agir localement par les antiphlogistiques généraux ou locaux, les fomentations, les cataplasmes, ou mieux les lotions froides si l'inflammation est aiguë: si elle est chronique, il préfère les ventouses; puis, quand la violence de l'inflammation est abattue, il conseille les vésicatoires entretenus avec l'onguent de sabine: il les place sur l'aine, sur la fesse, et les regarde comme d'une utilité plus réelle que les autres remèdes.

Quand l'inflammation est tombée, il conseille les liniments stimulants, ceux surtout composés d'acide sulfurique et d'huile d'olive, ou les onguents stibiés, les frictions sèches, les douches chaudes, etc.

Dans la seconde forme, il place en première ligne le repos parfait de l'articulation et la situation horizontale pour favoriser la formation d'une ankylose. Les antiphlogistiques ne doivent être employés que quand il y a des signes d'inflammation.

Les vésicatoires appliqués sur la fesse, près du grand trochanter ou sur l'aine, peuvent suffire à toutes les périodes du mal, chez les enfants en bas âge; et un seul, entretenu avec l'onguent de sabine, lui paraît plus efficace que plusieurs renouvelés et guéris successivement;

---

(1) Brodie, *Malad. des articulations.*

mais pour les enfants au-dessus de huit à dix ans, et pour les adultes, le même remède ne peut suffire, à moins que la maladie ne soit récente : à un stade avancé, le cautère établi avec les caustiques est préférable.

L'enfoncement situé derrière le grand trochanter lui semble la place la plus convenable pour établir ce cautère ; mais il croit que, dans quelques cas, il a plus d'effet si on le place sur le bord antérieur du muscle fascia lata. En conséquence, il ouvre avec la potasse caustique liquide un premier exutoire derrière l'éminence trochantérienne, et, s'il produit un bon résultat, il en pratique un second de plus petite dimension que l'autre, sur la partie externe de la hanche. Au lieu d'entretenir le cautère avec des pois, il s'est trouvé beaucoup mieux de frotter la plaie deux ou trois fois par semaine avec le sulfate de cuivre.

Dans les cas particuliers où la douleur causée par la coxalgie est très-vive, et trouble le sommeil depuis plusieurs jours, il la combat par l'emploi d'un séton dans la région inguinale, au devant du nerf crural : les résultats de cette pratique ont surpassé ses espérances. Dans plusieurs cas, la douleur a cédé d'une manière soudaine, et, dans tous les autres, elle a été singulièrement diminuée : ce résultat de sa pratique est d'accord avec celui qu'a obtenu Larrey. Cependant il reconnaît que ce moyen, si certain pour calmer les souffrances des malades, n'est pas aussi efficace que le cautère pour arrêter la marche de la maladie et pour achever la guérison.

Notre auteur n'a jamais pu obtenir, par l'emploi des cautères, la résorption complète du pus contenu dans les abcès qui se forment par suite des progrès de la maladie de la hanche, quoiqu'il ait secondé leur action de celle des émétiques, de l'électricité et de la compression circulaire permanente.

Il a constamment fait la remarque, de même que Larrey encore, que les abcès de cette nature se cicatrisent plus rapidement, et que leur ouverture, soit naturelle, soit artificielle, s'accompagne moins de suites fâcheuses, si avant qu'elle ait lieu le malade a gardé quelque temps un repos absolu, et s'il a subi le traitement indiqué.

Sa méthode de traiter les abcès consiste à les ouvrir avec une lancette, à envelopper le membre, immédiatement après, avec une flanelle imbibée d'eau chaude, dont il continue l'usage jusqu'à ce que le pus cesse de couler. En général, lorsqu'il s'en est écoulé une certaine quantité, l'évacuation cesse; si l'orifice se ferme, il l'ouvre de nouveau quelque temps après; mais lorsqu'il arrive qu'il ne se cicatrise point, il a rarement vu qu'il ait été nuisible de le laisser ouvert.

M. Roux (1) pense que l'on doit négliger les applications topiques, excitantes et résolutives, sur les tumeurs blanches de la hanche, parce que leur action peut à peine atteindre l'articulation, en raison de sa profondeur.

Il croit aussi, par la même raison, que les vésicatoires volants ne conviennent guère que chez les enfants dont les muscles sont peu épais, et à qui on veut épargner les vives douleurs causées par les sétons, la cautérisation, le moxa. Ces derniers moyens sont, au contraire, les seuls qu'il conseille chez les adultes, quand on a combattu d'ailleurs, comme dans les autres tumeurs blanches, par les antiphlogistiques, les émollients et les narcotiques, les douleurs vives et les autres phénomènes de l'état fluxionnaire.

Ici, comme pour tous les cas de fongus articulaires, le séjour au lit, et la plus parfaite immobilité, sont, suivant lui, d'une nécessité absolue. Il termine en ajoutant : A peine est-il besoin de dire *qu'on doit éviter avec le plus grand soin tout effort mécanique pour s'opposer au déplacement, ou pour le faire cesser quand une fois il est produit.*

Plus récemment, M. Spitzer (2) a beaucoup préconisé les frictions mercurielles à haute dose, sans repousser toutefois les autres moyens, le cautère actuel entre autres, qui, dit M. Spitzer, est tout puissant

---

(1) Roux, Dictionn. en 21 vol., t. 20.

(2) *Revue médicale*, 1829, t. 3, p. 140.

pour réveiller les parties engourdies par une longue inaction. Alors, dit-il, j'ai vu que le succès était prompt et infaillible. Les muscles se contractent avec une telle force, qu'il en résulte une secousse analogue à celle qui a lieu lorsque la réduction d'une luxation de la tête de l'os rentre brusquement dans la cavité cotyloïde, et le membre recouvre tout à coup sa longueur naturelle. M. Paterson Evans (1) rejette toute autre médication que le mercure, qu'il regarde comme un spécifique; à peine adopte-t-il quelques antiphlogistiques locaux, les sangsues, par exemple, tout à fait au début.

Dans le siècle dernier, Crawford, et plus récemment M. Pirondi, puis M. Lisfranc, ont beaucoup vanté le muriate de baryte, dans les tumeurs blanches en général, et ils en ont fait l'application à la coxalgie.

Depuis quelques années, les recherches thérapeutiques ont pris une autre direction : aux moyens médicaux et chirurgicaux proprement dits on a ajouté les moyens orthopédiques; MM. Humbert, de Morlaix, Guérin, Pravaz, Bouvier, imitant du reste en cela l'exemple de Louis (2), cherchèrent à opérer la réduction des luxations spontanées, à redresser le membre ankylosé. Nous y reviendrons tout à l'heure. Mais ces moyens ont été appliqués récemment avec le plus grand succès, par M. Blandin, au traitement de la coxalgie dans ses premières périodes. C'est-à-dire que les malades sont, par ce chirurgien, soumis, à toutes les époques de la maladie, à une extension permanente avec rectitude du membre.

ARTICLE DEUXIÈME.

Examen des moyens.

Maintenant que nous avons exposé rapidement la pratique des hommes les plus éminents dans la science, nous allons reprendre les

(1) Paterson Evans, *Gaz. méd.*, t. 11, p. 386.

(2) Louis, *Mém. de l'Acad. de chirurg.*, t. 5, p. 803.

moyens thérapeutiques principaux conseillés dans le traitement de la coxalgie, les apprécier, et spécifier les circonstances où leur emploi peut être véritablement utile.

CHAPITRE Ier.

TRAITEMENT GÉNÉRAL.

1° *Traitement général.* — Nous avons admis, avec la plupart des observateurs, que la constitution congénitale ou acquise du sujet avait, sur le développement et la marche de la coxalgie, une grande influence; il est donc rationnel d'agir sur cette constitution, à l'aide des modificateurs généraux de l'organisme que nous fournit la thérapeutique. Malheureusement, il ne nous est pas toujours donné d'apprécier avec exactitude ces divers états morbides; et quand nous arrivons à les spécifier, la thérapeutique, souvent, nous fait faute pour les combattre. Nous n'exposerons pas avec détail les divers agents préconisés jadis ou de nos jours pour remplir cette première indication; cela nous entraînerait trop loin dans le domaine de la thérapeutique générale; nous nous contenterons de signaler rapidement les principaux.

Dans les cas rares où la syphilis est la cause première de l'affection, les mercuriaux seuls, ou aidés des espèces sudorifiques, suivis surtout de l'emploi des préparations iodurées, ont pu suffire à la guérison complète, alors même que la maladie était déjà parvenue à une période avancée. M. Humbert (1) cite un exemple remarquable de guérison obtenue par la liqueur de Van Swieten, dans un cas grave, qui avait résisté pendant plusieurs années à tous les moyens.

---

(1) Humbert, de Morlaix, p. 198.

Lorsque la maladie paraît liée au vice scrofuleux, on aura recours à l'élixir de Peyrilhe, au sirop de Belet, au sirop antiscorbutique, aux préparations de gentiane, d'iode surtout, à l'émétique pris journellement et à doses toujours croissantes, aux purgatifs répétés de temps en temps, aux frictions sèches, à l'usage de la flanelle sur la peau, au coucher sur un matelas rempli de feuilles de fougère ou de plantes aromatiques, à un régime sec et nourrissant, au vin de Bordeaux. Dans ces circonstances, M. Négrier dit avoir obtenu des effets remarquables des préparations de feuilles de noyer.

Quand la cause rhumatismale est évidente, on peut, à l'exemple de M. Dzondi, diriger contre elle un traitement énergique; plonger les malades dans un bain à 28° Réaumur, dont on élève rapidement la température; faire boire en même temps une infusion sudorifique; faire exécuter des frictions sur tout le corps, et principalement sur la partie malade, avec une étoffe de laine; envelopper ensuite le patient dans une couverture de laine, et le transporter dans un lit pareillement garni de laine, et chauffé; les bains seront renouvelés tous les jours ou tous les deux jours, à moins que le premier n'exalte la douleur.

Dans le cas de vice dartreux, les préparations antimoniales, le soufre, les plantes crucifères et dépuratives, les eaux sulfureuses à l'intérieur et en bains, la diète blanche, pourront être employés utilement. Je passe sous silence les autres cachexies, contre lesquelles nous n'avons que des moyens moins puissants.

Il est cependant encore deux médications générales, dont je ne puis me dispenser de dire un mot; je veux parler de la médication par le mercure, et de la médication par la baryte.

1° *Médication mercurielle.* — Ce n'est plus ici comme antisyphilitique que le mercure est administré, mais bien comme modificateur général de l'organisme. Vanté outre mesure par O'Beirn, il a été trop déprécié par d'autres; la pratique de nos chirurgiens les plus célèbres prouve que son action puissante n'est pas sans utilité, surtout dans la première période de la maladie.

2° *Médication par la baryte.* — Exaltées par Crawford, les préparations de baryte semblaient destinées à guérir toutes les maladies articulaires. Plus tard, M. Pirondi, puis M. Lisfranc, l'ont préconisée comme un modificateur énergique; l'expérience n'a point confirmé les vertus de ce médicament, et maintenant on lui préfère presque toujours d'autres agents thérapeutiques.

CHAPITRE II.

TRAITEMENT LOCAL.

C'est à lui que, dans la thérapeutique de la coxalgie, appartient en général le principal rôle.

Il a pour base le repos, la position, les antiphlogistiques, les révulsifs, les résolutifs divers; enfin, certaines opérations ayant pour but de remédier aux complications et aux conséquences de la maladie, telles qu'abcès, ankylose, luxation.

§ Ier.

Repos.

C'est la première condition et la plus indispensable du traitement; sans lui, tous les autres moyens seraient inefficaces. Il est de rigueur chez tous les sujets, à tous les âges, à toutes les époques de la maladie, et doit même être continué quelque temps après la cessation des symptômes. Pour l'avoir négligé, une maladie légère peut devenir grave; des symptômes déjà calmés ou presque guéris se réveillent plus formidables que jamais. Une immobilité complète est donc nécessaire pour amener la diminution de l'inflammation aiguë, ou de l'irritation lente et chronique qui existe dans l'articulation et les parties voisines. Sans elle également, il est impossible d'obtenir l'ankylose de cette même articulation, terminaison si désirable d'une carie étendue.

Mais, dit M. Malgaigne (1), comment ce repos est-il garanti? Et, avant de prétendre aider ou corriger la nature, ne faut-il pas s'assurer exactement qu'elle ne peut pas se suffire à elle-même? Partant de cette idée, M. Malgaigne recommande de diriger tous ses soins vers les moyens de garantir ce repos absolu. Plusieurs observations remarquables lui ont prouvé que, seul, il pouvait suffire à la guérison, dans des cas même fort graves. Son procédé consiste tout simplement à lier ensemble les deux membres, à l'aide de cravates passées autour des pieds, des jambes et des cuisses.

§ II.

Position.

Cette question avait été négligée par la plupart des chirurgiens, et les malades, maintenus dans l'immobilité, étaient abandonnés à eux-mêmes, quant à la position du membre.

Or, nous avons vu que dans la première, ainsi que dans la deuxième période, le membre était naturellement porté dans la flexion, que cette flexion disposait singulièrement la tête du fémur à sortir de la cavité; qu'enfin elle était essentiellement mauvaise en cas d'ankylose. Frappés de ces considérations, M. Bonnet (2) et plusieurs autres chirurgiens conseillèrent de placer le membre dans l'extension.

« Les deux positions que l'on observe le plus fréquemment dans les ma-

(1) Malgaigne, *Journal de chirurg.*, t. 1, p. 52.

(2) Bonnet, *Gaz. méd.*, p. 744; 1840.

ladies de la hanche, dit M. Bonnet, sont celles où la jambe, étant appuyée sur la cuisse, et la cuisse sur le bassin, le genou se renverse en dehors ou en dedans : ces positions entraînent l'une et l'autre des distensions dans les parties molles, et des tendances aux déplacements des os, qui aggravent singulièrement les maladies de l'articulation coxo-fémorale.

« Lorsque le membre, étant fléchi, se renverse en dedans, il y a :

« 1° Distension de la capsule fibreuse et de la synoviale à leur partie externe et supérieure sur laquelle appuie la tête du fémur. Cette distension est évidente, et les dangers qu'elle entraîne sont prouvés par cette observation qu'à l'autopsie de tous les malades qui ont des coxalgies avec flexion et rotation du membre en dedans, c'est au côté externe et supérieur que se trouvent les ramollissements et les ulcérations consécutives portées au plus haut degré.

« 2° Il y a tendance à la luxation spontanée. La position où le fémur fléchit et se porte dans l'adduction, combinée avec la rotation en dedans, est sans aucun doute celle qui favorise le plus la luxation sur l'os des iles.

« C'est celle que l'on adopte sur le cadavre lorsque l'on veut produire artificiellement cette luxation : c'est celle que l'on observe presque constamment sur les malades avant que le déplacement soit opéré.

« Lorsque la cuisse fléchie sur le bassin se porte dans l'abduction combinée avec la rotation en dehors, il y a distension des ligaments placés en dedans de la jointure, et tendance à la luxation spontanée sur le trou obturateur ou le pubis. Si je ne possède pas de preuves d'anatomie pathologique propres à démontrer ces assertions, il faut l'attribuer sans doute à ce que je n'ai jamais disséqué de cadavres sur lesquels existaient des coxalgies avec abduction et rotation de la cuisse en dehors. Toutes les fois que les lésions de la hanche deviennent très-graves, les malades se couchent sur le côté sain, et le membre du côté opposé se porte dans l'adduction et la rotation en dedans. C'est dès lors dans cette position que sont presque tous ceux dont on fait l'autopsie. Ce sont les seuls que j'ai rencontrés.

« Lorsque le membre inférieur est étendu, il peut y avoir encore des tendances aux luxations spontanées, s'il est entraîné, par exemple, dans l'abduction et la rotation en dehors, ou s'il est porté dans l'adduction et la rotation en dedans; mais s'il est étendu et dirigé parallèlement à l'axe du tronc prolongé, la pointe du pied regardant en devant, s'il est, en un mot, dans la situation où il se trouve lorsqu'on se tient debout sur les deux pieds, les membres placés parallèlement, il n'y a plus dans l'articulation de la hanche aucune distension, aucune tendance aux luxations spontanées. La tête du fémur est même alors si bien logée dans le fond de la cavité cotyloïde, que si les abords de celle-ci étaient complétement érodés, le déplacement ne saurait avoir lieu.

« Ces avantages ne sont complets cependant que lorsque l'extension de la cuisse sur le bassin n'est pas forcée, car cette extension, poussée trop loin, produirait un tiraillement douloureux dans la partie antérieure de la capsule. On les trouve tous réunis dans une extension médiocre, et telle, qu'avec une légère flexion du genou, le membre malade est de 1 centimètre moins long que celui du côté sain. Sans doute aussi, dans le cas d'ankylose, ce serait cette position médiocrement étendue qui assurerait le plus complétement l'exercice des fonctions du membre inférieur, car le genou et le pied pourraient librement se plier et s'étendre; la progression s'effectuerait sans que le bassin eût besoin de s'élever et de se baisser alternativement, comme il est obligé de le faire si l'ankylose est dans une extension complète.

« Il en est de la position de la hanche que nous démontrons la meilleure, comme de la bonne position du genou, elle ne peut se maintenir par les seuls efforts des malades, et la fixité exige des appareils convenables. »

M. Lesauvage (1), ayant remarqué combien la pression des surfaces articulaires malades, augmentée par les contractions convulsives des

---

(1) Lesauvage, *Arch. gén. de méd.*, t. 2, p. 312; 1837.

muscles, produisaient de douleur, chercha, dans les tractions continues, un moyen de rendre cette pression moins forte, et partant moins douloureuse : dans ce but, il employa le double plan incliné. Plus tard, M. Blandin, combinant ces deux idées, l'extension du membre et les tractions continues, les adopta dans sa pratique, et s'attacha, dans ses leçons cliniques, à en faire ressortir les avantages. C'est une chose merveilleuse, dit ce professeur, de voir comment les douleurs, souvent très-aiguës, de la coxalgie, disparaissent comme par enchantement aussitôt que les malades sont soumis à cette double puissance, l'extension et la traction.

Du reste, ces trois indications, immobilité ou repos, extension, traction, peuvent être remplies à l'aide de moyens extrêmement variés. L'art chirurgical possède de nombreux appareils à extension et à traction continue : ces appareils, prolongés sous le bassin, produisent en même temps l'immobilité du membre. Je rappellerai seulement l'appareil de Desault pour les fractures du col du fémur, celui de Boyer, celui peut-être plus commode de M. Bonnet, de Lyon, ou bien simplement, ainsi que le fait M. Blandin, les alèses passées sous la cuisse du côté sain et autour du pied malade, servant l'une à l'extension, l'autre à la contre-extension.

Les bandages inamovibles pourraient encore être conseillés dans cette circonstance.

§ III.

Antiphlogistiques.

Nous avons vu, depuis J.-L. Petit, le plus grand nombre des praticiens attacher une grande importance à cette classe de moyens thérapeutiques, surtout dans la première période de l'affection. C'est qu'en effet, au début de la maladie, quand celle-ci paraît s'être développée sous l'influence d'une cause externe, telle qu'un coup, une chute, ou l'action locale du froid, les moyens antiphlogistiques jouissent vraiment d'une efficacité incontestable; ils peuvent, combinés avec le repos et la position, suffire seuls à empêcher le développement de la maladie. On sait quels résultats M. Bouillaud obtient des émissions sanguines répétées avec énergie dans le rhumatisme articulaire.

Du reste, ces moyens antiphlogistiques seront, quant aux détails, subordonnés à la résistance du sujet, à son tempérament, à son âge, à l'acuité de la maladie, à l'époque de son développement.

Les bains, les fomentations, les cataplasmes, ainsi que le recommandait Celse, n'ont ici qu'une action secondaire ; c'est aux émissions sanguines générales, aux applications de sangsues, de ventouses, qu'il faut avoir recours.

Ce n'est pas seulement au début de la maladie que ces moyens seront utiles, ils seront indiqués aussi toutes les fois qu'une recrudescence inflammatoire se manifestera. La coxalgie, en effet, comme toutes les autres tumeurs blanches, présente d'eux manières d'être dans la première période, l'une caractérisée par de la chaleur, et surtout par des douleurs aiguës; l'autre, par une indolence plus ou moins complète. Elle peut passer alternativement de l'un à l'autre de ces états; c'est là un fait dont un chirurgien doit être bien pénétré, et sur lequel il faut régler sa conduite. Chacun de ces états réclame une médication différente ; au premier conviennent les émissions sanguines, générales ou locales, les cataplasmes, les émollients, les applications narcotiques ; au second, les topiques fondants, les résolutifs, les excitants, les révulsifs.

§ IV.

Résolutifs fondants, etc.

C'est encore dans la première période, disons-nous, que ces moyens trouvent leur application, alors que les phénomènes d'acuité n'existent plus. Je ne dirai rien des cataplasmes acétiques recommandés par M. Gamberini (1), des cataplasmes de verveine, des sinapismes,

(1) Gamberini, *Gaz. méd.*, t. 11, p. 207.

des emplâtres de poix et de soufre, des liniments alcalins, de l'immersion dans le sang encore chaud d'un animal fraîchement tué; mais il est certaines préparations d'iode, de mercure, qui jouissent, dans ces circonstances, d'une efficacité incontestable. Chez les individus à constitution scrofuleuse, alors que les accidents inflammatoires ont disparu, que la résolution s'opère, mais qu'il reste un engorgement chronique dans les parties molles, des frictions avec les diverses préparations d'iode, les douches sulfureuses ou salées, hâtent singulièrement la guérison; il faut se tenir en garde cependant contre ces moyens, qui, employés trop tôt, peuvent amener une récrudescence de la maladie.

Le mercure en friction n'a pas les mêmes inconvénients, et, dans le plus grand nombre des cas, il est véritablement utile. M. Fritz, de Prague (1), qui n'emploie pas d'autre traitement, dit en avoir retiré des effets merveilleux. Depuis 1819 jusqu'en 1829, où il écrivait, ce moyen lui avait parfaitement réussi; tous les malades, au nombre de trente, ont été guéris dans l'espace de deux ou trois mois. Voici le traitement qu'il met en usage : Chez les adultes, frictions et diète; chez les enfants, il faut faire le soir, sur la cuisse malade, une friction avec 15 à 30 centigrammes d'onguent mercuriel double; le lendemain, avant le déjeuner, il fait prendre un bain tiède, puis le malade est placé dans son lit; dans l'après-midi on applique sur l'articulation malade un cataplasme de son ou d'orge mondée. Le malade ne prend ni boissons ni aliments échauffants. Aussitôt que chez les enfants le mercure augmente l'activité de quelque sécrétion, M. Fritz en suspend l'usage et se borne aux autres moyens jusqu'à guérison complète.

Nous avons vu plus haut que M. Spitzer, que M. Paterson Evans, disaient aussi avoir retiré de grands avantages de la médication mercurielle.

---

(1) Fritz, de Prague, *Arch. gén. de méd.*, t. 19, p. 439; 1829.

M. Blandin en fait aussi un grand usage, et m'a dit en avoir retiré d'excellents effets.

§ V.

Révulsifs.

Cet ordre de moyens a de tout temps été préconisé dans le traitement des maladies de la hanche; mais tous ces moyens n'ont pas joui d'une célébrité égale.

1° *Cautérisation avec le fer rouge.* — Nous avons déjà vu quelle confiance y avait Hippocrate; nous avons vu aussi que les Arabes ne recommandaient pas d'autre thérapeutique, que Larrey, Rust, de Berlin, et un grand nombre de praticiens éminents, y avaient une confiance entière. Dans l'art vétérinaire on l'emploie d'une manière presque exclusive. M. Nanzio (1), qui a publié sur ce sujet un travail intéressant, propose même à cet égard un procédé nouveau qu'il appelle *cautérisation sous-dermique.* Voici son procédé.

Il commence par s'assurer du siége de l'articulation malade en plaçant une main sur la hanche, et en faisant faire à l'animal un pas en avant et un autre en arrière; il fixe ensuite le cheval, coupe le poil, fait un pli transversal à la peau, et y pratique avec le bistouri une incision longitudinale de quelques pouces; il dissèque soigneusement les deux lambeaux cutanés avec leur tissu cellulaire, les couvre de deux linges mouillés, et les fait écarter à l'aide de deux érignes; il porte enfin avec précaution dans le fond de la plaie un ou plusieurs boutons de feu sans être rouges, afin de pouvoir les faire agir par degrés à une grande profondeur et pendant un temps assez long. A chaque application du bouton, M. Nanzio explore avec le bout du doigt

---

(1) Nanzio, *Gaz. des hôp.*, p. 498; 1836.

le fond de la plaie, afin de constater la profondeur à laquelle on est arrivé, et éviter de blesser soit la capsule articulaire, soit le grand trochanter. Les pansements se font à l'ordinaire. Lorsque par le travail de la suppuration externe la maladie de la hanche paraît dissipée, M. Nanzio rapproche les deux lambeaux, et obtient de la sorte une guérison prompte et une cicatrice linéaire qui est à la longue recouverte par le poil. Un grand nombre de faits attestent la bonté de la médication de M. Nanzio, qu'il a décrite sous le nom de *cautérisation sous-dermique*.

C'est encore à la première période que la cautérisation trouve son application, mais à une époque cependant un peu avancée, lorsque les premiers symptômes inflammatoires ont disparu : c'est alors vraiment un moyen merveilleux; malheureusement il est de nature à effrayer les malades.

Quant à la manière de l'appliquer, elle varie : ce sont tantôt des raies, tantôt des pointes ou des boutons. Albucasis l'a parfaitement décrite dans son chapitre *de Modo cauterisandi ancham in dislocatione;* nous avons vu plus haut quel est le procédé de Rust.

2° *Moxas.* — C'est aux moxas que Larrey, M. Gerdy, et la plupart des chirurgiens modernes, donnent la préférence; moins effrayant dans son application, ce moyen agit avec une grande énergie, produit même une action plus profonde que le fer, à cause du temps qu'il reste appliqué sur les parties. Voici de quelle manière on l'emploie : on brûle derrière le grand trochanter un cylindre de coton de 10 à 12 lignes de diamètre, on active la chute de l'eschare, puis on panse la plaie avec un onguent suppuratif. Lorsqu'elle est guérie, on applique un second moxa à peu de distance du premier, et on agit comme on a fait pour l'autre; on en brûle ensuite un troisième, puis un quatrième; mais rarement il est nécessaire de dépasser ce nombre. On pourrait le faire néanmoins si la maladie, quoique soulagée par ces moyens, n'était pas entièrement guérie; au contraire, il faudrait y renoncer dès la troisième application, si l'on voyait qu'elle n'eût amené aucun résultat.

3° *Cautères.* — Les cautères avec la potasse caustique, le caustique de Vienne, ont été moins préconisés peut-être, et cependant plus souvent employés à cause de la facilité de leur application et du peu de douleurs qu'ils causent. M. Guersant fils m'a dit avoir beaucoup à se louer de cet agent thérapeutique, qu'il applique, du reste, d'une manière un peu différente de la plupart des autres praticiens. Ce ne sont pas, dit-il, des cautères profonds susceptibles d'amener une suppuration abondante et longtemps continuée, qui réussissent le mieux, ils épuisent les malades; les cautères volants, c'est-à-dire petits et peu profonds, appliqués successivement deux par deux, tout autour de l'articulation, sont de beaucoup préférables. Il en applique ainsi jusqu'à trente ou quarante.

M. Brodie, ainsi que la plupart des praticiens, les applique derrière le grand trochanter, ou bien sur le bord antérieur du muscle tenseur de l'aponévrose crurale. Au lieu de les entretenir avec des pois, M. Brodie trouve plus efficace de frotter la plaie deux ou trois fois par semaine avec de la potasse caustique ou du sulfate de cuivre.

4° *Séton.* — Ce moyen est moins fréquemment employé que les précédents. Brodie (1) l'applique à l'aine au-dessus du tronc du nerf crural antérieur; les résultats, dit-il, ont surpassé mes espérances dans plusieurs cas. J'en ai obtenu très-soudainement l'abattement complet de la douleur. « Quand la douleur est grave, ajoute-t-il, l'usage du séton apporte un soulagement plus certain et plus immédiat que la plaie artificielle par le caustique; mais il n'est pas aussi efficace pour arrêter la marche de la maladie que pour diminuer la violence des symptômes. » Je n'ai eu que de rares occasions de voir appliquer le

---

(1) Brodie, p. 132.

séton. Pour ma part, je l'ai employé encore plus rarement et je n'ai point eu à m'en louer; la maladie a même semblé prendre une marche plus active sous son influence.

5° *Vésicatoires.* — C'est le moyen de prédilection de Boyer. Voici comment il l'emploie : d'abord le malade gardera le lit et observera le repos le plus parfait. On appliquera sur la partie antérieure, supérieure et externe de la cuisse un vésicatoire plus ou moins large, suivant l'âge du malade; on ne l'enlèvera qu'au bout de vingt-quatre heures; les pansements seront faits avec le cérat; et lorsqu'il sera desséché, ce qui a lieu ordinairement au bout de cinq à six jours, on en appliquera un second à côté du premier, ensuite un troisième, et successivement le nombre qu'on jugera nécessaire. Les bons effets des vésicatoires se manifestent par la diminution de la douleur et par le retour du membre à sa longueur naturelle. On doit donc en continuer les applications jusqu'à ce que la douleur soit entièrement dissipée, et que la longueur du membre malade soit égale à celle du membre sain. Il arrive quelquefois que, après avoir sensiblement amélioré l'état du malade, les vésicatoires produisent un effet contraire, c'est-à-dire qu'ils augmentent les douleurs et qu'ils font éprouver un état de spasme aux muscles de la cuisse : on doit alors y rénoncer et combattre l'irritation par les topiques émollients, l'application de sangsues, les bains, etc.

Le nombre de vésicatoires nécessaires pour produire la dérivation qu'on se propose, varie singulièrement. Nous avons vu des sujets chez lesquels deux ou trois ont suffi pour produire l'effet qu'on désirait, tandis que chez d'autres il a fallu en mettre dix ou douze et même plus. On juge à la cessation des phénomènes morbides, que les vésicatoires ont arrêté les progrès de la maladie; mais il ne faut pas toujours prononcer, dans ce cas, que la guérison est radicale et complète, et permettre au malade de se lever et de marcher; il faut, au contraire, le faire tenir au lit et lui faire continuer le repos pendant un certain temps, ainsi que l'usage des remèdes intérieurs. Nous avons observé plusieurs récidives dues à l'oubli de ces précautions et qui oblige à récourir à de nouvelles applications de vésicatoires volants.

M. Guersant fils trouve que chez les enfants les vésicatoires produisent trop d'agacement. Nous avons vu qu'il préférait les petits cautères.

Enfin, M. Velpeau préfère les vésicatoires très-larges (vésicatoires monstres) à ceux plus petits et plus fréquemment renouvelés.

La *pommade stibiée* en frictions, portée au point de déterminer une forte éruption pustuleuse, est un moyen utile encore pour remplir l'indication qui nous occupe. M. Jules Guérin l'emploie de préférence à tout autre. Son usage peut être avantageux, quand les moyens précédents répugnent trop aux malades.

On voit souvent, malgré le traitement le plus rationnel et le mieux combiné, les symptômes poursuivre leur marche, l'inflammation articulaire et les accidents continuer, la maladie enfin passer à la deuxième période.

CHAPITRE III.

TRAITEMENT DES ACCIDENTS, SUITES ET COMPLICATIONS.

La conduite du chirurgien, dans ces circonstances fâcheuses, doit être basée sur ce qu'il a observé dans le cours de la maladie, et sur la tendance qu'elle paraît affecter vers telle ou telle terminaison. Dans tous les cas, le repos, la position, devront être continués comme propres à favoriser les terminaisons les plus heureuses; les moyens généraux seront continués aussi, sauf les modifications exigées par l'état général du malade. Quant aux résolutifs, aux révulsifs, ils trouveront encore leur application; le chirurgien alors se dirigera d'après les règles générales que nous avons exposées.

Maintenant, c'est sur un point ardu de la question que nous devons nous arrêter; je veux parler des abcès formés autour de l'articulation. Ces abcès sont de deux ordres : M. Gerdy les distingue en abcès circonvoisins, et en abcès migrateurs ou par congestion.

§ Ier.

Abcès.

1° *Abcès circonvoisins.* — Ces abcès se développent dans le voisinage des os malades, mais sans communiquer avec eux. « Plus la maladie est intense, dit M. Gerdy (1), plus les abcès sont communs et étendus ; il n'est pas rare, dans le cours de quelques mois, de voir ainsi un plus ou moins grand nombre de ces abcès s'ouvrir et se cicatriser ensuite à la circonférence d'un os malade : il ne faut pas confondre ces abcès, que je désigne par l'épithète de *circonvoisins*, avec ceux qui sont formés par le pus sécrété par l'os malade, et qui s'est réuni sous la peau : ces derniers sont les abcès par congestion de certains auteurs, je les appelle *abcès par migration* ou *migrateurs*, quand le pus qui les forme vient d'un peu loin. Ces derniers communiquent nécessairement avec l'os malade, au moyen d'un trajet plus ou moins direct, plus ou moins sinueux. Les premiers, au contraire, situés à une profondeur variable, se sont formés sous l'influence de l'inflammation voisine de l'os malade, et en restent séparés par une couche plus ou moins épaisse de tissus sains et altérés.

Dans la coxalgie, ces abcès sont rares, cependant on les peut rencontrer. Boyer, qui les signale un peu obscurément, il est vrai, conseille de les abandonner à la nature, ou de ne les ouvrir que si leur présence gêne beaucoup le malade. S'il était toujours possible de les distinguer des abcès provenant de la carie articulaire, on pour-

---

(1) *Archives*, 3e série, t. 9, p. 10.

rait avec avantage leur appliquer le traitement des abcès ordinaires, c'est-à-dire l'incision large qui permet une issue complète et facile de la matière purulente. Mais dans le doute, il n'y a pas d'inconvénient à se conduire comme si l'abcès avait une origine osseuse.

2° *Abcès par congestion ou migrateurs.* — Bien que Larrey ait vu, sous l'influence des moxas appliqués au nombre de 20 ou 30 dans le cours d'une année, des abcès par congestion disparaître sans laisser de traces, on ne doit pas compter sur un pareil résultat. Ce sont de ces faits exceptionnels dont il faut tenir compte, mais qui ne peuvent servir de guide dans la pratique ordinaire.

Le plus ordinairement la maladie continue à marcher; et si l'art n'intervient, l'abcès s'ouvre spontanément.

Nous avons vu, à l'article *pronostic*, que cette ouverture spontanée n'était pas nécessairement mortelle, mais il n'en est pas moins vrai qu'elle est généralement plus grave que l'ouverture faite par les moyens de l'art. Et sur ce point, les chirurgiens sont à peu près unanimes; ils défendent d'abandonner la tumeur à elle-même, dans la crainte que l'ouverture spontanée ne cause la destruction d'une portion de la peau, et ne demeure large et béante. L'abcès sera donc ouvert; mais, à quelle époque? et de quelle manière? Plusieurs chirurgiens, frappés par la considération des accidents terribles dont l'ouverture de ces abcès peut être le point de départ, ont conseillé de les ouvrir le plus tard possible. Boyer, lui-même, a longtemps professé cette opinion; mais, depuis, remarquant qu'un abcès par congestion entraîne une mort d'autant plus certaine et plus prompte qu'il est plus ancien et plus volumineux, il a modifié sa pratique et donné le conseil formel d'ouvrir la tumeur aussitôt que la fluctuation y est devenue manifeste. A l'époque où Boyer écrivait, c'était peut-être une détermination hardie que celle d'ouvrir de si bonne heure ces abcès par congestion, parce qu'alors on ne connaissait guère les moyens de prévenir les complications funestes dues au contact de l'air.

Maintenant la question est plus simple; cependant, tout en admettant qu'il faut ouvrir ces abcès de bonne heure, je pense, avec M. Denonvilliers (1), qu'avant de prendre ce parti, l'on doit tenter quelques efforts en faveur de la résolution.

Quels sont les procédés les plus avantageux pour pratiquer l'ouverture de ces abcès ?

1° *Incisions larges.* — C'est M. Lisfranc surtout qui préconise cette manière de faire, dans le but, dit-il, d'évacuer plus complétement le pus, d'empêcher autant que possible sa stagnation, sa putréfaction : quant aux accidents qui peuvent suivre cette opération, il les attribue à l'inflammation du kyste, et les combat par les applications réitérées de sangsues. Il y a dans cette pratique quelque chose de rationnel; s'il convient d'ouvrir un abcès par congestion, évidemment il vaut mieux une grande incision qu'une médiocre. Certainement aussi les applications de sangsues sur le trajet du foyer ont une certaine efficacité, non-seulement pour prévenir le mouvement fébrile qui se développe si souvent quelque temps après l'ouverture, mais aussi pour retarder, dans certains cas, le développement des symptômes adynamiques consécutifs. Ce sont des faits dont j'ai été témoin. Cependant je n'adopte point cette pratique.

2° *Ouvertures par les caustiques.* — C'était une pratique fort usitée autrefois ; tantôt on employait les caustiques proprement dits, tantôt le fer rouge. Rust, Percy, Larrey, ont cherché à faire revivre cette méthode, mais elle a, comme la première, un inconvénient capital, celui de permettre l'introduction de l'air au milieu du foyer, sans présenter aucun avantage réel.

3° *Ponctions successives.* — Boyer a beaucoup insisté sur l'importance d'éviter l'introduction de l'air dans le foyer de la collection.

(1) Denonvilliers, *Dict. des étud. méd.*, t. 1er, p. 31.

Voici comment il s'exprime : « Comme l'accès de l'air est encore plus nuisible que dans aucune autre espèce d'abcès, on doit faire la ponction avec un bistouri très-étroit, plonger cet instrument très-obliquement en tendant fortement la peau, afin de pouvoir suspendre plus aisément le cours du pus quand on viendra à lâcher la peau, l'ouverture de celle-ci se trouvant plus éloignée de celle du sac purulent. Enfin, ne tirer qu'une quantité médiocre de pus à chaque ponction, afin de favoriser le retour des parois de l'abcès sur elles-mêmes, et la diminution graduelle du foyer.

Cette méthode a subi depuis lors d'utiles perfectionnements. Petit, de Lyon, voulait qu'on se servît d'une ventouse pour retirer le pus à travers une ouverture étroite, faite par une aiguille rougie à blanc. M. Pelletan fils a proposé à l'Académie un instrument à l'aide duquel on opère à la fois le vide et la ponction de l'abcès. Le plus commode, à mon avis, est le trocart plat, dont la canule est munie d'un robinet, et s'adapte, par son extrémité extérieure, à une seringue à hydrocèle. Le trocart, coiffé de la canule, est introduit obliquement dans le kyste, à travers des tissus épais, des muscles si c'est possible; on retire avec précaution la tige, on ferme immédiatement le robinet pour empêcher l'introduction de l'air, on adapte ensuite la seringue, on ouvre le robinet et l'on aspire le pus : avant de retirer la seringue, le robinet doit être de nouveau fermé. On répète cette aspiration jusqu'à ce que l'abcès soit vidé; puis on retire la canule, en ayant soin de presser avec les doigts sur son trajet, afin de l'essuyer et d'empêcher le pus de pénétrer dans le trajet qu'elle parcourt : on comprime ce trajet et l'on ferme l'orifice extérieur avec du sparadrap. A l'aide de ce procédé bien exécuté, on est complétement à l'abri de l'introduction de l'air.

J'ai plusieurs fois eu l'occasion de le mettre en usage, et jamais je n'ai eu lieu de m'en repentir. J'ai vu, dans le service de M. Robert, à l'hopital Beaujon, une jeune fille affectée de coxalgie à la deuxième période. Un vaste abcès s'était manifesté à la partie supérieure et externe de la cuisse; le cas était fort grave; je crus cependant pouvoir être utile à la malade et la mettre dans des conditions favorables à la guérison, en évacuant cette vaste collection purulente. Au moyen du trocart plat, muni de sa canule à robinet, je fis une première ponction qui me permit d'extraire deux litres de pus. Plus tard, M. Robert, reprenant son service, continua le traitement que j'avais commencé; il fit plusieurs ponctions à quelques semaines de distance, et, quatre mois après, il eut le bonheur d'obtenir une guérison complète.

Depuis, M. Robert a encore obtenu un résultat à peu près aussi beau chez une femme qui, probablement, avait une destruction partielle du fémur, et qui est restée avec un raccourcissement de 3 centimètres.

Lorsque, par le fait de la marche naturelle de la maladie, ou bien par le fait de l'art, les abcès se sont ouverts à l'extérieur, il importe de prévenir ou de combattre les accidents qui peuvent en résulter. Ces accidents sont dus, ou bien à l'inflammation de la membrane du kyste, alors les moyens antiphlogistiques, préconisés par M. Lisfranc, trouvent ici leur application; ou bien par la viciation du pus, alors on doit avoir recours à la position, aux pansements fréquemment renouvelés, aux contre-ouvertures, à la compression méthodique, aux injections détersives. Un moyen qui m'a rendu plus d'une fois de grands services, et que j'ai vu fréquemment employer par M. Récamier, consiste à remplir la cavité de l'abcès avec un liquide inerte, de l'eau tiède par exemple, à boucher ensuite l'orifice avec un tampon de charpie; l'eau filtre peu à peu à travers le tampon, et le pus ne se putréfie pas.

Enfin le malade peut s'épuiser par le fait de l'abondance trop considérable de la suppuration; on soutiendra ses forces au moyen de toniques amers, de bon vin vieux, d'aliments réparateurs. Mais si les accidents deviennent par trop pressants, on aura à se demander si l'art ne possède pas encore quelque ressource extrême; je veux parler de la résection et de l'amputation.

§ II.

Résection.

C'est une question bien grave que celle de la résection du fémur dans la coxalgie ; car de deux choses l'une : ou bien le malade conserve encore une certaine vigueur, alors tout espoir n'est pas perdu d'obtenir une guérison par ankylose ; ou bien le malade est épuisé par la suppuration, alors il est à craindre que l'opération n'ajoute encore à cet état de faiblesse et ne détruise la dernière résistance vitale.

Cependant ces considérations n'ont point empêché Whytt, Parck, Vermandois, Petit-Radel, Rossi, de conseiller cette opération, à laquelle un jeune chirurgien, militaire des plus distingués, M. Bonino, vient encore de donner son assentiment dans un excellent travail publié dans les *Annales de la chirurgie* (1).

« Je suppose, dit Vermandois (2), qu'il n'y ait pas un délabrement dans les parties molles, capable d'ôter tout espoir de conserver le membre... Ainsi, dans les suppurations, dans les caries de l'articulation du fémur avec l'os innominé... si la maladie a fait des ravages sur les parties dures, je suivrais la division qui y conduit, s'il y en a une que l'on puisse suivre avec sûreté ; sinon je ferais une incision longitudinale qui commencerait au-dessus du grand trochanter, et se prolongerait le long de la partie supérieure et externe du fémur... ; tirant en dehors la portion supérieure de l'os, j'en dépouillerais une portion plus ou moins longue, et j'emporterais avec la scie non-seulement tout ce qui serait vicié, mais aussi une étendue suffisante pour me permettre de traiter aisément la carie de la cavité cotyloïde et le vice

(1) Bonino, *Annales de la chirurgie ;* 1844.

(2) *Ancien journal de médecine*, t. 66, p. 72 ; 1786.

des parties environnantes par les moyens convenables...; les objections qu'on pourrait faire contre les grandes incisions, en cette circonstance, tomberaient avec autant de fondement sur l'amputation dans l'article, opération que M. Lalouette croit pouvoir réussir, malgré la carie de la cavité cotyloïde. Dans le cas où le vice des parties serait borné à la tête du fémur, cette opération n'aurait aucun avantage sur le moyen que je propose, et dans celui où la cavité cotyloïde se trouverait en même temps intéressée, elle ne pourrait que présenter un peu plus de facilité dans les pansements. »

Rossi donne les mêmes conseils (1) : « Si la cavité cotyloïde se trouve aussi affectée de carie, on aura soin, en appliquant le lambeau, de tenir ouverte une voie pour pouvoir y apporter les remèdes propres à arrêter les progrès de la carie et à en extraire les morceaux.

« Quant (2) aux moyens de traitement pour la carie de la cavité cotyloïde, c'est la cautérisation que se proposait d'employer Briot, après une résection qu'il avait projetée, s'il trouvait le cotyle carié. M. Moreau père espérait enlever la partie malade avec la gouge et le maillet. Il proposa l'opération à deux malades qui la refusèrent. »

Quelques chirurgiens ont été plus loin; ils ont mis à exécution ce que les précédents avaient seulement proposé. La nature elle-même semble les y avoir conduits, en opérant par ses propres forces la séparation de la tête du fémur cariée, et son expulsion.

Quoi qu'il en soit, déjà cette opération a été pratiquée huit fois, et elle compte trois succès : nous ferons observer cependant que les faits rapportés par Schmalz et par Vogel ne sont pas en réalité des résections, puisque la tête de l'os était déjà séparée, et qu'il a suffi de l'extraire.

La science, comme on voit, n'a point encore dit son dernier mot sur cette opération.

---

(1) *Éléments de médecine op.*, t. 2, p. 225; Turin, 1806.

(2) Bonino, *Annales de la chirurg.*, p. 409; avril 1844.

§ III.

Désarticulation de la cuisse.

Les mêmes raisons qui tendent à faire repousser la résection de la tête du fémur, s'appliquent à la désarticulation ; et contre cette dernière encore, existent des raisons spéciales. En effet, comme opération, la désarticulation de la cuisse est plus grave que la résection ; et même, en cas de réussite, les résultats sont loin d'être comparables ; car, dans l'une, il y a mutilation énorme ; dans l'autre, il y a au moins conservation du membre.

C^e OBSERVATION.

M. Baffos, en 1812, me paraît être le premier qui l'ait pratiquée dans cette circonstance. C'était chez un enfant âgé de sept ans. Le malade guérit de l'opération, quoique la cavité cotyloïde fût altérée ; mais il succomba aux progrès de la maladie scrofuleuse au bout de trois mois.

Je ne pense pas, malgré ce demi-succès, que M. Baffos trouve beaucoup d'imitateurs.

§ IV.

Ankylose.

Lorsque la maladie a fait des progrès tels que les surfaces osseuses se trouvent détruites dans une étendue plus ou moins considérable, l'ankylose est un bienfait, tous les efforts du chirurgien doivent tendre à provoquer cette terminaison. Nous ne reviendrons pas sur les moyens thérapeutiques indiqués plus haut, et qui rempliraient parfaitement cette indication ; mais quand la maladie est terminée, quand toute trace d'inflammation a disparu, qu'il ne reste plus que la difformité, l'intervention du chirurgien peut encore être utile. Les moyens proposés dans cette circonstance varient suivant que l'ankylose est complète ou incomplète.

1° *Ankylose complète.* — Une opération hardie a été proposée par M. Rhea-Barson, et exécutée avec succès par cet habile chirurgien, dans le double but d'établir une fausse articulation, et de redresser le membre qui était fléchi à angle droit sur le bassin. Cette opération consiste dans la section du col du fémur. Plus tard, M. Rodgers, chirurgien de New-Yorck, a suivi son exemple avec le même succès. C'est donc une nouvelle voie ouverte à la thérapeutique chirurgicale. Ces faits sont trop peu nombreux encore pour que je puisse en déduire des considérations générales ; je me contenterai de les rapporter (voy. obs.).

Enfin, M. Velpeau, dans un cas bien remarquable ou par suite de l'ankylose des deux fémurs, jointe à l'atrophie des membres inférieurs, a osé pratiquer l'amputation des deux cuisses, et, chose prodigieuse, le malade a survécu, retirant de cette double opération le bénéfice qu'il en attendait, d'être cul-de-jatté (voy. obs.).

2° *Ankylose incomplète.* — Cette deuxième forme d'ankylose, se prête beaucoup mieux que la première à l'action des moyens chirurgicaux : les mouvements ne sont point abolis complétement; les surfaces ne sont pas confondues ; par des tractions brusques ou graduées, on peut espérer rompre ou distendre les adhérences fibreuses, et rétablir en partie les mouvements du membre. La science possède plusieurs exemples de succès par l'emploi de ces diverses manœuvres.

Dernièrement, une machine ingénieuse et d'une puissance énorme a été proposée par M. Louvrier, comme apte à opérer le redressement instantané des membres. Je ne sache pas que cette machine ait été mise en usage dans les cas d'ankylose coxo-fémorale. L'orthopédie nous fournit mille moyens d'arriver au même résultat d'une manière lente et graduée; je pense qu'à moins de circonstances rares il est préférable de procéder par ce dernier mode.

Quoi qu'il en soit, ce n'est guère que dans les circonstances où l'ankylose a lieu, le membre étant fléchi sur le bassin, de manière à empêcher la station et la progression, qu'il convient d'avoir recours à ces divers moyens; il serait imprudent de vouloir rompre une ankylose dans le cas où le membre est étendu et peut servir au malade ; on courrait le risque de renouveler la maladie, et d'être plus nuisible qu'utile.

Il me reste à dire un mot de la fausse ankylose, de celle qui résulte non plus de l'adhérence des surfaces articulaires, mais bien de la roideur des muscles, des ligaments, des tissus qui environnent l'articulation. C'est dans ces circonstances que l'on peut avoir recours aux bains tièdes, aux lotions, aux fomentations émollientes, aux bains et douches de vapeur, simples ou aromatiques, aux douches alcalines et sulfureuses, aux frictions, au massage, fait avec précaution sur les parties molles de l'articulation. C'est alors aussi que l'on peut employer utilement les bains de Barèges, de Bourbonne, les frictions huileuses, etc.

Lorsque les ligaments et les autres parties molles commencent à être relâchées par l'emploi des moyens précédents, on fait exécuter peu à peu à l'articulation malade les mouvements qui lui sont le plus habituels; ces mouvements allongent les muscles et les ligaments rétractés, leur rendent leur souplesse, et excitent la sécrétion de la synovie. Dans les ankyloses qui dépendent de la formation de fausses membranes filamenteuses, entre les surfaces articulaires, il est probable que les mouvements imprimés à la partie allongent, étendent et finissent même par rompre ces liens membraneux. Ces mouvements doivent être doux et ménagés; trop brusques et forcés, ils produiraient de la douleur et pourraient renouveler l'inflammation.

Souvent on entend, dans les premières tentatives, un craquement, une crépitation particulière, qui dépend de l'allongement des ligaments et du frottement des surfaces articulaires; cette crépitation disparaît à mesure que les mouvements se rétablissent. C'est le chirurgien lui-même, ou un aide intelligent qui doit imprimer ces mouvements au membre. Si l'on en confiait l'exécution au malade, la crainte de la douleur l'empêcherait de les porter assez loin et les rendrait inefficaces.

3° *Luxation.*—En se conformant aux préceptes donnés par MM. Blandin, Malgaigne, Bonnet, Lesauvage, relativement à la position dans laquelle il convient de placer les membres pendant le traitement de la coxalgie, on empêche la luxation spontanée de se produire; et si, du temps de Larrey, cet accident était déjà rare, il est à espérer qu'il le deviendra encore de plus en plus. Mais la chirurgie moderne ne s'est point bornée à le prévenir, elle s'est encore utilement occupée d'y porter remède.

M. Humbert (1) rapporte plusieurs observations qui tendraient à faire croire que déjà, dans le siècle dernier, des tentatives avaient été faites dans le but de réduire les luxations spontanées. Dans une première, il s'agit d'une jeune dame de la Franche-Comté, qui, par suite d'un effort pendant l'accouchement, éprouva les symptômes d'une luxation consécutive de la cuisse gauche. Vingt-six mois après l'accident, la luxation fut réduite par Guyenot et Louis.

La deuxième a rapport à un enfant de douze ans, qui eut les symptômes, dit-on, d'une luxation spontanée dans la fosse ovale, et chez lequel la réduction se fit spontanément.

Mais ces faits ne sont pas concluants : la première observation a été regardée par Louis et rapportée dans les *Mémoires de l'Académie de chirurgie*, comme une luxation traumatique; quant à la deuxième, ce n'est évidemment point une luxation, il n'y avait autre chose qu'une coxalgie au premier degré avec allongement apparent du membre.

---

(1) Humbert, de Morlaix.

L'observation rapportée par Salmade (1) ne me paraît pas beaucoup plus concluante.

C'est donc vraiment à notre époque que sont dues les premières tentatives sérieuses pour obtenir la réduction des luxations spontanées.

M. Humbert, dans son excellent ouvrage, rapporte avoir soumis six malades à une extension graduée et continue pendant un temps qui a varié entre cinq jours et plusieurs mois; il dit être parvenu, à l'aide de manœuvres habilement combinées, à opérer la réduction chez ces six malades; il pense que ce résultat pourra être souvent obtenu. Quant aux moyens qu'il a employés, ce sont des machines orthopédiques assez compliquées, dont il ne m'est pas possible de donner ici une description minutieuse.

Je dirai seulement qu'elles peuvent être classées en quatre séries, comprenant, la première, le lit mécanique; la deuxième, les appareils qui opèrent l'extension préparatoire du membre luxé; la troisième, ceux qui continuent l'extension et l'amènent au degré nécessaire pour procéder à la réduction, dont ils sont également les agents; la quatrième, enfin, ceux que l'on emploie après la réduction pour lever le malade, le transporter sans danger, et le soulever pendant les premières tentatives qu'il fait pour se tenir debout et marcher.

Quant aux précautions à prendre, elles sont nombreuses et importantes.

L'extension ne sera appliquée, autant que possible, que sur des sujets dont l'état constitutionnel est satisfaisant. Quelquefois cependant cet état s'améliore pendant le traitement mécanique.

L'action des machines extensives doit être mise en jeu avec prudence, et en observant les effets qui en résultent. Dans la majeure partie des cas, les malades n'en souffrent nullement, et s'habituent sans peine à une position que l'on varie pour la rendre supportable:

(1) Salmade, *Journ. de méd.*; fructidor an 9.

l'allongement des muscles a lieu d'une manière insensible pour le patient; à peine en a-t-il connaissance. Toutefois, il peut se rencontrer des circonstances qui exigent des précautions particulières, telles qu'une vive impressionnabilité, une extrême excitation nerveuse.

La réduction doit être faite quand l'extension est jugée suffisante, ce qu'on reconnaît à la place qu'occupe la tête de l'os, et, par conséquent, à la possibilité de la faire rentrer dans la cavité. Alors les appareils de la deuxième série sont remplacés par ceux de la troisième; l'extension continue avec plus de force, un mouvement particulier est imprimé au membre qui décrit un segment de cercle, et l'os rentre dans la cavité cotyloïde. Pendant que tout ceci se passe, le chirurgien, la main appliquée sur la tête du fémur, la dirige vers le cotyle, et une sensation toute particulière, une sorte de petite saccade succédant à une progression lente et uniforme, lui indique qu'elle s'est déplacée. Quant au malade, il n'a pas plus souffert que dans l'extension; la plupart du temps, il ne s'est aperçu du changement survenu chez lui que par la faculté qu'il a acquise de pouvoir pousser avec le pied la traverse qui le supporte, ce qui lui était impossible auparavant.

La réduction étant opérée, les appareils d'extension sont encore maintenus en place pendant un temps plus ou moins considérable, et dont la durée doit être déterminée par la nature de la maladie, son ancienneté et les phénomènes qui ont précédé ou accompagné l'extension. Ainsi, l'état constitutionnel est-il bon, la maladie remonte-t-elle à une époque peu ancienne, la réduction a-t-elle été facile et accompagnée des circonstances les plus favorables, on pourra, au bout d'un mois ou deux, substituer les appareils de la quatrième série à ceux de la troisième, et lever le malade sur le brancard, puis sur la chaise; au bout de quelques semaines, le placer sur les béquilles simples. La distance qui sépare chacune de ces épreuves est également subordonnée aux résultats qu'elles donnent, et rien de positif ne peut être établi à cet égard. Si l'individu était faible ou souffrant, si un état d'instabilité locale ou générale faisait considérer le rapprochement des surfaces articulaires comme cause à redouter d'une inflammation nouvelle, on soutiendrait l'extension pendant plus longtemps et on la diminuerait insensiblement. Les appareils extensifs doivent également être laissés longtemps en place, quand de grands désordres articulaires, un extrême relâchement des muscles ou une récidive des symptômes après quelque imprudence, font craindre un nouveau déplacement.

L'exploration, qui doit éclairer sur le véritable état des choses, n'est pas aussi difficile qu'on pourrait le penser. Quand la réduction est opérée, en saisissant le grand trochanter et en lui faisant exécuter quelques mouvements en tout sens, on sent dans l'articulation une mobilité qui annonce que les muscles, longtemps allongés, n'ont pas encore repris leur ressort, et qu'ils ne maintiennent que d'une manière fort lâche les rapports des os. La même exploration, renouvelée à des époques de plus en plus éloignées, donne des résultats différents. On sent que l'articulation s'affermit par degrés, et que les muscles, revenus sur eux-mêmes, assurent les rapports du fémur avec l'ilion.

La différence de longueur qui tient à l'inclinaison du bassin disparaît insensiblement, et l'égalité se rétablit entre les deux extrémités, quand il n'y a pas eu défaut de développement ou quelque autre cause de raccourcissement réel.

Il est évident que toutes les luxations spontanées ne se prêtent pas également à la réduction; que celles qui résultent d'une destruction profonde de la tête du fémur et de la cavité cotyloïde pourront être rebelles à tous nos moyens; tandis que celles qui, favorisées, il est vrai, par le ramollissement de la capsule, ont cependant été provoquées par une position mauvaise, une violence extérieure, une contraction musculaire puissante, présenteront des chances beaucoup plus favorables; il en sera de même, à plus forte raison, des luxations survenues pendant la première période de la maladie, sous l'influence d'une hydropisie de l'articulation, ou le développement de chairs fongueuses, au fond de la cavité cotyloïde. La réduction aussi présentera bien moins de difficulté, dans le cas de luxation incomplète, que dans celui où la tête du fémur sera remontée très-haut dans la fosse iliaque.

Quant à l'époque où il convient d'opérer la réduction, la connaissance que nous avons des changements de forme, de profondeur, qui peuvent survenir dans la cavité cotyloïde, dans la tête du fémur et dans les parties molles voisines, nous démontrent que pour les luxations spontanées, ainsi que pour les luxations traumatiques, le plus tôt est le meilleur. Je n'hésite pas à conseiller de réduire, même alors que les accidents de la coxalgie ne sont pas terminés : je ne vois aucun danger dans cette pratique, et j'y vois, au contraire, le grand avantage de placer le plus promptement possible le membre dans une position favorable, quelle que soit l'issue de la maladie, ankylose, guérison complète.

CI^e OBSERVATION.

Résection de la tête du fémur.

(*Annales de la chirurgie franç. et étrang.*, avril 1844.)

Whytt pratiqua la résection de la tête du fémur pour un cas très-grave de maladie de la hanche chez un jeune homme de quatorze ans. Le chirurgien enleva 12 centimètres de fémur. Il se forma entre la portion d'os conservée et le bassin une articulation, et le membre ne fut pas beaucoup raccourci. Le malade vécut huit ans, se servant bien de son membre.

CII^e OBSERVATION.

Résection de la tête du fémur détachée spontanément.

(Textor, *Annales de chirurg.*, mai 1844.)

Jean Rucker, âgé de sept ans et demi, entra, le 16 juillet 1834, dans le service chirurgical de l'hôpital de Jules à Wurzbourg. Il était atteint de coxalgie. Son père donna les renseignements suivants : Il y a huit mois environ, l'enfant éprouva, en tirant sa botte, un déboitement momentané de l'os de la cuisse, et bientôt il ressentit des douleurs vives à la cuisse, et surtout au genou. Quinze jours après, en descendant une colline, il tomba sur le côté malade sans pouvoir se relever; cependant, après quelques heures de repos, il put, quoique en boitant, et avec grande peine, regagner sa demeure. Dès lors la douleur reparut, le membre se fléchit, et l'enfant dut s'aliter. (Cataplasmes, sangsues, vésicatoires.) Six semaines après, il put sortir avec une béquille; mais, il y a quinze jours ou trois semaines, il se manifesta du gonflement à la hanche, et l'enfant fut envoyé à l'hôpital.

A l'examen, on constata l'état suivant: Au devant du grand trochanter, tumeur de la grosseur du poing, douloureuse et fluctuante, sans changement de couleur à la peau; le grand trochanter est dans sa position normale; en arrière de lui, les parties sont dans leur état naturel; seulement, la pression y est très-sensible; les mouvements ne peuvent s'opérer sans souffrances, et dans la hanche et dans le genou. Le membre malade est aussi long que celui du côté sain. Fièvre, décoloration générale du sujet.

Le professeur Joeger diagnostiqua un abcès de l'article, se faisant jour au dehors, et dépendant peut-être d'une carie des os.

Le 16 juillet, incision de 3 pouces dans l'abcès; deux tasses de pus d'un jaune verdâtre s'en écoulèrent. Le doigt ni la sonde ne firent découvrir aucun trajet fistuleux, et on put croire à l'existence d'un abcès extérieur à l'articulation. Interposition de linge cératé entre les lèvres de la plaie; application de compresses froides. Le lendemain, douleurs plus vives, gonflement plus considérable, suppuration plus abondante.

Le 24, fièvre, grande sensibilité des environs de la plaie; pus en grande quantité, et paraissant venir de loin. En sondant, on trouva la partie antérieure du grand trochanter et du col du fémur dénudée. Le docteur Textor, qui visita la clinique, pensa qu'il y aurait nécrose: en effet, le 29, en présence de M. Fricke, de Hambourg, on introduisit le doigt dans la plaie: on sentit des portions d'os détachées, et on put pénétrer entre le grand trochanter et la tête brisée de l'os. On crut alors devoir agrandir la plaie pour extraire les fragments osseux, extirper la tête du fémur, et même le grand trochanter, s'il était carié.

L'opération fut faite trois jours après par M. Textor. Le malade étant couché sur le côté sain, au moyen d'un bistouri boutonné, la plaie, déjà réunie aux angles, fut agrandie par deux nouvelles incisions, qui se prolongeaient, l'une de 2 pouces $1/2$, en haut et en arrière, l'autre de 1 pouce $1/2$, en arrière et en bas. Le lambeau ainsi formé fut disséqué; la capsule, déjà ouverte en partie, fut incisée avec les ciseaux de Cowper, et le ligament rond fut coupé. On fit saillir le grand trochanter, et celui-ci entraîna avec lui la tête de l'os, qui lui adhérait encore par du tissu fibreux, et qui avait déjà à demi abandonné la cavité cotyloïde. Le fémur était dénudé dans l'étendue de 6 lignes environ au-dessous du petit trochanter. On scia cependant au-dessus de ce trochanter pour conserver l'insertion des muscles. La cavité cotyloïde était saine. L'hémorrhagie, peu abondante, fut arrêtée par des affusions d'eau froide. Cinq points de suture furent appliqués sur les incisions obliques; l'incision longitudinale fut laissée ouverte pour favoriser l'écoulement du pus. Le malade fut couché sur le côté sain, le membre fléchi appuyé sur un oreiller.

L'opération, qui ne présenta pas de grandes difficultés, dura un quart d'heure. Le col du fémur fut trouvé entièrement détruit; il était remplacé par deux fragments osseux nécrosés : l'un, libre, de 1 pouce carré environ de largeur, épais de 3 ou 4 lignes; l'autre, plus petit, de forme pyramidale et triangulaire, adhérait encore au grand trochanter.

Il n'y eut point d'hémorrhagie consécutive, ni de douleurs considérables. (Application de compresses froides.) Le troisième jour, la suppuration s'établit avec abondance. (Compresses tièdes.) Les muscles présentèrent quelques traces de gangrène; les points de suture enlevés laissèrent voir le fond de la plaie déjà réuni; mais l'abondance de la suppuration affaiblissait le malade. Le décubitus latéral favorisant la sortie hors de la plaie de la partie supérieure du fémur, on coucha le malade sur le dos; mais bientôt la région du sacrum s'excoria, la fièvre était continue, le dépérissement faisait sans cesse des progrès; décubitus latéral. (Décoction de quinquina avec opium; vin rouge pour boisson.) Enfin, la suppuration cessa; mais les symptômes généraux s'aggravèrent, et la mort survint vingt-trois jours après l'opération.

Autopsie, vingt-quatre heures après la mort. — On trouva des granulations au fond de la plaie; la cavité cotyloïde avait déjà perdu de sa grandeur normale. La partie supérieure du fémur, dénudée, était en partie résorbée, mais le bassin était fracturé en plusieurs points. Une première fracture avait séparé en deux fragments la branche horizontale du pubis, et une autre comminutive siégeait à la réunion de la branche ascendante de l'ischion avec la branche descendante du pubis. Les os fracturés étaient baignés par du pus qui les séparait des parties molles.

CIII[e] OBSERVATION.

Résection de la tête du fémur.

(Textor, *Annales de chirurgie*, mai 1844.)

Jean Wiegand, dix-huit ans, cordonnier à Heisdesheim, de constitution scrofuleuse, entra dans le service chirurgical de l'hôpital de Jules à Wurtzbourg, le 26 février 1838. Il éprouvait de grandes douleurs dans la hanche du côté gauche, et le membre correspondant était raccourci de 1 pouce et demi. Les vésicatoires, les ventouses, un cautère, les frictions avec la pommade de vératrine, ne calmèrent point ses souffrances. Les ganglions s'engorgèrent; la diarrhée se manifesta, sans cependant déterminer un affaiblissement bien sensible; la fièvre apparut au commencement de juin; le malade maigrit.

Le 19 juillet, on trouva un abcès derrière le grand trochanter; on l'ouvrit, et l'incision donna issue à une grande masse de pus. La tête de l'os était dénudée et presque séparée de la cavité cotyloïde; de plus, une fusée purulente traversait toute l'épaisseur de la cuisse. Bientôt la suppuration diminua; mais le plus léger mouvement causait toujours de très-vives douleurs. Plus tard, la plaie donna issue à un liquide très-ténu. Le délire se manifesta pendant la nuit.

Le malade, qui souffrait cruellement, réclamait une opération. Le 4 septembre, M. Textor se décida à enlever l'os carié; il découvrit l'article par une incision courbe, et scia la tête du fémur, qui était sortie de la cavité cotyloïde. Il enleva les portions cariées de celle-ci au moyen de la scie de Lain, et toucha ensuite les parties avec le cautère en réseau.

Pendant l'opération, trois artères furent liées; on pansa la plaie simplement, et le malade fut couché sur le côté sain, le membre tendu sur un oreiller, et protégé par un cerceau. L'opération fut rapidement terminée : elle était rendue facile par la luxation spontanée de la tête du fémur. Le malade la supporta avec courage. La tête extirpée, complétement cariée, conservait à peine la moitié de son volume normal.

Il n'y eut point d'hémorrhagie consécutive; le malade, très-faible, éprouva de violentes douleurs dans le genou. La diarrhée, qui existait avant l'opération, persista, et fut combattue par les opiacés; on prescrivit, pour les boissons, le vin rouge et l'eau sucrée. Le décubitus latéral faisait saillir le fémur hors de la plaie; on dut coucher le malade sur le dos, et le membre opéré fut mis dans l'extension. Dans cette nouvelle position, les douleurs furent moins vives, mais le délire apparut dans la nuit. Le lendemain, le malade était en proie à une diarrhée colliquative; le pouls s'affaiblit; la plaie se gangrena, et la mort arriva quatre jours après l'opération.

Autopsie. — Le cerveau, le cœur et les poumons, sont dans leur état normal. Le foie, augmenté de volume, contient des masses granuleuses d'une nature grasse, de couleur blanc jaunâtre. Les ganglions mésentériques hypertrophiés présentent des foyers tuberculeux ramollis; des foyers semblables se remontrent aussi dans les intestins. Quant à la plaie de l'opération, elle était gangrenée; la cavité cotyloïde n'était point perforée.

CIVe OBSERVATION.

Résection de la tête du fémur.

(Textor, *Annales de chirurgie*, mai 1844.)

Michel Artung, cinquante-quatre ans, maître charron, de constitution scrofuleuse, fut atteint d'un gonflement de la hanche droite, douze ans après une chute qu'il avait faite sur la glace. Un abcès se forma, s'ouvrit spontanément, et guérit peu de temps après. Il jouissait depuis ce temps d'une bonne santé, quand, il y a quatre ans, il éprouva dans la même hanche de violentes douleurs que les révulsifs ne détruisirent pas complétement. Vers la fin de décembre 1838, une nouvelle tumeur se montra à la partie supérieure et externe de la cuisse; celle-ci s'ouvrit, et laissa écouler une grande quantité de pus auquel se mêlait journellement des lambeaux mortifiés. La pression sur la hanche faisait jaillir en abondance le pus par la plaie, qui avait l'étendue d'un écu.

Le 5 février 1839, il entra à l'hôpital de Jules à Wurtzbourg. On constata avec une sonde un foyer qui remontait vers la hanche, mais on ne put trouver aucune portion d'os dénudé. Des injections astringentes diminuèrent un peu la toux, mais sans amélioration appréciable. On agrandit alors la plaie; l'on fit une contre-ouverture dans le point le plus élevé. Par cette nouvelle incision, on put arriver sur le grand trochanter, qui était carié.

La suppuration augmenta, et le 22 mars, M. Textor résolut d'enlever la partie malade. On pratiqua à la partie externe, d'après la méthode Scoutteten, deux incisions venant se réunir au-dessous du grand trochanter. L'articulation fut ainsi mise à jour, et l'on trouva que la carie s'étendait jusqu'au col du fémur. Il fallait donc aussi enlever cette partie. La capsule fut ouverte; le ligament rond coupé à l'aide d'un couteau courbe sur le plat.

Le fémur fut scié 2 pouces au-dessus du grand trochanter, et toute la portion supérieure de l'os, saisie avec des pinces à résection, fut ainsi extraite. La tête du fémur et la cavité cotyloïde étaient saines, mais on constata un décollement d'environ 3 pouces qui remontait vers la partie supérieure. Trois artères donnnèrent du sang, mais celui-ci s'arrêta spontanément, et l'on n'eut besoin de lier aucun vaisseau.

La plaie, nettoyée, fut seulement maintenue par des bandelettes agglutinatives recouvertes de charpie. Le malade fut couché sur le dos, et le membre étendu protégé par un cerceau.

L'extraction de l'os avait été pénible; la tête était tout à fait saine; le col était carié à sa partie externe, mais le grand trochanter l'était tout à fait; il était creusé dans deux cavités, l'une de 2 pouces et demi carrés, l'autre de trois quarts de pouce, dépendant toutes deux des progrès de la maladie.

Il n'y eut pas d'hémorrhagie consécutive, mais le malade était très-abattu; pouls irrégulier; soif vive. (Potion calmante opiacée; limonade.)

Le troisième jour, l'appareil fut changé. La suppuration était modérée; les douleurs avaient cessé; l'usage de l'opium fut interrompu.

Le 1er avril, la sonde fit découvrir, à la partie externe de la cuisse, un trajet fistuleux qui donnait beaucoup de pus. Du reste, la plaie de l'opération avait un bon aspect; mais des eschares se montrèrent au sacrum, et laissèrent après elle des ulcérations profondes qui affaiblirent le malade. (Vin rouge; régime tonique.) La plaie se réunit jusqu'au point d'union des deux incisions, mais la prostation augmentait; la diarrhée se manifesta. (Préparations opiacées; frictions laudanisées sur l'hypogastre.) Quoique la diarrhée et la suppuration se fussent ensuite arrêtées, les ulcérations du sacrum augmentant, les forces du malade se perdirent, et la mort survint cinquante-trois jours après l'opération.

Autopsie. — Les ulcérations à la région sacrée sont les seules lésions organiques que l'on constata. La plaie de l'opération est cicatricée jusqu'à l'angle formé par les deux incisions. Les parties molles enlevées, on trouve la partie supérieure du fémur entourée de productions osseuses de nouvelle formation.

La cavité cotyloïde a déjà perdu de son étendue. En dehors de cette cavité se remarque une impression de 2 lignes, longue de 1 pouce et demi, et qui est formée par la pression exercée par l'extrémité du fémur qui était venu prendre, en cet endroit, un point d'appui.

CV[e] OBSERVATION.

Résection de la tête du fémur.

(*Annales de chirurgie*, 1844, p. 391.)

M. Smalz, de Pyrna, en Saxe, enleva, en 1816, la tête cariée du fémur, qui était déjà séparée du reste de l'os. Le garçon sur qui fut pratiquée cette opération ne guérit qu'au bout de trois ans. La nouvelle articulation était formée par le grand trochanter.

Hewson, de Dublin, fit la résection de la tête du fémur, en 1823, pour une carie. Il scia la tête de l'os au-dessus du petit trochanter : trois mois après l'opération, le malade est mort de fusées purulentes qui s'étendirent par une ouverture de la cavité cotyloïde jusque dans le bassin.

En 1829, Schlichting pratiqua cette opération sur une jeune fille de quatorze ans. Il agrandit l'ouverture d'un abcès préexistant, et retrancha ensuite la tête du fémur : six semaines après, la malade était guérie ; elle pouvait marcher librement, quoique en boitant.

M. Kluge a pratiqué la résection de la tête du fémur dans un cas de carie; mais le sujet a succombé deux jours après l'opération. (*Encyclop. de Bush*, t. 4.)

CVI[e] OBSERVATION.

Nécrose et décollement spontanés de la tête du fémur.

(Adams, *Journal de chirurgie*, p. 192; juin 1844.)

M. Adams a présenté, dans une des dernières séances de la Société pathologique de Dublin, une tête de fémur nécrosée et détachée sur un enfant de 6 ans, malade depuis 2 ans et guéri à la suite de cette exfoliation.

C'est le 3e cas de ce genre qu'il communique à la Société, et les trois malades avaient guéri.

CVII[e] OBSERVATION.

Coxalgie ; séparation spontanée de la tête du fémur ; extraction. Guérie.

(*Annales de chirurg.*, p. 392; 1844.)

Au dire de M. Velpeau, on trouve dans la *Bibliothèque chirurgicale du Nord* un fait qui appartient à Vogel : c'est celui d'une jeune fille affectée de coxalgie, avec fistules nombreuses à la hanche, et à laquelle la tête du fémur, devenue mobile, fut extraite. L'enfant guérit.

CVIII[e] OBSERVATION.

Coxalgie; ankylose; section du col du fémur.

(Rhea Barton, *Arch. gén. de méd.*, t. 14, p. 303; 1827.)

Dans le courant de l'hiver dernier, le docteur J. Rhea Barton, de Philadelphie, l'un des chirurgiens de l'hôpital de Pensylvanie, a pratiqué une opération nouvelle qui doit occuper un rang dans les fastes de l'art. Ce fut à l'occasion d'une ankylose de l'articulation coxo-fémorale, accompagnée d'une difformité considérable.

John Coyle, de Philadelphie, âgé de vingt et un ans, matelot, tomba, le 17 mars 1825, de 6 à 7 pieds de hauteur sur le bord d'un baril. Il en éprouva une douleur violente à la hanche droite, avec une tuméfaction considérable et une grande difficulté à marcher. Pendant cinq mois, le malade éprouva tous les accidents et tous les symptômes que doit nécessairement causer l'inflammation d'une des plus grandes cavités articulaires du corps, et la maladie se termina par l'immobilité et la difformité du membre. De retour à Philadelphie, en octobre 1825, ce malade entra à l'hôpital de Pensylvanie. Il existait alors une tuméfaction très-considérable à la hanche; le malade avait la position que détermine la luxation du fémur sur l'échancrure sciatique; cependant, la position du grand trochanter, par rapport à l'épine antérieure et supérieure de l'os des iles, ne permettait pas de s'arrêter à cette opinion, et au milieu de mon incertitude, toutefois, je penchais à supposer qu'il n'y avait ni fracture ni luxation. Ayant encore trouvé ce malade à l'hôpital l'année suivante, je me décidai à lui faire une opération qui eût pour but l'établissement d'une articulation artificielle, et je me proposai d'opérer de la manière suivante : Je pensai qu'il convenait de faire une incision longitudinale de 6 à 7 pouces de longueur, s'étendant au-dessous du grand trochanter; d'en pratiquer une autre transversale de 4 à 5 pouces, qui vînt faire avec la première un angle au sommet du grand trochanter, de manière à former une incision cruciale, dont les quatre angles fussent réunis sur l'éminence trochantérienne; de disséquer ensuite l'aponévrose, et de séparer les muscles du col de l'os sans couper leurs fibres; de scier ensuite le fémur transversalement entre les deux trochanters, au moyen d'une scie forte et étroite fabriquée pour cela; de placer le membre dans l'extension, et de mettre sur la plaie un appareil approprié; et lorsque la première irritation serait passée, d'agiter souvent et doucement le membre pour prévenir la formation du cal, et pour donner issue à une fausse articulation. L'état satisfaisant du malade, la connaissance des phénomènes que présentent les bords fracturés d'un os qui, ne se réunissant pas à l'aide d'un cal, sont maintenus à l'aide d'une substance ligamenteuse, tandis que leurs extrémités perdent leur surface raboteuse, me firent espérer le succès de mon opération, que je pratiquai de la manière indiquée plus haut, le 29 novembre 1826, assisté des docteurs Heerson et Parrish, à l'hôpital de Pensylvanie.

Après avoir disséqué et soulevé l'aponévrose, j'incisai les muscles au grand trochanter, et après m'être frayé une route par laquelle je pouvais introduire l'indicateur par devant et par derrière le col du fémur, j'introduisis sans difficulté la scie dont j'ai parlé plus haut, et je fis la section de l'os : alors on étendit le membre, en lui faisant exécuter un mouvement de rotation en dehors. Mis à côté de l'autre, il parut plus court d'un demi-pouce environ, ce qui était dû en partie à la distorsion du bassin.

On n'eut pas un seul vaisseau à lier; la plaie ne fut point réunie par première intention : on se contenta d'en réunir les bords avec un emplâtre agglutinatif, et de soutenir le membre avec l'appareil de Desault L'opération ne dura que sept minutes. Le soir, le malade souffrait beaucoup; il était faible; son estomac était irrité : on lui fit prendre deux grains d'opium.

Le 30 au matin, vomissements, nuit mauvaise, pouls faible, membre douloureux. On administra pendant le jour de l'opium et de l'eau de soude (soda water), et le soir, de l'opium et du camphre, une mixture neutre, un sinapisme sur l'épigastre : il survint du mieux; il s'écoula un peu de sang par la plaie. Jusqu'au 24 décembre, les accidents se calmèrent peu à peu; la suppuration commença à s'établir; la plaie se recouvrit de bourgeons charnus de bonne nature. Du 1er au 20 janvier, la suppuration fut abondante; le malade s'affaiblit : on le soutient par l'usage des toniques à l'intérieur, et la plaie fut pansée simplement. Le 20 janvier, la plaie commençait à se cicatriser, et la suppuration était moindre. On avait commencé le vingtième jour après l'opération à faire exécuter au membre des mouvements analogues à ceux qui se passent dans une articulation saine; mais on eut toujours soin de ne pas répéter ce mouvement, jusqu'à ce que le malade éprouvât trop d'irritation; on les réitéra plus fréquemment à mesure que le membre devint moins douloureux. Du 20 au 30 janvier, les accidents disparurent peu à peu. Du 1er au 15 février, il se développa quelques rougeurs érysipélateuses et des abcès superficiels autour de l'articulation; enfin, au commencement de mars, le malade était parfaitement guéri, et pouvait marcher très-facilement.

Voici quelle était alors l'étendue de chacun des mouvements de son membre :

la jambe peut se porter en avant jusqu'à 24 pouces, de 26 pouces en arrière, à 20 en dehors, et la rotation décrit en avant et en arrière un cercle de 6 pouces.

CIX^e OBSERVATION.

Ankylose de l'articulation coxo-fémorale (*opération pour remédier à l'*); par le docteur Kearney.

(*Arch. gén. de méd.*, t. 3, p. 491; 1840.)

James Hall, commissionnaire, âgé de quarante-sept ans, d'une bonne constitution, fut pressé, au mois d'octobre 1829, entre un vaisseau et le quai. Il eut le fémur gauche fracturé à sa partie moyenne, et l'articulation de la hanche du même côté gravement contusée. Pour le traitement de ces lésions, le malade fut couché sur le dos; l'appareil de Boyer fut appliqué à la cuisse gauche, celle du côté droit fut mise dans la flexion, et dans la rotation en dehors. L'appareil ayant été mal appliqué, une inflammation vive se déclara dans l'aine, et on fut obligé de discontinuer le pansement. Cette inflammation se termina par une ankylose complète de l'articulation.

Le malade fut admis à l'hôpital de New-York, le 10 novembre 1830. A cette époque, il marchait avec difficulté, et pendant la station, les genoux étaient écartés par un espace de 2 pieds et demi. Il exprima le désir d'être guéri de cette difformité, qui l'empêche de vaquer aux occupations de son état. Ayant conféré avec mes collègues les docteurs Mott, Stephens et Cheesman, je proposai une opération qui consistait à découvrir le fémur, à scier cet os immédiatement au-dessus du petit trochanter, et (puisque le membre gauche était plus long que le droit de 2 pouces) à enlever autant que possible de la substance osseuse entre le trochanter et la tête du fémur, de manière à pouvoir rendre les deux membres d'une égale longueur. Cette proposition eut l'assentiment de mes confrères, et le 24 novembre 1830, à midi, l'opération fut pratiquée de la manière suivante : une incision, ayant 6 pouces de long, fut faite sur le trajet du fémur, à partir de 1 pouce au-dessus du grand trochanter. A cette incision vint se joindre une seconde, faite à la partie antérieure du membre, et qui rencontrait la première à sa partie moyenne. Les parties molles furent détachées avec facilité, et je pus passer sans peine mes doigts autour de l'os, immédiatement au-desus du petit trochanter. J'essayai de diviser l'os par la scie à chaîne, mais l'instrument se cassa, et la section fut complétée par une scie dont l'invention est due au docteur Barton. Cette scie est connue dans les traités de médecine opératoire, depuis le procédé indiqué par ce chirurgien. Cette première section étant faite, on put facilement communiquer au membre une position parallèle à celle de la cuisse droite. Je fis ensuite une seconde section, et j'enlevai une portion conéiforme de l'os, dont l'épaisseur était de 6 lignes a sa partie extérieure et de 9 lignes au voisinage du petit trochanter. La plaie fut pansée avec des bandelettes agglutinatives et de la charpie, et un bandage convenable fut appliqué par-dessus.

Vers le 1er mars, la cicatrisation était complète, et le malade put marcher à l'aide de béquilles. Il resta à l'hôpital jusqu'au mois de mai 1831, et sortit à cette époque pour reprendre ses occupations.

Au mois de mai 1833, il vint me faire une visite : il marchait très-bien; il se soutenait, toutefois, avec une canne. Il pouvait alors mettre le membre dans la rotation en dehors et en dedans, le porter dans l'abduction, et le fléchir presque à angle droit.

CXe OBSERVATION.

Coxalgie au premier degré; demi-ankylose; traitement; demi-guérison.

(Mayor, *Gazette médicale*, p. 725; 1836.)

Burnand (Samuel), vingt et un ans, d'une forte constitution, est enseveli par un éboulement de terre, d'où il est retiré ayant une luxation de la cuisse droite. Transporté à l'hôpital d'une ville voisine, il y reste quatre mois, obligé d'user de béquilles dont il s'est servi pendant plus d'une année. Le 4 juillet 1836, il entra à l'hôpital de Lausanne, et offre les particularités suivantes : Le membre inférieur droit présente un allongement de 1 pouce et demi; la distance prise du grand trochanter à l'épine iliaque antérieure et supérieure, et celle prise du même point à la symphise des pubis, n'offrent aucune différence dans les deux membres; mais on remarque un défaut de parallélisme entre les épines iliaques antérieure et supérieure, et un abaissement de 1 pouce et demi de celle du côté droit : ce qui explique l'allongement du pied de ce même côté. L'articulation coxo-fémorale droite est presque ankylosée.

Le 5 juillet, cet individu est placé sur l'appareil, où l'on exerce des tractions sur le pied gauche, de manière à le ramener au niveau du droit. On y parvient en faisant descendre la crête iliaque correspondante. Les jours suivants, on s'applique à rétablir quelque mouvement dans l'articulation ankylosée. Ces moyens sont continués jusqu'au 18 juillet; le malade, voyant qu'il ne boite presque plus, sort brusquement de l'hôpital.

CXI^e OBSERVATION.

Coxalgie au deuxième degré; ankylose fémoro-coxale; rupture de l'ankylose.

(Mayor, *Gaz. méd.*, p. 725; 1836.)

Challet, sept ans, lymphatique, entré le 5 avril 1836; malade depuis 6 mois. Cuisse droite, faisant angle droit en dehors avec le corps, et ankylosée; grande élévation du côté gauche du bassin; gonflement de la la cuisse, abcès, marasme; rupture violente et avec bruit sourd des adhérences de l'articulation; abaissement de l'iléum gauche par tractions graduées. Au bout de six mois, parallélisme et mouvement des deux cuisses; progression avec béquilles.

CXII^e OBSERVATION.

Claudication coxo-fémorale; traitement; guérison parfaite.

(Mayor, *Gaz. méd.*, p. 725; 1836.)

Mary (Marguerite), seize ans, est entrée le 14 mars et sortie le 10 avril. Elle avait la même apparence de raccourcissement que *Burnand*, mais en sens inverse. Elle a été traitée d'après les mêmes principes, et parfaitement rétablie.

CXIV^e OBSERVATION.

Coxalgie au premier degré; extension; repos.

(Due à l'obligeance de mon excellent ami M. Demarquay. — Hôtel-Dieu, salle S.-Paul, 22.)

N., jeune fille de seize ans, fleuriste, d'un tempérament lymphatique, entra dans le service de M. Blandin, au mois de février dernier, pour se faire traiter d'une coxalgie dont le début était déjà ancien: il y avait quinze mois environ, qu'elle avait commencé à souffrir dans la hanche gauche; mais ces douleurs n'étaient ni vives ni continues, de sorte qu'elles n'empêchaient point la malade de vaquer à ses occupations; mais trois mois avant son entrée, elle se trouva obligée de suspendre ses occupations, le mal avait augmenté et la marche était devenue très-difficile. A son entrée à l'Hôtel-Dieu, on constate la présence d'une douleur dans l'articulation coxo-fémorale gauche, douleur qui retentissait dans le genou du même côté; on constate de même un abattement de la hanche du côté malade, une saillie en avant de l'épine iliaque antérieure et supérieure du même côté, une impossibilité de lever le membre gauche, et enfin un raccourcissement apparent de plusieurs centimètres.

Pour combattre cette affection les moyens ordinaires furent employés (sangsues, vésicatoires sur la partie malade) sans succès notable. Dès lors M. Blandin eut recours à l'extension et à la contre-extension, faites de la manière suivante: une alèse pliée fut passée sur les épaules de la jeune fille et fixée au barreau de la partie supérieure du lit, tandis qu'une autre alèse était appliquée sur le pied gauche et également fixée à la partie inférieure du lit. L'extension fut d'abord légère, puis aussi forte que le permettait ce moye. Dès que cette manière de faire fut mise en usage, la jeune malade se trouvait très-bien et n'accusait plus de douleurs. Au bout de quinze jours environ, on supprima les liens extensifs et contre-extensifs et les douleurs reparurent. La jeune fille demanda elle-même qu'une nouvelle extension fût faite sur son membre. Après cinq à six semaines de ce traitement, la malade sortit guérie de l'affection pour laquelle elle était venue se faire traiter.

CXV^{e} OBSERVATION.

Coxalgie au premier degré; extension; repos; sangsues.

(Je la dois à l'obligeance de mon excellent ami M. Demarquay. — Hôtel-Dieu, salle Saint-Jean, 38.)

Alexandre Rousseau, âgé de dix-huit ans, cuisinier, né à Paris, d'un tempérament lymphatique, entra, le 15 avril dernier, dans le service de M. Blandin, pour une coxalgie de l'articulation coxo-fémorale droite datant d'un mois. Dès le début de la maladie les douleurs étaient assez vives et la claudication assez grande pour que Rousseau fût obligé de suspendre ses occupations. La douleur, peu de temps avant son entrée à l'hôpital, avait commencé à se faire sentir dans le genou. Les signes de la coxalgie n'étaient point équivoques: allongement apparent du membre, claudication, déviation du bassin, douleur vive dans l'articulation coxo-fémorale par la pression et la marche. Tout se réunissait pour faire admettre la maladie que nous avons nommée plus haut. Dès lors M. Blandin résolut d'employer les mêmes moyens qui lui avaient déjà si bien réussi, comme on a pu le voir par l'observation précédente. D'abord, 35 sangsues furent appliquées pour calmer la douleur et apaiser les phénomènes inflammatoires; et deux jours après son entrée dans le service, il fut soumis à une extension continue, pratiquée comme nous l'avons mentionné ci-dessus; en même temps des vésicatoires étaient appliquées sur la région malade. Au bout d'un mois de traitement, Rousseau était convalescent de son affection, et pouvait marcher dans les salles. Dans ce fait, comme dans celui qui précède, nous ferons remarquer l'absence de douleur dans la partie malade sous l'influence de cette extension.

CXVI^e OBSERVATION.

Coxalgie ; repos absolu ; ligature des deux membres.

(Malgaigne, *Journ. de chirurg.*, t. 1, p. 52.)

Un homme de quarante-huit ans est entré le 12 janvier 1843 à la Clinique, pour une coxalgie commençante, avec de vives douleurs au genou et au pied tout à la fois, qui lui avaient ôté le sommeil. Les deux membres furent liés ensemble, à l'aide de cravates, passées autour des pieds, des jambes et des cuisses; dès la première nuit le sommeil revint; dès le cinquième jour, nous le trouvâmes, à la visite, n'accusant plus aucune douleur.

CXVII^e OBSERVATION.

Coxalgie au deuxième degré; luxation spontanée du fémur ; abcès à la hanche ; appareil extensif.

(Mayor, *Gaz. méd.*, p. 725; 1836.)

Tétaz, âgé de douze ans, est à l'hôpital depuis huit mois, pour une luxation spontanée de la cuisse droite, un dépôt par congestion, des plaies fistuleuses autour de l'articulation iléo-fémorale, un raccourcissement de 2 pouces et demi, le genou fléchi, et le pied déjeté en dedans. Ce malade souffrait constamment, et ne pouvait être remué dans son lit sans qu'on lui arrachât des cris. Le malade s'est trouvé sur-le-champ soulagé, et a pu se remuer en tous sens, dès qu'il a été établi sur l'appareil. La gouttière fémoro-tibiale fut d'abord employée, puis la bi-fémoro-tibiale, ce qui nous permit de faire des tractions permanentes, et de ramener le pied à une bonne direction. L'appareil est enlevé, mais une série de symptômes fâcheux apparut, ce qui força à revenir à la gouttière. Un vaste dépôt se forma au pli de l'aine. On vint à bout d'enrayer sa marche funeste, et aujourd'hui, *au bout de deux mois,* l'enfant se lève sur un fauteuil depuis quelques jours, et commence à faire quelques exercices légers. Il continue cependant à reposer la nuit sur sa gouttière.

CXVIII^e OBSERVATION.

Coxalgie au premier degré; effets remarquables du feu.

(Rust, *Journ. des progrès,* t. 12, p. 260.)

Thérésia H., âgée de dix-sept ans, vint, le 27 avril 1815, à l'hôpital général de Vienne, pour une maladie de l'articulation de la hanche gauche. L'extrémité du côté affecté était de 3 *pouces plus longue* que sa congénère, le pied visiblement *porté en dehors,* la douleur symptomatique du genou excessive, cette articulation elle-même tuméfiée, et les mouvements presque totalement impossibles, tant à cette dernière qu'à l'articulation de la hanche. Cette fille, consumée par le chagrin et les douleurs, et dans une affreuse misère, attribuait sa maladie actuelle à un *coup violent* qu'elle avait reçu, neuf mois auparavant, sur le grand trochanter. Cette affection parut d'abord sous un aspect peu alarmant; plus tard, elle devint plus apparente par la claudication. Quelques sudorifiques, un liniment volatil et des fomentations résolutives appliquées sur le genou, qu'on regardait comme le siége principal de la maladie, erreur à laquelle avait pu donner lieu le gonflement de cette articulation : tels étaient les moyens qui avaient été employés jusqu'alors.

Dès le jour suivant, j'employai le fer rouge à partir du milieu de la fesse jusque sur le grand trochanter, très-proéminent et porté en bas; je traçai *six raies de feu,* puis, présentant une des grandes surfaces du cautère dans l'excavation qui se trouve derrière cette protubérance, je l'y *laissai opérer profondément.*

L'effet du feu fut surprenant et très-rapide, malgré le gonflement simultané du genou; toutes les douleurs s'évanouirent en même temps, et à peine quelques minutes s'étaient écoulées depuis l'opération, que le membre pouvait déjà se mouvoir assez librement, et que cette extrémité était déjà diminuée d'un grand demi-pouce de longueur : tout faisait avec raison pronostiquer d'heureuses suites. Lorsque la suppuration fut établie, j'employai à l'intérieur, pour rétablir le tempérament détérioré et relever les forces de la malade, le kina, l'écorce de chêne et le lichen d'Islande à assez forte dose; en même temps je fis frotter chaque soir le membre malade avec un peu d'onguent mercuriel, et je continuai ce traitement jusqu'à ce que l'articulation tuméfiée eût repris sa forme naturelle, et que la tête du fémur fût totalement replacée dans sa cavité, ce qui eut lieu vers la fin de mai. A cette époque, la dimension du membre, les mouvements et le volume de l'articulation du genou et de la hanche, tout enfin était rentré dans son état normal ; cependant la malade boitait toujours. Pour cette cause, je formai, derrière le grand trochanter, un large cautère que j'entretins longtemps en suppuration; par ce moyen, la malade sortit entièrement guérie, le 17 juillet, ne boitant plus, et totalement débarrassée de ses douleurs.

CXIX^e OBSERVATION.

Coxalgie au premier degré ; repos, vésicatoires ; guérison.

(Boyer, *Œuvr. chirurg.*, t. 4, p. 332.)

Mademoiselle V..., d'un tempérament lymphatico-sanguin, dont la première enfance avait été délicate, quoique exempte de maladie, eut, vers l'âge de neuf à dix ans, quelques douleurs à l'articulation iléo-fémorale qu'on qualifia de signes de croissance, et qu'on négligea ; jusqu'à la douzième année elles furent latentes, et on les regarda comme preuve de faiblesse du système musculaire. A seize ans, une chute sur la fesse gauche et l'exercice de la danse augmentèrent les douleurs; mais la jeune personne se garda bien de l'avouer, dans la crainte qu'on ne la privât de danser. Dans l'hiver de 1804, la malade, alors âgée de dix-sept ans, fut forcée par la violence des douleurs, rendues très-intenses par des excès de danse, de déclarer son mal et de réclamer les secours de l'art. Le chirurgien ordinaire reconnut la maladie pour une luxation spontanée commençante, et trouva le membre gauche allongé de plus de 6 lignes; il prescrivit le lit, le repos absolu, et l'application d'un large vésicatoire au voisinage de l'articulation. Comme les règles n'étaient point encore établies, il chercha très-judicieusement à les provoquer par des moyens convenables.

Le vésicatoire, loin de soulager, augmenta beaucoup la douleur de la hanche, et fit déclarer celle du genou : le chirurgien ordinaire n'en conseilla pas moins application d'un second ; mais les parents s'y opposèrent, et me firent appeler en consultation. Après avoir pris connaissance de l'état de la malade et de ce qui s'était passé, j'adoptai l'avis du chirurgien de la malade. Jusqu'au quatrième vésicatoire, les douleurs restèrent les mêmes, ou du moins diminuèrent peu ; mais les trois suivants améliorèrent les symptômes, le membre diminua un peu, et il fut égal à l'autre au huitième. Cependant, des douleurs légères existant encore dans l'articulation, je fus appelé de nouveau, et j'ordonnai un neuvième vésicatoire, dont je sentis l'utilité pour amener à bien cette fâcheuse maladie; après quoi la malade, qui était au troisième mois de son traitement, et fort ennuyée de sa longueur, ne voulut plus en entendre parler. On lui permit de se mettre dans un fauteuil, puis, peu à peu, de marcher dans la chambre, et insensiblement la progression devint plus facile; il ne lui resta qu'une sorte de roideur dans le membre qui en gênait un peu les mouvements, et qui se dissipa par la suite au moyen de l'usage des eaux minérales factices de Barèges en douches et en bain.

La maladie de mademoiselle V... disparut entièrement; depuis elle s'est mariée, et a mis au monde plusieurs enfants sains et bien portants.

CXX^e OBSERVATION.

Coxalgie au premier degré; repos, vésicatoires. Guérison. Récidive par imprudence; nouveau traitement. Guérison complète.

(Boyer, *Œuvr. chirurg.*, t. 4, p. 331.)

Le fils de M. le comte D..., âgé de quatorze ans, d'un tempérament lymphatique, fort et très-développé pour son âge, sans avoir fait aucune chute ni aucun mouvement forcé de la cuisse, ressentit dans la hanche gauche et dans le genou du même côté une douleur sourde qui le faisait un peu boiter. L'examen du membre, le malade étant couché horizontalement, et les épines antérieure et supérieure des os des iles sur la même ligne transversale, me fit découvrir que la cuisse gauche était plus longue que la droite de 4 à 5 lignes. Ces symptômes ne laissant aucun doute sur une affection de l'articulation iléo-fémorale, de laquelle pourrait résulter par suite le déplacement de la tête du fémur, si l'on ne parvenait à arrêter le mal dans son principe, je conseillai le repos, le séjour au lit, l'application successive de plusieurs vésicatoires volants autour de l'articulation malade, l'usage des amers et des antiscorbutiques. Quatre vésicatoires furent appliqués dans l'espace de quelques semaines. A cette époque, la douleur était dissipée et le membre était revenu à sa longueur naturelle; cependant, je ne permis au malade de marcher qu'au bout de deux mois : la marche ne causait plus aucune douleur, et j'avais lieu de croire le malade entièrement guéri, lorsque son imprévoyance renouvela le mal, dans un moment d'abduction forcée de la cuisse qu'il fit pour se mettre à califourchon sur un long crochet de fer qui servait à fixer un des battants d'une porte : alors la douleur se renouvela dans l'articulation, ainsi que l'allongement du membre et la claudication, ce qui nécessita de recommencer le même traitement. Trois nouveaux vésicatoires furent successivement placés autour de l'articulation ; il fallut six semaines de repos absolu et de séjour au lit pour faire disparaître les accidents de cette rechute. Pour m'assurer davantage que le mal ne reparaîtrait pas, je fis placer au bras de l'enfant un vésicatoire, et je lui conseillai de le garder longtemps, ainsi que de continuer l'usage des amers et des antiscorbutiques. Depuis, le malade ne s'est point ressenti de son affection articulaire.

CXXI[e] OBSERVATION.

Ankyloses complètes de toutes les articulations des membres inférieurs ; amputation de la cuisse gauche ; hémorrhagie consécutive ; esquille enlevée : guérison. Amputation de la cuisse droite ; hémorrhagie consécutive abondante : guérison. Quatre mois de séjour dans l'hôpital.

(Velpeau, *Leçons orales de clin. chir.*, t. 2, p. 177.)

Le 7 juin 1838, fut admis dans notre service (salle Sainte-Vierge, n° 35) le nommé Cortasse, âgé de vingt-huit ans, ouvrier en soie, né à Gordes (Vaucluse), arrivé à Paris depuis quatre jours. Il est d'un tempérament bilieux, d'une constitution peu détériorée ; car, d'après son dire, il se porte tout aussi bien qu'avant le début de sa maladie.

Il y a douze ans environ (c'est à cette époque qu'il fait remonter l'origine de son mal), Cortasse fut obligé, pour surveiller les récoltes, de coucher pendant quinze jours dans une cabane froide et humide. Quelque temps après, les articulations des membres inférieurs devinrent le siége de douleurs assez vives, qui furent suivies de roideur et de gêne dans les mouvements. Admis à l'hôpital d'Avignon, il fut traité par les ventouses, les vésicatoires et les moxas. Après neuf mois de séjour dans cet hôpital, il éprouva une amélioration notable, et retourna dans sa ville natale. Toutefois, il n'était pas guéri, car le moindre changement de température ramenait ses douleurs. Plusieurs mois après il entra à l'hôpital de Nîmes, où on le traita par les frictions et les bains de vapeur. Ce traitement fut très-favorable, car au dire du malade, après environ trois mois de séjour dans cet hôpital, il retourna dans son pays ; il marchait alors facilement, et se croyait radicalement guéri. Cinq mois après, il se rendit à Lyon pour continuer l'état que sa maladie l'avait forcé de suspendre. Pendant plus de deux ans il put vaquer librement à ses occupations ; mais à dater de cette époque, il ressentit encore par intervalles, surtout dans les changements brusques de température, des douleurs dans les membres. En mars 1832, les phénomènes morbides qui s'étaient présentés au commencement de la maladie se manifestèrent avec plus d'intensité que jamais. Ici, le malade ne peut point nous rendre compte des différentes phases de la maladie : il se borne à nous dire qu'en septembre 1832, toutes les articulations de ses membres inférieurs étaient complétement ankylosées. Il était alors à l'hôtel-Dieu de Lyon, et déjà il réclamait, de la part des chirurgiens de cet hospice, l'amputation de ses deux membres. Comme on ne voulut point accéder à sa demande, il retourna dans son pays, où il séjourna pendant plusieurs années. Enfin, ennuyé de son état, il résolut d'en finir d'une manière quelconque. Il fut à Montpellier dans l'intention d'obtenir des chirurgiens de cette ville ce que ceux de Lyon lui avaient formellement refusé : il ne fut pas plus heureux.

Ce fut alors qu'il vint à Paris, plus décidé que jamais à mettre un terme quelconque à son état. Il entra immédiatement dans cet hôpital, dans le service de M. Rayer, qui le fit passer le lendemain dans nos salles.

Tels sont les principaux détails que nous fournit Cortasse sur les antécédents de sa maladie. J'ai omis bien des circonstances qui n'ajouteraient rien à la valeur scientifique de ce fait; toutefois, je crois devoir ajouter que dans le courant de cette narration, ce malheureux parlait avec une telle fermeté et une telle résolution de caractère, que nous ne pûmes douter qu'il n'eût pris un parti définitif.

Voici l'état dans lequel il était lorsqu'il entra dans notre service. Toutes les articulations des membres inférieurs étaient soudées d'une manière complète; les deux cuisses étaient fortement fléchies en avant sur le bassin, et rapprochées l'une de l'autre; les deux jambes, fléchies en arrière et un peu en dehors, formaient avec la cuisse correspondante un angle assez aigu; les pieds étaient étendus. On comprend facilement tout ce qu'offrait de gênant et de pénible une pareille conformation. Ce malheureux ne pouvait se tenir ni debout, ni assis, ni sur les côtés; il était obligé d'être sans cesse couché sur le dos. Je dois ajouter qu'il disait éprouver encore assez fréquemment de vives douleurs dans les articulations tibio-tarsiennes, du côté gauche surtout. Cette dernière circonstance indiquait que le travail morbide n'était pas encore terminé dans ces régions. Les deux membres étaient atrophiés et réduits presque au seul volume des os. Que faire en pareille circonstance? Je donnai immédiatement à comprendre au malade qu'il ne devait pas plus espérer de moi que des autres chirurgiens qu'il avait déjà consultés. Ces paroles portèrent la désolation dans l'âme de ce malheureux. Tous les moyens mis en usage dans ces cas, et que je ne décrirai point ici, n'eurent aucun succès. Six jours après, Cortasse était dans la même résolution, et réclamait à chaque visite un terme quelconque à son état; il ajoutait même qu'il saurait bien en finir lui-même, si je ne voulais pas accéder à ses instances. Voyant enfin que tout était inutile, je me résolus à l'opérer. Je me livrai dès lors à une exploration minutieuse pour voir si rien dans l'organisme ne contre-indiquait l'opération. J'eus recours aussi aux lumières de mes collègues de l'hôpital. Rassuré sur ce point, j'annonçai au malade qu'il serait amputé dans trois jours, de la cuisse gauche. «Vous êtes le seul homme, s'écria alors Cortasse avec effusion et en me serrant fortement la main, qui ayez bien compris ma position; quoi qu'il arrive, je vous en remercie d'avance.»

Le 18 juin, la cuisse gauche est amputée sans que le malade profère une seule plainte. Les quatre jours suivants il est dans un état tout à fait satisfaisant; mais le 22 du même mois, une fièvre assez intense se déclare, le malade est pâle et affaibli; il dit souffrir beaucoup dans le moignon. La plaie est vermeille; cependant du pus est accumulé dans un foyer assez considérable : je l'évacue, et à l'aide de cataplasmes émollients et d'une légère compression, le malade prend en quelques jours un bon aspect. Tout allait fort bien, lorsque, le 1er juillet, le malade fut pris tout à coup d'une hémorrhagie dans le moignon. L'interne de garde parvint à arrêter cet accident par la compression. Les jours suivants Cortasse se trouve fort bien et demande à manger. Le 9 juillet la suppuration était presque tarie, et tout semblait annoncer que la guérison ne se ferait pas attendre. Le malade mange la demi-portion avec beaucoup d'appétit; mais le 16 juillet il se plaint de nouveau de vives douleurs dans le moignon : du pus s'y est de nouveau accumulé. Je pratique une contre-ouverture, et je place une mèche de charpie entre les lèvres de la plaie pour empêcher leur trop prompte réunion. Cependant la suppuration ne tarit pas; j'introduis alors un stylet dans le foyer, et je reconnais l'existence d'un petit séquestre, que j'enlève immédiatement. Dès lors la guérison s'opéra avec rapidité : le 31 juillet, la plaie était complétement cicatrisée.

Pour ne pas trop prolonger cette observation, j'ai omis bien des détails auxquels il est facile de suppléer. Qu'il me suffise d'ajouter que les suites de cette première opération furent telles, que nous ne croyions pas que le malade eût assez de force d'âme pour réclamer l'amputation de l'autre membre : nous étions dans l'erreur. A peine guéri, Cortasse réclama avec la même instance la seconde opération, qui fut pratiquée le 6 août.

Les suites de cette opération ne furent pas si pénibles, si nous en exceptons une hémorrhagie fort abondante, qui survint dans le moignon le 14 du même mois, et qui nécessita l'emploi du garrot. A part cet accident, tout se passa parfaitement bien. La plaie était complétement cicatrisée dans les premiers jours de septembre. Cortasse séjourna encore un mois dans l'hôpital, et en sortit le 13 octobre, disant qu'il pourrait remplir maintenant un emploi auquel une de ses tantes le destinait.

Actuellement Cortasse, commodément placé sur une petite voiture, a augmenté le nombre des musiciens ambulants qui vivent de la commisération du public parisien.

CONCLUSIONS GÉNÉRALES.

I. La coxalgie peut être considérée comme la tumeur blanche de l'articulation coxo-fémorale, en prenant ce mot dans son acception la plus étendue.

II. Elle avait fixé l'attention des plus anciens observateurs, mais elle n'a véritablement été décrite que dans les temps modernes. C'est à J.-L. Petit qu'en appartient la première description convenable.

III. Toutes les causes internes ou externes qui déterminent les tumeurs blanches dans les autres articulations peuvent produire la coxalgie; mais elle se développe le plus souvent par le fait de causes traumatiques, aidées du vice scrofuleux ou jointes à la cause rhumatismale.

IV. On l'observe à tout âge; spécialement dans l'enfance et la jeunesse. Il est possible que certaines luxations congénitales ne soient qu'une forme de la coxalgie particulière au fœtus, de même que le morbus coxæ senilis ne serait qu'une forme de cette maladie particulière aux vieillards.

V. La coxalgie peut affecter la plupart des formes décrites dans les tumeurs blanches en général; mais surtout l'hydarthrose, l'ostéite superficielle et profonde.

VI. Dans sa marche, elle offre deux périodes principales, caractérisées chacune par une série de symptômes spéciaux.

VII. Les phénomènes d'allongement et de raccourcissement sont de deux ordres : les uns, apparents, tiennent à la position du membre, relativement au bassin ; les autres, réels, tiennent à l'expulsion complète ou incomplète de la tête du fémur, à l'atrophie de l'os, à la destruction des surfaces articulaires, à quelques changements survenus dans le col fémoral ou la cavité cotyloïde.

VIII. L'art possède maintenant des moyens presque certains d'apprécier exactement ces phénomènes.

IX. La douleur sympathique du genou, de la jambe, du pied, se prête à plusieurs explications; toutes ont leur valeur, aucune ne peut être admise exclusivement.

X. Pour un chirurgien attentif et expérimenté, le diagnostic de la coxalgie ne présente pas, en général, de difficultés sérieuses.

XI. Le pronostic de cette affection est toujours grave.

XII. On ne peut espérer de guérison complète que dans la première période.

Dans la seconde, on n'obtient habituellement qu'une guérison incomplète, c'est-à-dire, laissant après elle une gêne dans les mouvements, une ankylose vraie ou fausse, complète ou incomplète, une luxation.

XIII. Dans quelque période que ce soit, la base fondamentale du traitement est le repos absolu de l'articulation, joint à l'extension du membre : seul, il peut souvent suffire à la guérison; sans lui, les autres moyens sont inefficaces.

XIV. Parmi les moyens accessoires, les antiphlogistiques d'abord, les révulsifs ensuite, jouent le principal rôle. Le traitement général est aussi d'une grande importance.

XV. Les abcès symptomatiques sont une complication grave, mais non essentiellement mortelle; ils sont plus accessibles à nos moyens thérapeutiques que les abcès rachidiens; il importe de les vider de bonne heure.

XVI. L'ankylose vraie ou fausse, complète ou incomplète, n'est point au-dessus des ressources de l'art; il ne convient de la traiter par des moyens violents, des opérations, que si le membre est dans une position vicieuse.

XVII. La luxation spontanée est rare : par un traitement convenable, on peut l'éviter; quand elle est produite, on peut souvent la réduire.

www.ingramcontent.com/pod-product-compliance
Ingram Content Group UK Ltd.
Pitfield, Milton Keynes, MK11 3LW, UK
UKHW020131220726
13923UKWH00001B/111